U0275369

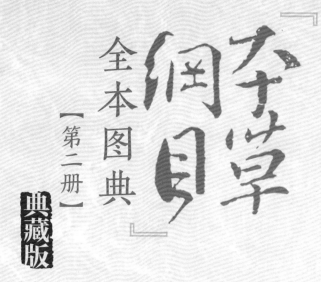

本草纲目

全本图典

【第二册】

典藏版

原　著	李时珍
顾　问	肖培根
主　编	陈士林
分册主编	杨江华　谢宇　朱宏
副主编	谢军成　裴华　张鹏　王庆　张鹤

人民卫生出版社

图书在版编目（CIP）数据

《本草纲目》全本图典. 第二册 / 陈士林主编. ——
北京：人民卫生出版社，2018
　ISBN 978-7-117-26427-3

　Ⅰ. ①本… 　Ⅱ. ①陈… 　Ⅲ. ①《本草纲目》–图集
Ⅳ. ①R281.3-64

中国版本图书馆 CIP 数据核字（2018）第 083660 号

| 人卫智网 | www.ipmph.com | 医学教育、学术、考试、健康，购书智慧智能综合服务平台 |
| 人卫官网 | www.pmph.com | 人卫官方资讯发布平台 |

《本草纲目》全本图典（第二册）

主　　编：陈士林
出版发行：人民卫生出版社（中继线 010-59780011）
地　　址：北京市朝阳区潘家园南里 19 号
邮　　编：100021
E - mail：pmph @ pmph.com
购书热线：010-59787592　010-59787584　010-65264830
印　　刷：北京盛通印刷股份有限公司
经　　销：新华书店
开　　本：889×1194　1/16　　印张：16
字　　数：378 千字
版　　次：2018 年 7 月第 1 版　2018 年 7 月第 1 版第 1 次印刷
标准书号：ISBN 978-7-117-26427-3
定　　价：640.00 元

打击盗版举报电话：010-59787491　E-mail：WQ @ pmph.com
（凡属印装质量问题请与本社市场营销中心联系退换）

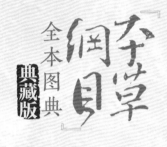

编委（按姓氏笔画顺序排列）

王丽梅	王宏雅	王郁松	王建民	王秋成	牛林敬	毛延霞	仇笑文
方瑛	尹显梅	世琳娜	石永青	石有林	石笑晴	卢强	卢红兵
卢维晨	叶红	叶敏妃	田华敏	白峻伟	冯倩	冯华颖	邢桂平
吕凤涛	吕秀芳	吕明辉	朱进	朱宏	朱臣红	任艳灵	任智标
向蓉	全继红	刘芳	刘凯	刘祥	刘士勋	刘卫华	刘世禹
刘立文	刘伟翰	刘迎春	刘金玲	刘宝成	刘桂珍	刘续东	刘斯雯
刘新桥	刘慧滢	齐菲	孙玉	孙锐	孙可心	孙瑷琨	严洁
芦军	苏晓廷	杜宇	李妍	李海	李惠	李新	李玉霞
李电波	李兴华	李红玉	李建军	李孟思	李俊勇	李桂方	李桂英
李晓艳	李烨涵	杨飞	杨柳	杨冬华	杨江华	杨焕瑞	肖榜权
吴晋	邱思颖	邱特聪	何国松	余海文	狄银俊	邹丽	邹佳睿
沙历	宋伟	宋来磊	宋肖平	宋盛楠	张坤	张荣	张淼
张鹏	张磊	张鹤	张广今	张红涛	张俊玲	张海龙	张海峰
张雪琴	张新荣	张翠珍	张蕴	陈勇	陈慧	陈永超	陈宇翔
陈艳蕊	陈铭浩	陈朝霞	英欢超	林恒	林文君	尚思明	罗建锋
周芳	周重建	郑亚杰	单伟超	孟丽影	赵叶	赵岗	赵晨
赵白宇	赵庆杰	赵宇宁	赵志远	赵卓君	赵春霖	赵梅红	赵喜阳
胡灏禹	战伟超	钟健	段杨冉	段其民	姜燕妮	宫明宏	姚辉
秦静静	耿赫兵	莫愚	贾丽娜	夏丰娜	徐江	徐娜	徐莎莎
高喜	高荣荣	高洪波	高楠楠	郭兵	郭志刚	郭哲华	郭景丽
黄兴随	崔庆军	商宁	梁从莲	董珂	董萍	蒋红涛	蒋思琪
韩珊珊	程睿	谢军成	路臻	解红芳	慈光辉	窦博文	蔡月超
蔡利超	裴华	翟文慧	薛晓月	衡仕美	戴峰	戴丽娜	戴晓波
鞠玲霞	魏献波						

凡　　例

一、本套书以明代李时珍著《本草纲目》（金陵版胡承龙刻本）为底本，以金陵版排印本（王育杰整理，人民卫生出版社，2016年）及金陵版美国国会图书馆藏全帙本为校本，按原著的分卷和排序进行内容编排，即按序列、主治、水部、火部、土部、金石部、草部、谷部、菜部、果部、木部、服器部、虫部、鳞部、介部、禽部、兽部、人部的顺序进行编排，共分20册。

二、本套书中"释名""主治""附方"等部分所引书名多为简称，如：《本草纲目》简称《纲目》，《名医别录》简称《别录》，《神农本草经》简称《本经》，《日华子诸家本草》简称《日华》，《肘后备急方》简称《肘后方》，等等。

三、人名书名相同的名称，如吴普之类，有时作人名，有时又作书名，情况较复杂，为统一起见，本次编写均按原著一律不加书名号。

四、原著《本草纲目》中的部分中草药名称，与中医药学名词审定委员会公布名称不一致的，为了保持原著风貌，均保留为原著形式，不另作修改。

五、本套书为保持原著风貌，对原著之服器部和人部的内容全文收录，但基本不配图。

六、本套书依托原著的原始记载，根据作者们多年野外工作经验和鉴定研究成果，结合现有考证文献，对《纲目》收载的药物进行了全面的本草考证，梳理了古今药物传承关系，并确定了各药物的基原和相应物种的拉丁学名；对于多基原的药物均进行了综合分析，对于部分尚未能准确确定物种者也有表述。同时，基于现代化、且普遍应用的DNA条形码鉴定体系，在介绍常用中药材之《药典》收载情况的同时附上其基原物种的通用基因碱基序列。由此古今结合、图文并茂，丰富阅读鉴赏感受，并提升其实用参考和珍藏价值。

七、本套书结合现实应用情况附有大量实地拍摄的原动植物（及矿物等）和药材（及饮片）原色图片，方便读者认药和用药。

八、部分药物尚未能解释科学内涵，或者疗效有待证实、原料及制作工艺失传，以及其他因素，故无考证内容及附图，但仍收载《纲目》原始内容，有待后来者研究、发现。

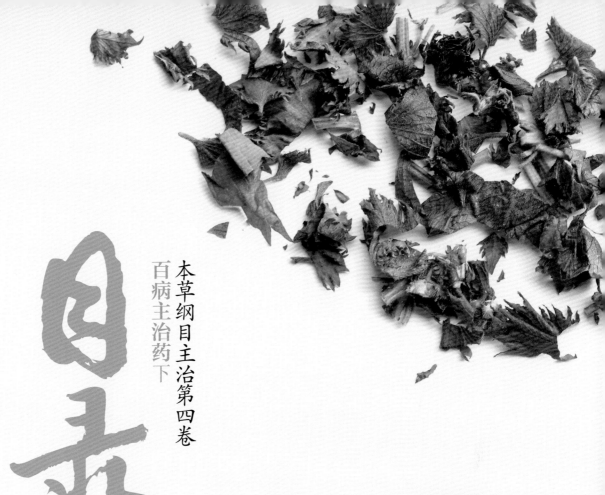

目录

本草纲目主治第四卷
百病主治药 下

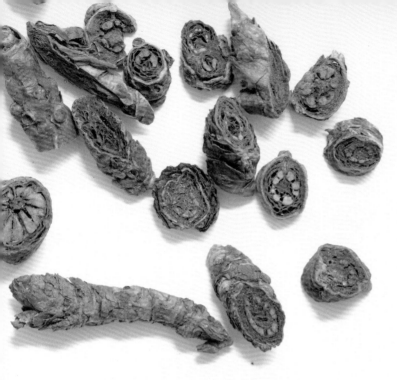

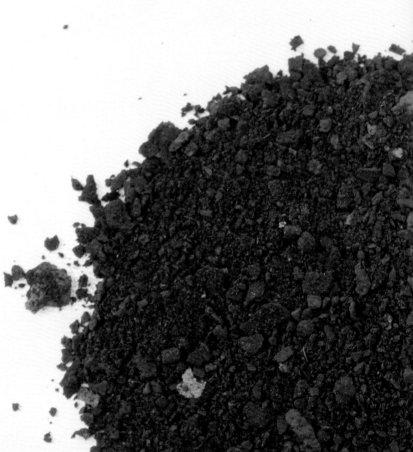

本草纲目主治第四卷

百病主治药下

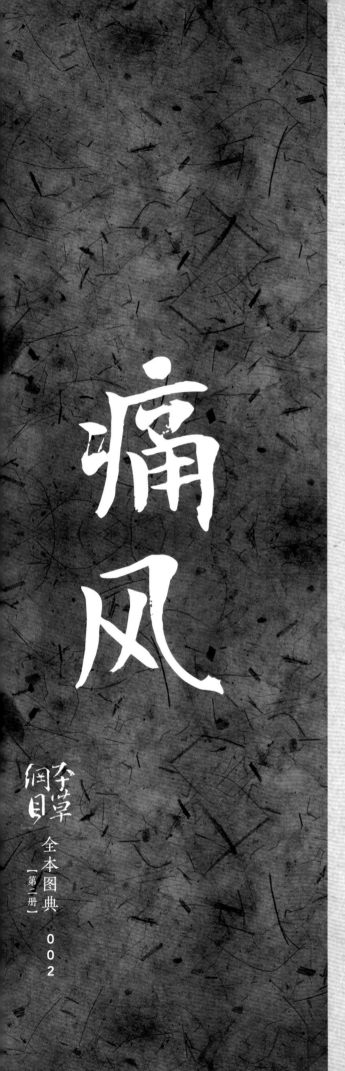

痛风

属风、寒、湿、热、挟痰及血虚、污血。

[风寒风湿] [草木谷] 麻黄风寒、风湿、风热痹痛，发汗。羌活风湿相搏，一身尽痛，非此不除。同松节煮酒，日饮。防风主周身骨节尽痛，乃治风去湿仙药。苍术散风，除湿，燥痰，解郁，发汗，通治上中下湿气。湿气身痛，熬汁作膏，点服。桔梗寒热风痹，滞气作痛，在上者宜加之。茜根治骨节痛，燥湿行血。紫葳除风热血滞作痛。苍耳子风湿周痹，四肢拘痛，为末煎服。牵牛子除气分湿热，气壅腰脚痛。羊踯躅风湿痹痛走注，同糯米、黑豆、酒、水煎服，取吐利。风痰注痛，同生南星捣饼，蒸四五次收之，临时焙丸，温酒下三丸，静卧避风。芫花风湿痰注作痛。草乌头风湿痰涎，历节走痛不止，入豆腐中煮过，晒研，每服五分，仍外傅痛处。乌头 附子并燥湿痰，为引经药。百灵藤酒。石南藤酒。青藤酒。并主风湿骨痛顽痹。薏苡仁久风湿痹，筋急不可屈伸。风湿身痛，日晡甚者，同麻黄、杏仁、甘草煎服。豆豉 松节去筋骨痛，能燥血中之湿。历节风痛，四肢如脱，浸酒日服。桂枝引诸药横行手臂。同椒、姜浸酒，絮熨阴痹。海桐皮腰膝注痛，血脉顽痹，同诸药浸酒服。五加皮风湿骨节挛痛，浸酒服。枸杞根及苗去皮肤骨节间风。子，补骨。[虫鳞介兽] 蚕沙浸酒。蝎梢肝风。蚯蚓脚风宜用。穿山甲风痹疼痛，引经通窍。守宫通经络，入血分。历节风痛，同地龙、草乌头诸药丸服。白花蛇骨节风痛。乌蛇同上。水龟风湿拘挛，筋骨疼痛，同天花粉、枸杞子、雄黄、麝香、槐花煎服。版，亦入阴虚骨痛方。五灵脂散血活血，止诸痛，引经有效。虎骨筋骨毒风，走注疼痛，胫骨尤良。白虎风痛膝肿，同通草煮服，取汗。同没药末服。风湿痛，同附子末服。头骨，浸酒饮。

[风痰湿热] [草部] 半夏 天南星并治风痰、湿痰、热痰凝滞，历节走注。右臂湿痰作痛，南星、苍术煎服。大戟 甘遂并治湿气化为痰饮，流注胸膈经络，发为上下走注，疼痛麻痹。能泄脏腑经隧之湿。大黄泄脾胃血分之湿热。酥炒煎服，治腰脚风痛，取下冷脓恶物即止。威灵仙治风湿痰饮，为痛风要药，

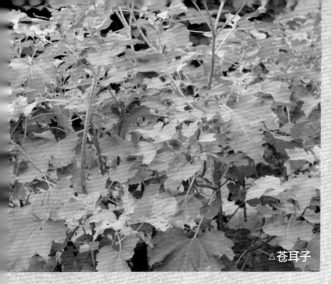
△苍耳子

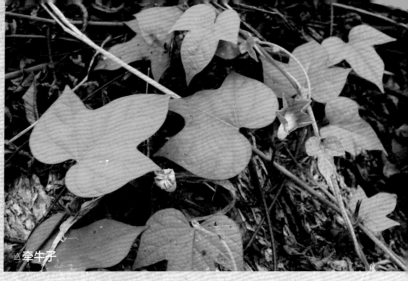
△牵牛子

上下皆宜。腰膝积年冷病诸痛，为末酒下，或丸服，以微利为效。**黄芩**三焦湿热风热，历节肿痛。**秦艽**除阳明风湿、湿热，养血荣筋。**龙胆草　木通**煎服。**防己　木鳖子**并主湿热肿痛，在下加之。**姜黄**治风痹臂痛，能入手臂，破血中之滞气。**红蓝花**活血滞，止痛，瘦人宣之。[菜果]**白芥子**暴风毒肿，痰饮流入四肢经络作痛。**桃仁**血滞风痹挛痛。**橘皮**下滞气，化湿痰。风痰麻木，或手木，或十指麻木，皆是湿痰死血，以一斤去白，逆流水五碗，煮烂去滓至一碗，顿服取吐，乃吐痰之圣药也。**槟榔**一切风气，能下行。[木石]**枳壳**风痒淋痹，散痰疏滞。**黄檗**除下焦湿热痛肿，下身甚者加之。**茯苓**渗湿热。**竹沥**化热痰。**苏方木**活血止痛。**滑石**渗湿热。[兽禽]**羚羊角**入肝平风，舒筋，止热毒风历节掣痛效。**羊胫骨**除湿热，止腰脚筋骨痛，浸酒服。

[补虚][草部]**当归　芎䓖　芍药　地黄　丹参**并养新血，破宿血，止痛。**牛膝**补肝肾，逐恶血，治风寒湿痹，膝痛不可屈伸，能引诸药下行，痛在下者加之。**石斛**脚膝冷痛痹弱，酒浸酥蒸，服满一镒，永不骨痛。**天麻**诸风湿痹不仁，补肝虚，利腰膝。腰脚痛，同半夏、细辛袋盛，蒸热互熨，汗出则愈。**萆薢　狗脊**寒湿膝痛腰背强，补肝肾。**土茯苓**治疮毒筋骨痛，去风湿，利关节。**锁阳**润燥养筋。[谷木]**罂粟壳**收敛固气，能入肾，治骨痛尤宜。**松脂**历节风酸痛，炼净，和酥煎服。**乳香**补肾活血，定诸经之痛。**没药**逐经络滞血，定痛。历节诸风痛不止，同虎胫骨末，酒服。

[外治]**白花菜**傅风湿痛。**芥子**走注风毒痛，同醋涂。**蓖麻油**入膏，拔风邪出外。**鹈鹕油**入膏，引药气入内。**羊脂**入膏，引药气入内，拔邪出外。**野驼脂**摩风痛。**牛皮胶**同姜汁化，贴骨节痛。**驴骨**浴历节风。**蚕沙**蒸熨。

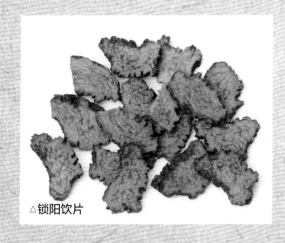
△锁阳饮片

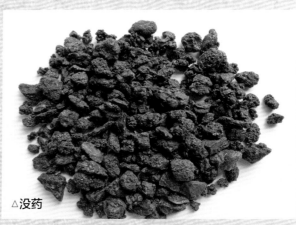
△没药

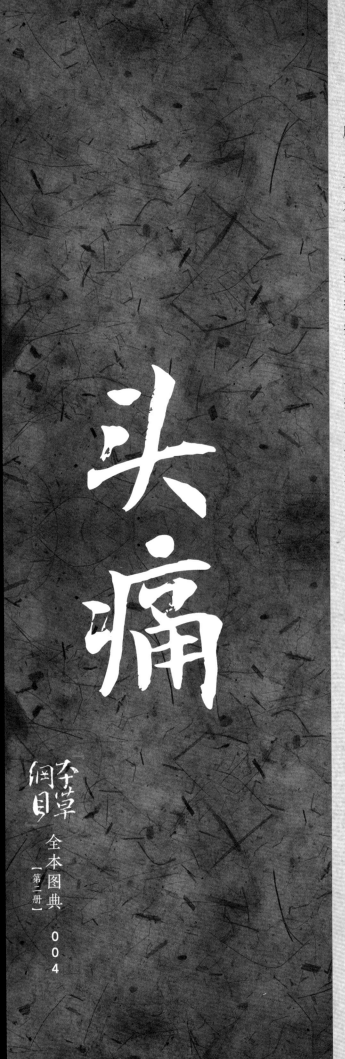

头痛

有外感，气虚，血虚，风热，湿热，寒湿，痰厥，肾厥，真痛，偏痛。右属风虚，左属痰热。

[引经] 太阳麻黄、藁本、羌活、蔓荆。阳明白芷、葛根、升麻、石膏。少阳柴胡、芎䓖。太阴苍术、半夏。少阴细辛。厥阴吴茱萸、芎䓖。

[湿热痰湿] [草部] 黄芩一味酒浸晒研，茶服，治风湿、湿热、相火、偏、正诸般头痛。荆芥散风热，清头目。作枕，去头项风。同石膏末服，去风热头痛。薄荷除风热，清头目，蜜丸服。菊花头目风热肿痛，同石膏、芎䓖末服。蔓荆实头痛，脑鸣，目泪。太阳头痛，为末浸酒服。水苏风热痛，同皂荚、芫花丸服。半夏痰厥头痛，非此不除，同苍术用。栝楼热病头痛，洗瓤温服。香附子气郁头痛，同川芎末常服。偏头风，同乌头、甘草丸服。大黄热厥头痛，酒炒三次，为末，茶服。钩藤平肝风心热。茺蔚子血逆，大热头痛。木通 青黛 大青 白鲜皮 茵陈 白蒿 泽兰 沙参 丹参 知母 吴蓝 景天并主天行头痛。前胡 旋覆花 [菜果] 竹笋并主痰热头痛。东风菜 鹿藿 苦茗并治风热头痛。清上止痛，同葱白煎服。用巴豆烟熏过服，止气虚头痛。杨梅头痛，为末茶服。橘皮 [木石] 枳壳并主痰气头痛。樗皮时行头痛，热结在肠。枸杞寒热头痛。竹茹饮酒人头痛，煎服。竹叶 竹沥 荆沥并痰热头痛。黄檗 栀子 茯苓 白垩土并湿热头痛。合王瓜为末服，止疼。石膏阳明头痛如裂，壮热如火。并风热，

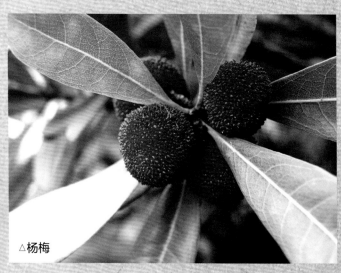

△杨梅

同竹叶煎。风寒，同葱、茶煎。风痰，同川芎、甘草煎。**铁粉**头痛鼻塞，同龙脑，水服。**光明盐** [兽人] **犀角**伤寒头痛寒热，诸毒气痛。**童尿**寒热头痛至极者，一盏，入葱、豉煎服，陶隐居盛称之。

[风寒湿厥] [草谷菜果] **芎䓖**风入脑户头痛，行气开郁，必用之药。风热及气虚，为末茶服。偏风，浸酒服。卒厥，同乌药末服。**防风**头面风去来。偏正头风，同白芷，蜜丸服。**天南星**风痰头痛，同荆芥丸服。痰气，同茴香丸服。妇人头风，为末酒服。**乌头** **附子**浸酒服，煮豆食，治头风。同白芷末服，治风毒痛。同川芎或同高良姜服，治风寒痛。同葱汁丸，或同钟乳、全蝎丸，治气虚痛。同全蝎、韭根丸，肾厥痛。同釜墨，止痰厥痛。**天雄**头面风去来痛。**草乌头**偏正头风，同苍术、葱汁丸服。**白附子**偏正头风，同牙皂末服。痰厥痛，同半夏、南星丸服。**地肤子**雷头风肿，同生姜擂酒服，取汗。**杜衡**风寒头痛初起，末服，发汗。**蘹蕥**煎酒取汁。**蓖麻子**同川芎烧服，取汗。**萆薢**同虎骨、旋覆花末服，取汗。**南藤**酿酒服，并治头风。**通草**烧研酒服，治洗头风。**菖蒲**头风泪下。**杜若**风入脑户，痛肿涕泪。**胡卢巴**气攻痛，同三棱、干姜末，酒服。**牛膝**脑中痛。**当归**煮酒。**地黄** **芍药**并血虚痛。**葳蕤** **天麻** **人参** **黄芪**并气虚痛。**苍耳** **大豆黄卷**并头风痹。**胡麻**头面游风。**百合**头风目眩。**胡荽** **葱白** **生姜**并风寒头痛。**杏仁**时行头痛，解肌。风虚痛欲破，研汁入粥食，得大汗即解。**茱萸**厥阴头痛呕涎，姜、枣、人参煎服。**蜀椒** **枳椇** [木石虫鳞兽] **柏实**并主头风。**桂枝**伤风头痛自汗。**乌药**气厥头痛，及产后头痛，同川芎末，茶服。**皂荚**时气头痛，烧研，同姜、蜜，水服，取汗。**山茱萸**脑骨痛。**辛夷** **伏牛花** **空青** **曾青**并风眩头痛。**石硫黄**肾厥头痛、头风，同消石丸服。同胡粉丸服。同食盐丸服。同乌药丸服。**蜂子** **全蝎** **白僵蚕**葱汤服，或入高良姜，或以蒜制为末服，治痰厥、肾厥痛。**白花蛇**脑风头痛，及偏头风，同南星、荆芥诸药末服。**鱼鳔**八般头风，同芎芷末，冲酒热饮，醉醒则愈。**羊肉**头脑大风，汗出虚劳。**羊屎**雷头风，研酒服。

[吐痰] 见风及痰饮。

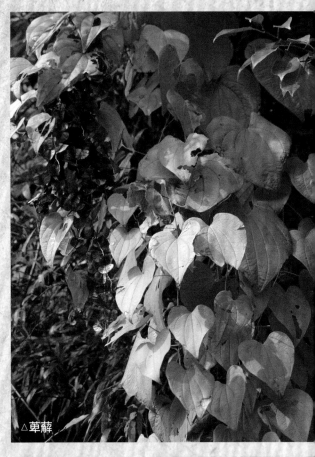

△萆薢

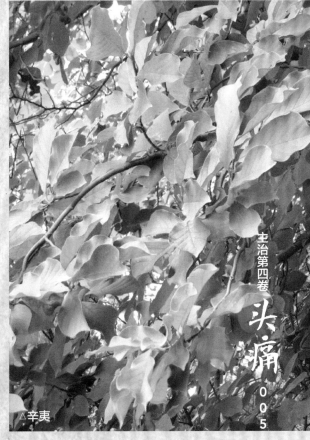

△辛夷

[外治] 谷精草为末噙鼻，调糊贴脑，烧烟熏鼻。玄胡索同牙皂、青黛为丸。瓜蒂　藜芦　细辛　苍耳子　大黄　远志　荜茇　高良姜　牵牛同砂仁、杨梅末。芸薹子　皂荚　白棘针同丁香、麝香。雄黄同细辛。玄精石　消石　人中白同地龙末，羊胆为丸。旱莲汁　萝卜汁　大蒜汁　苦瓠汁并噙鼻。艾叶揉丸嗅之，取出黄水。蓖麻仁同枣肉纸卷，插入鼻内。半夏烟　木槿子烟　龙脑烟并熏鼻。灯火焠之。荞麦面作大饼，更互合头，出汗。或作小饼，贴四眼角，灸之。黄蜡和盐作兜鍪，合之即止。麝香同皂荚末，安顶上，炒盐熨之。茱萸叶蒸热枕之，治大寒犯脑痛，亦浴头。桐木皮　冬青叶　石南叶　牡荆根　穗子皮　莽草　葶苈豉汁　驴头汁并治头风。全蝎同地龙、土狗、五倍子末。柚叶同葱白。山豆根　南星同川乌。乌头　草乌头同栀子、葱汁。乳香同蓖麻仁。决明子并贴太阳穴。露水八月朔旦取，磨墨点太阳，止头疼。桂木阴雨即发痛，酒调，涂顶额。井底泥同消、黄傅。朴消热痛，涂顶上。诃子同芒消、醋摩之。牛蒡根同酒煎膏摩之。绿豆作枕去头风。决明、菊花皆良。麦面头皮虚肿，薄如裹水，水嚼傅之良。栀子蜜和傅舌上，追涎去风甚妙。

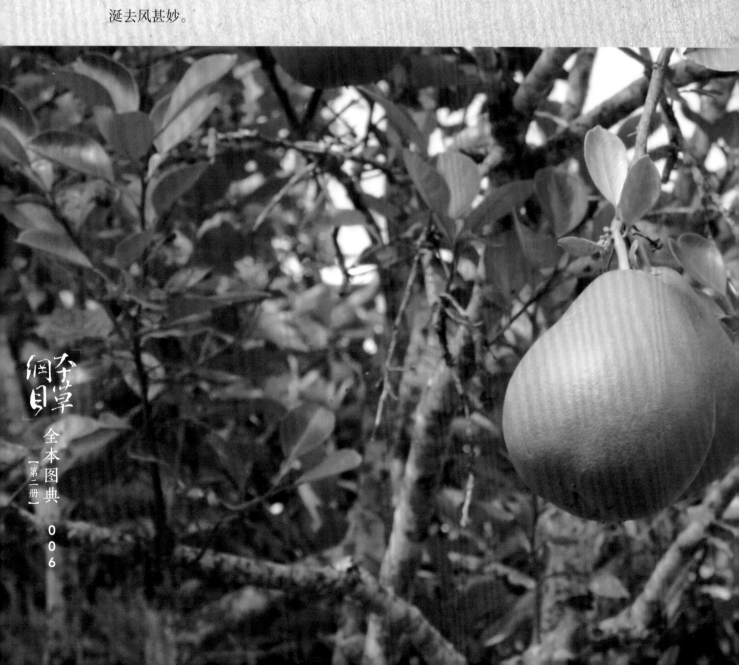

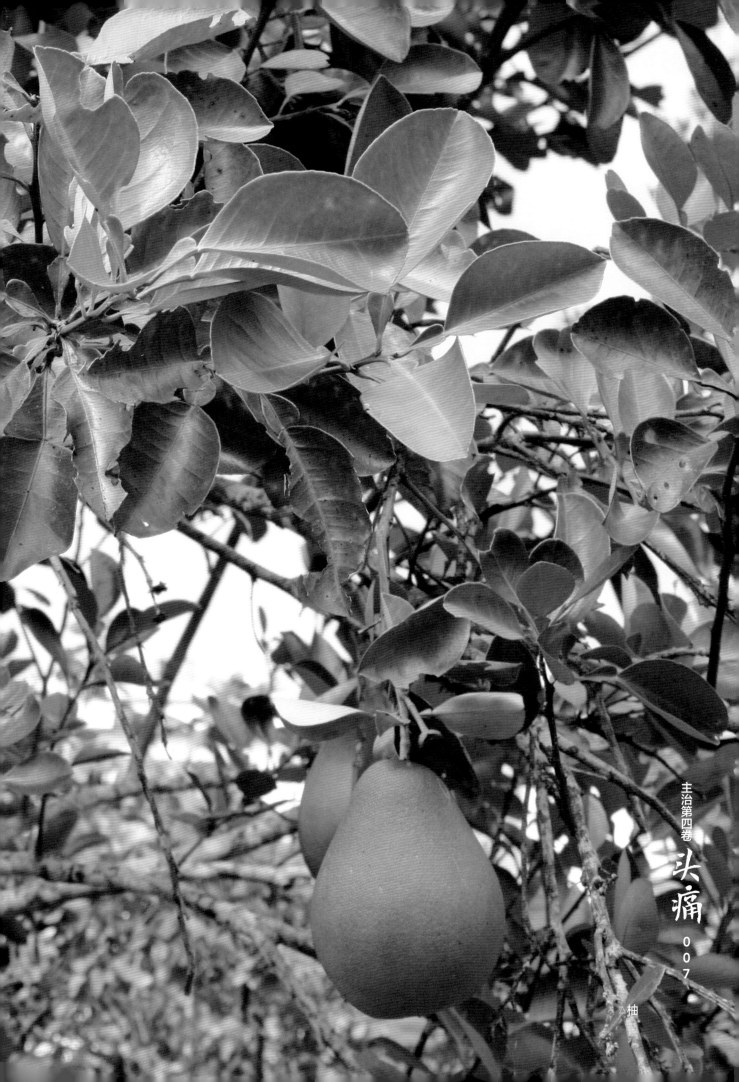

头痛

007

△柚

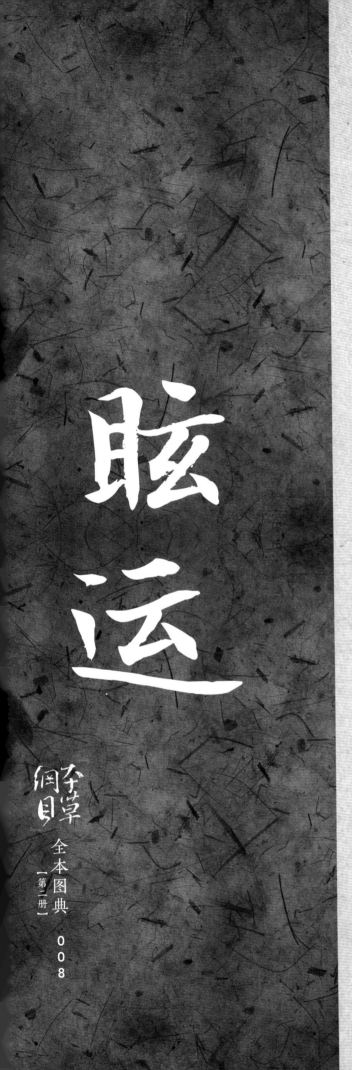

眩是目黑，运是头旋，皆是气虚挟痰，挟火，挟风，或挟血虚，或兼外感四气。

[风虚] [草菜] **天麻**目黑头旋，风虚内作，非此不能除，为治风神药，名定风草。首风旋运，消痰定风，同川芎，蜜丸服。**术**头忽暗运，瘦削食土，同面丸服。**荆芥**头旋目眩。产后血运欲死，童尿调服。**白芷**头风血风眩运，蜜丸服。**苍耳子**诸风头运，蜜丸服。女人血风头旋，闷绝不省，为末酒服，能通顶门。**菊苗**男女头风眩运，发落有痰，发则昏倒，四月收，阳干为末，每酒服二钱。秋月收花浸酒，或酿酒服。**萹蓄根**头风旋运，同独活、石膏煎酒服。产后血运，煎服。**贝母**洗洗恶风寒。目眩项直。**杜若**风入脑户，眩倒，目晄晄。**钓藤**平肝风心火，头旋目眩。**排风子**目赤头旋，同甘草、菊花末。**当归**失血眩运，芎劳煎服。**芎劳**首风旋运。**红药子**产后血运。**附子 乌头 薄荷 细辛 木香 紫苏 水苏 白蒿 飞廉 卷柏 蘼芜 羌活 藁本 地黄 人参 黄芪 升麻 柴胡 山药**并治风虚眩运。**生姜** [木虫鳞兽] **松花**头旋脑肿，浸酒饮。**槐实**风眩欲倒，吐涎如醉，漾漾如舟车上。**辛夷**眩冒，身兀兀如在车船上。**蔓荆实**脑鸣昏闷。**伏牛花 丁香 茯神 茯苓 山茱萸 地骨皮 全蝎 白花蛇 乌蛇**并头风眩运。**鹿茸**眩运，或见一为二，半两煎酒，入麝服。**驴头**中风头眩，身颤，心肺浮热，同豉煮食。**兔头骨及肝 羚羊角 羊头蹄及头骨 羊肉 牛胃 猪脑 猪血 熊脑**并主风眩瘦弱。

[痰热] [草菜] **天南星**风痰眩运吐逆，同半夏、天麻、白面煮丸。**半夏**痰厥昏运，同甘草、防风煎服。风痰眩运，研末水沉粉，入朱砂丸服。金花丸：同南星、寒水石、天麻、雄黄、白面，煮丸服。**白附子**风痰，同石膏、朱砂、龙脑丸服。**大黄**湿热眩运，炒末茶服。**旋覆花 天花粉 前胡 桔梗 黄芩 黄连 泽泻 白芥子**热痰烦运，同黑芥子、大戟、甘遂、芒消、朱砂丸服。[果木] **橘皮 荆沥 竹沥**头风旋运目眩，心头漾漾欲吐。**枳**

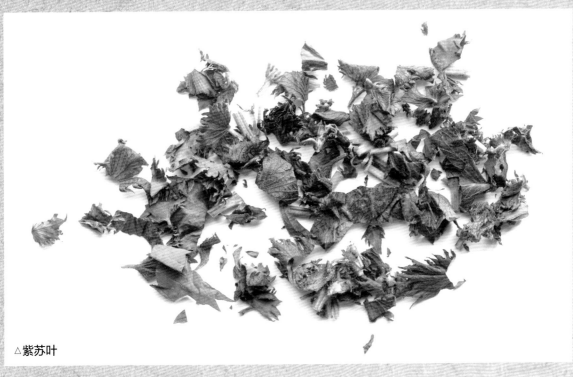

△紫苏叶

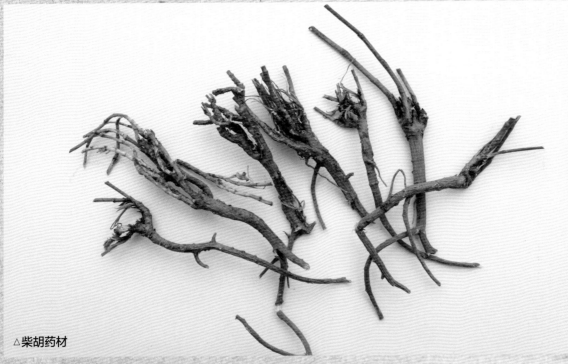

△柴胡药材

壳　黄檗　栀子　[金石] 石胆女人头运，天地转动，名曰心眩，非血风也。以胡饼剂和，切小块焙干，每服一块，竹茹汤下。云母中风寒热，如在舟船上。同恒山服，吐痰饮。石膏风热。铅、汞结砂。硫黄　消石并除上盛下虚，痰涎眩运。朱砂　雄黄　[虫禽] 白僵蚕并风痰。鹘嘲头风目眩，炙食一枚。鹰头头目虚运，同川芎末服。鸥头头风旋运。同蒿茹、白术丸服。

[外治] 甘蕉油吐痰。瓜蒂吐痰。痰门吐法可用。茶子头中鸣响，为末㗜鼻。

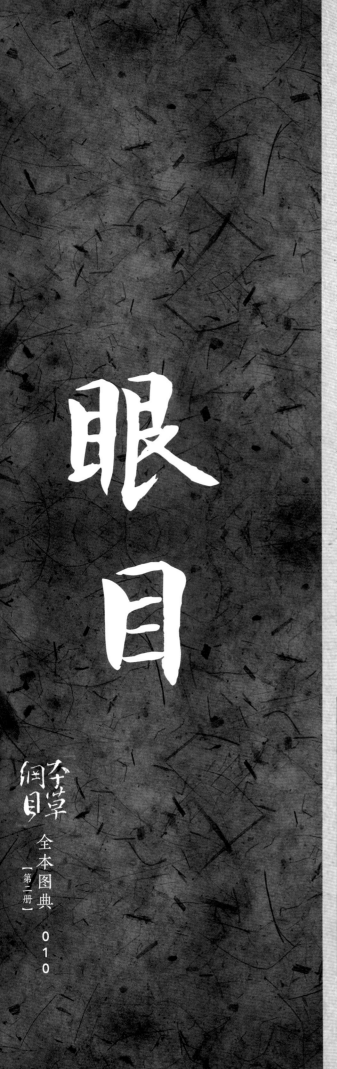

眼目

有赤目传变，内障昏盲，外障翳膜，物伤眯目。

[赤肿][草部] **黄连**消目赤肿，泻肝胆心火，不可久服。赤目痛痒，出泪羞明，浸鸡子白点。蒸人乳点。同冬青煎点。同干姜、杏仁煎点。水调贴足心。烂弦风赤，同人乳、槐花、轻粉蒸熨。风热盲翳，羊肝丸服。**胡黄连**浸人乳，点赤目。小儿涂足心。**黄芩**消肿赤瘀血。**芍药**目赤涩痛，补肝明目。**桔梗**赤目肿痛。肝风盛，黑睛痛，同牵牛丸服。**白牵牛**风热赤目，同葱白煮丸。**龙胆**赤肿瘀肉高起，痛不可忍，除肝胆邪热，去目中黄，佐柴胡，为眼疾必用之药。暑月目涩，同黄连汁点。漏脓，同当归末服。**葳蕤**目痛眦烂泪出，赤目涩痛，同芍药、当归、黄连煎洗。**白芷**赤目弩肉，头风侵目痒泪，一切目疾，同雄黄丸服。**薄荷**去风热。烂弦，以姜汁浸研，泡汤洗。**荆芥**头目一切风热疾，为末酒服。**蓝叶**赤目热痛，同车前、淡竹叶煎洗。**山茵陈**赤肿，同车前子末服。**王瓜子**赤目痛涩，同槐花、芍药丸服。**香附子**肝虚睛痛羞明，同夏枯草末、沙糖水服。头风睛痛，同川芎末，茶服。**防己**目睛暴痛，酒洗三次，末服。**夏枯草**补养厥阴血脉，故治目痛如神。**菖蒲**诸般赤目，捣汁熬膏点之。同盐，傅挑针。**地黄**血热，睡起目赤，煮粥食。暴赤痛，小儿蓐内目赤，并贴之。**地肤子**风热赤目，同地黄作饼，晒研服。**苦参 细辛**并明目，益肝胆，止风眼下泪。**黄芪 连翘**又洗烂弦。**大黄**并主热毒赤目。

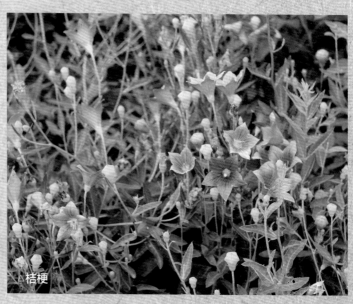

△桔梗

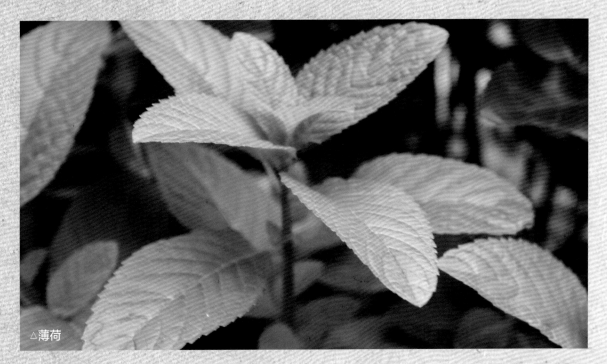
△薄荷

赤芍药　白及　防风　羌活　白鲜皮　柴胡　泽兰　麻黄并主风热赤目肿痛。野狐浆草汁　积雪草汁　瞿麦汁　车前草汁并点赤目。叶亦贴之。千里及汁点烂弦风眼。覆盆草汁滴风烂眼，去虫。五味子同蔓荆子煎，洗烂弦。艾叶同黄连煎水，洗赤目。附子暴赤肿痛，纳粟许入目。高良姜吹鼻退赤。狗尾草戛赤目，去恶血。石斛同川芎嗜鼻，起倒睫。木鳖子塞鼻，起倒睫。[谷菜]粟泔淀同地黄，贴熨赤目。豆腐热贴。黑豆袋盛泡热，互熨数十次。烧酒洗火眼。生姜目暴赤肿，取汁点之。干姜目睛久赤，及冷泪作痒，泡汤洗之。取粉点之，尤妙。末，贴足心。东风菜肝热目赤，作羹食。荠菜　枸杞菜　[果部]西瓜日干，末服。石莲子眼赤痛，同粳米作粥食。梨汁点弩肉。赤目，入腻粉、黄连末。甘蔗汁合黄连煎，点暴赤肿。杏仁同古钱埋之，化水点目中赤脉。同腻粉，点小儿血眼。油烧烟，点胎赤眼。酸榴皮点目泪。盐麸子　[木部]海桐皮　山矾叶同姜浸热水。黄栌并洗风赤眼。桐油烙风眼。秦皮洗赤目肿。暴肿，同黄连、苦竹叶煎服。黄檗目热赤痛，泻阴火。时行赤目，浸水蒸洗。婴儿赤目，浸人乳点。栀子目赤热痛，明目。枸杞根皮洗天行赤目。楮枝灰泡汤，洗赤目。榉皮洗飞血赤目。栾华目痛眦烂肿赤，合黄连作煎点。槐花退目赤。胎赤，以枝磨铜器汁涂之。冬青叶同黄连熬膏，点诸赤眼。子汁，亦可同朴消点之。木芙蓉叶水和，贴太阳，止赤目痛。丁香百病在目，同黄连煎乳点之。蕤核仁和胡粉、龙脑，点烂赤眼。郁李仁和龙脑，点赤目。淡竹沥点赤目。荆沥点赤目。诃黎勒磨蜜，点风眼。桑叶赤目涩疼，为末，纸卷烧烟熏鼻中。白棘钩点倒睫。青布目痛碜涩，及病后目赤有翳，炙热，卧时熨之。[水土]热汤沃赤目。白垩赤烂眼倒睫，同铜青泡汤洗。古砖浸厕中取出，生霜，点赤目。[金石]金环　铜匙并烙风赤、风热眼。玛瑙熨赤烂。水精　玻璃熨热肿。琉璃水浸，熨目赤。盐药点风赤烂眼。炉甘石火煅，童尿淬研，点风湿烂眼。同朴消泡，洗风眼。芒消洗风赤眼。白矾同铜青洗风赤眼。甘草水调，贴目胞，去赤肿。青矾洗赤烂眼，及倒睫，及暴赤眼。石胆洗风赤眼，止疼。绿盐同蜜，点胎赤眼。光明盐　牙消　消石点赤目疼。**卤碱**同青梅、古钱浸汤，点风热赤目。纸包风处，日取点一切目疾。同石灰、醋傅倒睫。**古钱**磨姜汁，点赤目肿痛。磨蜜，艾烟熏过，点赤目生疮。**铜青**和水涂碗中，艾烟熏干，贴烂眼泪出。**无名异**点灯，熏倒睫毛。**石燕**磨水，点倒睫。**铅丹**同乌贼骨末，蜜调，点赤目。贴太阳，止肿痛。**土朱**同石灰，贴赤目肿闭。**玄精石**目生赤脉，同甘草末服。目赤涩痛，同黄檗点之。**井泉石**风毒赤目，同谷精草、井中苔、豆豉末服。眼睑赤肿，同大黄、栀子服。**石膏** [虫部] **五倍子**主风赤烂眼，研傅之。或烧过，入黄丹。同白善土、铜青泡洗。蔓荆子同煎洗。其中虫，同炉甘石点之。**泥中蛆**洗晒研，贴赤目。**蝇**到睫，嗜鼻。**人虱**倒睫拔毛，取血点之。[介鳞] **穿山甲**倒睫，羊肾脂炙嗜鼻。火眼，烧烟熏之。**守宫粪**涂烂赤眼。**田螺**入盐化汁，点肝热目赤。入黄连、真珠，止目痛。入铜绿，点烂眼。**海螺**同。**蚌**赤目、目暗，入黄连，取汁点。**海螵蛸**同铜绿泡汤，洗妇人血风眼。**鲤鱼胆** **青鱼胆** [禽兽] **乌鸡胆** **鸭胆** **鸡子白**并点赤目。**鸡卵白皮**风眼肿痛，同枸杞白皮嗜鼻。**鸡冠血**点目泪不止。**驴乳**浸黄连，点风热赤目。**驴尿**同盐，点弩肉。**猪胆** **犬胆** **羊胆**蜜蒸九次。**熊胆**并点赤目。**猬胆** [人部] **小儿脐带血**并点痘风眼。**人乳汁**点赤目多泪。和雀粪，点弩肉。**人尿**洗赤目。**耳塞**点一切目疾。**头垢**点赤目。

[昏盲] [草部] **人参**益气明目。酒毒目盲，苏木汤调末服。小儿惊后，瞳人不正，同阿胶煎服。**黄精**补肝明目，同蔓荆子九蒸九晒为末，日服之。**苍术**补肝明目，同熟地黄丸服。同茯苓丸服。青盲雀目、同猪肝或羊肝，粟米汤煮食。目昏涩，同木贼末服。小儿目涩不开，同猪胆煮丸服。**玄参**补肾明目。赤脉贯瞳，猪肝蘸末服。**当归**内虚目暗，同附子丸服。**青蒿子**目涩，为末日服，久则目明。**菜耳子**为末，入粥食，明目。**地黄**补阴，主目晾晚无所见。补肾明目，同椒红丸服。**麦门冬**明目轻身，同地黄、车前丸服。**决明子**除肝胆风热，淫肤赤白膜，青盲。益肾明目，每旦吞一匙，百日后夜见物光。补肝明目，同蔓菁酒

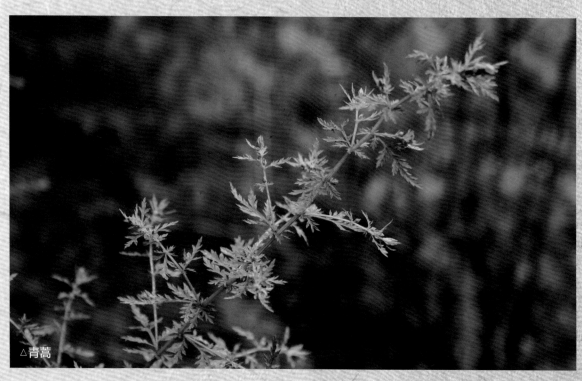

△青蒿

煮为末，日服。积年失明，青盲雀目，为末，米饮服。或加地肤子丸服。**地肤子**补虚明目，同地黄末服。叶，洗雀目，去热暗涩疼。汁，点物伤睛陷。**车前子**明目，去肝中风热毒冲眼，赤痛障翳，脑痛泪出。风热目暗，同黄连末服。目昏障翳，补肝肾，同地黄、菟丝子丸服。名驻景丸。**蒺藜**三十年失明，为末日服。**菟丝子**补肝明目，浸酒丸服。**营实**目热暗，同枸杞子、地肤子丸服。**千里及**退热明目，同甘草煮服。**地衣草**治雀目，末服。**葳蕤**眼见黑花，昏暗痛赤，每日煎服。**淫羊藿**病后青盲，同淡豉煎服。小儿雀目，同蚕蛾、甘草、射干末，入羊肝内煮食。**天麻 芎䓖 萆薢**并补肝明目。**白术**目泪出。**菊花**风热，目疼欲脱，泪出，养目去盲，作枕明目。叶同。**五味子**补肾明目，收瞳子散。**覆盆子**补肝明目。**茺蔚子**益精明目。瞳子散大者勿用。**木鳖子**痘后目盲，同胡黄连丸服。**龙脑 薄荷**暑月目昏，取汁点之。**箬叶**灰淋汁，洗一切目疾。**柴胡**目暗，同决明子末，人乳和傅目上，久久目视五色。**莽苊 地榆 蓍实 艾实 牛蒡子 蓼子 款冬花 瞿麦 通草 柴胡 细辛 鳢肠 酸浆子 萱草 槌胡根 茺草实** [谷菜] **赤小豆 腐婢 白扁豆**并明目。**大豆**肝虚目暗，牛胆盛之，夜吞三七粒。**苦荞皮**同黑豆、绿豆皮、决明子、菊花作枕，至老目明。**葱白**归目益睛，除肝中邪气。**葱实**煮粥食，明目。**蔓菁子**明目益气，使人洞视，水煮三遍，去苦味，日干为末，水服。一用醋煮，或醋蒸三遍，末服，治青盲，十得九愈。或加决明子，酒煮。或加黄精，九蒸九晒。花，为末服，治虚劳目暗。**芥子**雀目，炒末，羊肝煮食。接入目中，去翳。**白芥子**涂足心，引热归下，痘疹不入目。**荠菜 薤蒉 苋实 苦苣 莴苣 翘摇 冬瓜仁 木耳** [果部] **梅核仁 胡桃**并明目。**石蜜**明目，去目中热膜，同巨胜子丸服。**枣皮灰**同桑皮灰煎汤洗，明目。**椒目**眼生黑花年久者，同苍术丸服。**蜀椒 秦**

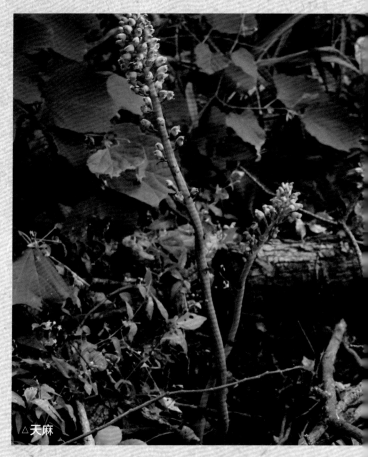

△天麻

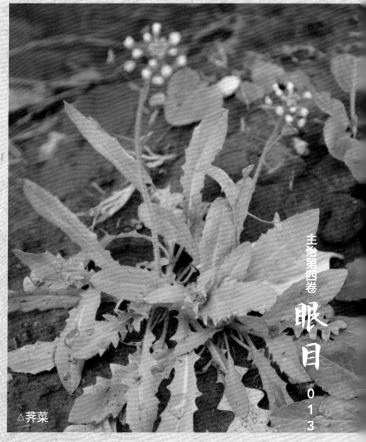

△荠菜

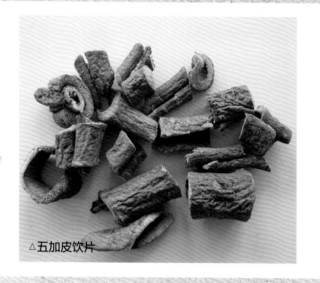

△辛夷花　　　　　　　　△五加皮饮片

椒 [木部] 桂　辛夷　枳实　山茱萸并明目。沉香肾虚目黑，同蜀椒丸服。桐花眼见禽虫飞走，同酸枣、羌活、玄明粉煎服。槐子久服除热明目除泪，煮饮，或入牛胆中风干吞之，或同黄连末丸服。五加皮明目。浸酒，治目僻目瞤。牡荆茎青盲，同乌鸡丸服。黄檗目暗，每旦含洗，终身无目疾。松脂肝虚目泪，酿酒饮。椿荚灰逐月洗头，明目。樗子皮洗头，明目。桑叶及柴灰　柘木灰逐月按目，煎水洗目，明目，治青盲。蔓荆子明目除昏，止睛痛。蕤核同龙脑，点一切风热昏暗黑花。梓白皮主目中疾。石南小儿受惊，瞳人不正，视东则见西，名通睛，同瓜子、藜芦吹鼻。秦皮　逐折　栾荆　木槿皮　桑寄生洗。苦竹叶及沥　天竹黄　卢会　密蒙花 [金石] 银屑　银膏　赤铜屑　玉屑　铁精　铅灰揩牙洗目。炉甘石目暗昏花，同黄丹炼蜜丸。钟乳石　赤石脂　青石脂　长石　理石并明目。石膏去风热，雀目夜昏，同猪肝煮食。风寒入脑系，败血凝滞作眼寒，同川芎、甘草末服。丹砂目昏内障，神水散大，同慈石、神曲丸服。芒消逐月按目洗眼，明目。黄土目卒无所见，浸水洗之。食盐洗目，明目止泪。戎盐　慈石　石青　白青　石硫青 [水部] 腊雪　明水　甘露　菖蒲及柏叶上露 [虫介鳞部] 萤火并明目。蜂蜜目肤赤胀。肝虚雀目，同蛤粉、猪肝煮食。蚌粉雀目夜盲，同猪肝、米泔煮食，与夜明砂同功。蛤粉雀目，炒研，油、蜡和丸，同猪肝煮食。玳瑁迎风目泪，肝肾虚热也，同羚羊角、石燕子末服。真珠合鲤鱼胆、白蜜，点肝虚雀目。鲫鱼热病目暗，作臛食，弩肉，贴之。鲤鱼脑和胆，点青盲。青鱼睛汁 [禽兽] 乌目汁并注目，能夜见物。鸐鸹睛汁　鹰睛汁并主目，能见碧霄之物。鹤脑和天雄、葱实服，能夜书字。雀头血点雀目。伏翼主目痒疼，夜视有精光。血及胆滴目中，夜见物。雄鸡胆目为物伤，同羊胆、鲫鱼胆点。乌鸡肝风热目暗，作羹食。鸠补肾，益气，明目。猪肝补肾明目。雀目，同海螵蛸、黄蜡煮食。同石决明、苍术末煮食。青羊肝补肝风虚热，目暗赤痛，及热病后失明，作生食，并水浸贴之。青盲，同黄连、地黄丸服。小儿雀目，同白牵牛末煮食。又同谷精草煮食。赤目失明，同决明子、蓼子末服。风热昏暗生翳，生捣末，黄连丸服。不能远视，同葱子末，煮粥食。目病眈眈，煮热熏之。牛肝补肝明目。兔肝风热上攻，目暗不见物，煮粥食。犬胆肝虚目暗，同萤火末点。目中脓水，上伏白酒服。**牛胆**明目，酿槐子吞。酿黑豆吞。和柏叶、夜明砂丸服。**鼠胆**点青盲雀目。目，和鱼膏点，明目。屎，明目。**白犬乳**点十年青盲。醍醐傅脑，明目。**牛涎**点损目、破目。**鹿茸**补虚明目。**羖羊角**并明目。**羚羊角**并明目。[人部] **天灵盖**治青盲。

[翳膜] [草部] **白菊花**病后生翳，同蝉花末服。癍豆生翳，同绿豆皮、谷精草末，煮干柿食。**淫羊藿**目昏生翳，同王瓜末服。**苘实**目翳瘀肉，倒睫拳毛，同猪肝丸服。**谷精草**去翳，同防风末服。痘后翳，同猪肝丸服。**天花粉**痘后目障，同蛇蜕、羊肝煮食。**羊肝**覆盆子根粉，点痘后翳。**白药子**疳眼生翳，同甘草、猪肝煮食。**黄芩**肝热生翳，同淡豉末，猪肝煮食。**水萍**癍疮入目，以羊肝煮汁调末服，十服见效。**番木鳖**癍疮入目，同脑、麝吹耳。**马勃**癍疮入目，同蛇皮、皂角子煅研服。**贝母**研末点翳。同胡椒末止泪。同真丹点弩肉，或同丁香。**麻黄根**内外障翳，同当归、麝香嗜鼻。**鳢肠**同蓝叶浸油摩顶，生发去翳。**牛膝**叶汁，点目生珠管。**青葙子**肝热赤障，翳肿青盲。**败酱**赤目翳障弩肉。**白豆蔻**白睛翳膜，利肺气。**木贼**退翳。**荟根**同诸药点翳。**鹅不食草**嗜鼻塞耳贴目，为去翳神药。**景天花汁 仙人草汁** [菜谷] **苦瓠汁**并点翳。**小壶卢**吸翳。**荠根**明目去翳，卧时纳入眦内，久久自落。**荠实**，主目痛青盲去翳，久服视物鲜明。**菥蓂子**目痛泪出，益精光，去弩肉，为末，卧时点之。**苋实**青盲目翳黑花，肝家客热。**马齿苋**目中息肉淫肤，青盲白翳，取子为末，蒸熨。**兰香子**安目中磨翳，亦煎服。**黑豆皮**痘后翳。**绿豆皮**痘后翳，同谷精、白菊花末，柿饼、粟米泔煮食，极效。[果木] **杏仁**去油，入铜绿，点翳。入腻粉，点弩肉。**李胶**治翳，消肿定痛。**蘡薁藤汁**点热翳，去白障。**龙脑香**明目，去肤翳，内外障，目点数次，或加蓬砂，并嗜鼻。**密蒙花**青盲肤翳，赤肿眵多，目中赤脉，及疳气攻眼，润肝燥。同黄檗丸服，去障翳。**楮实**肝热生翳，研末日服。同荆芥丸服，治目昏。叶末及白皮灰，入麝，点一切翳。**楸叶**煨取汁熬，点小儿翳。**枸杞汁**点风障赤膜昏疼。榨油点灯，明目。**蕤核**心腹邪热，目赤肿疼，泪出眦烂。同黄连，点风眼翳膜。同蓬砂，或同青盐、猪胰，点膜翳。**没药**目翳晕疼肤赤，肝血不足。**乳香 琥珀**磨翳。**璺** [水土] **井华水**洗肤翳。浸目睛突出。**白瓷器**煅研。**东壁土** [金石] **锡吝脂 珊瑚 玛瑙 宝石 玻璃 菩萨石**并点翳。**古文钱**磨

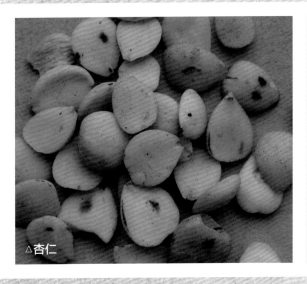
△杏仁

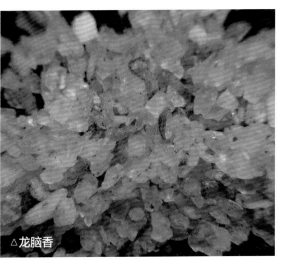
△龙脑香

△炉甘石

汁，点盲去翳，及目卒不见。**丹砂**擦翳，点息肉。同贝母，点珠管。**轻粉**点翳。同黄丹吹鼻，去痘后翳。**粉霜**痘疹入目生翳，同朱砂水调，倾耳中。**炉甘石**明目去翳，退赤收湿，煅赤，童尿淬七次，入龙脑，点一切目疾。或黄连水煮过，亦良。同蓬砂、海螵蛸、朱砂，点目翳昏暗烂赤。**空青**浆，点青盲内障翳膜。瞳人破者，得再见物。一切目疾，同黄连、槐芽、片脑吹鼻。肤翳，同蕤仁点。黑翳，同矾石、贝子点。**曾青**一切风热目病，同白姜、蔓荆子、防风末，嗗鼻。瘢疮入目，同丹砂、蛴螬点。**密陀僧**浮翳多泪。**花乳石**多年翳障，同川芎、防风诸药点之。**井泉石**小儿热疳，雀目青盲生翳，同石决明服。**玄精石**赤目失明障翳，同石决明、蕤仁、黄连、羊肝丸服。**越砥**磨汁点翳，去盲止痛。**铅丹**一切目疾，同蜜熬点。同乌贼骨，点赤目生翳。同白矾，点翳。同鲤鱼胆，点目生珠管。同轻粉吹耳，去痘疹生翳。**石燕**磨，点障翳拳毛倒睫。**石蟹**磨，点青盲淫肤丁翳。**矾石**点翳膜弩肉。**硇砂**去膜翳弩肉，或入杏仁。**蓬砂**点目翳弩肉瘀突，同片脑用。**绿盐**点翳，去赤止痛。**芒消**点障翳赤肿涩痛。或入黄丹、脑、麝。**消石**同黄丹、片脑点翳。**浮石**蚕蜕并去障翳。**蝉蜕**目昏障翳，煎水服。产后翳，为末，羊肝汤服。**芫青**去顽翳，同樗鸡、斑蝥、蓬砂、蕤仁点。**樗鸡**蛴螬汁滴青翳白膜。**蛇蜕**卒生翳膜，和面炙研汤服。痘后翳，同天花粉、羊肝煮食。**蚺蛇胆**点翳。**乌蛇胆**风毒气眼生翳。**鲤鱼胆**　**青鱼胆**并点翳障。或加黄连、海螵蛸。或加鲤鱼牛羊熊胆、麝香，合决明丸服。**海螵蛸**点一切浮翳及热泪。伤寒热毒攻目生翳，入片脑。赤翳攀睛贯瞳人，加辰砂，黄蜡丸，纳之。小儿疳眼流脓，加牡蛎、猪肝煮食。**鳗鲡血**　**鳝血**并点痘疹入目生翳。**鲛鱼皮**去翳，功同木贼。**鱼子**入翳障弩肉药。**石决明**明目磨翳。同甘草、菊花煎服，治羞明。海蚌、木贼水煎服，治肝

[虫鳞介部]

虚生翳。同谷精草末，猪肝蘸食，治痘后翳。**真珠**点目去翳。合左缠根，治麸豆入目。地榆煮过，醋浸研末，点顽翳。**紫贝**生研，同猪肝煮食，治痘疹生翳。**白贝**烧研，点目花翳痛。**珂**点翳，或入片脑、枯矾。**螺蛳**常食，去痘后翳。**牡蛎** [禽兽] 抱出鸡卵壳点翳障，及癍疹入目。雀内外障翳丸药。**雀屎**点弩肉赤脉贯瞳子者即消，又去目痛赤白膜。**五灵脂**治血贯瞳人。同海螵蛸末，猪肝蘸食，治浮翳。**夜明砂**目盲障翳，入猪肝煮食。**胡燕屎** **猪脂**并点翳。**猪胆皮**灰点翳，不过三五度。**猪血**点痘入目。**猪胰**同蕤仁点翳。**猪鼻**灰目中风翳，水服。**猪悬蹄**炒，同蝉蜕、羚羊角末服，治斑豆生翳。烧灰，浸汤洗。**羊胆**点青盲赤障白翳风疾，病后失明。**羊睛**点翳膜目赤。**白珠**磨汁点。**白羊髓**点赤翳。**熊胆**明目除翳，清心平肝。水化点。**象胆**功同熊胆。睛，和人乳滴之。**獭胆**目翳黑花，飞蝇上下，视物不明，入点药。**兔屎**去浮翳、痘后翳，日干，茶服一钱，或加槟榔末。**羚羊角** **犀角**清肝明目。**麝香** **虎骨** [人部] 人唾津并退翳。**爪甲**刮末点翳，及痘后生翳，或加朱砂。目生珠管，烧灰，同贝子灰、龙齿末调。**胞衣**烧，点赤目生翳。

[诸物眯目] **地肤汁** **猪脂** **牛酥** **鲍鱼头**。煮汁。**鸡肝血**并点诸物入目。**蚕沙**诸物入目，水吞十枚。**甑带**沙石入目，水服一钱。**真珠** **珊瑚** **宝石** **貂皮**并拭尘沙入目。**乌鸡胆**点尘沙眯目。**食盐**尘物入目，洗之。**羊筋** **鹿筋** **新桑白皮**尘物入目，嚼纳粘之。**兰香子**尘物入目，纳入粘之。**墨汁**点飞丝、尘物、芒屑入目。**蘘荷根汁** **粟米**嚼汁。**豉**浸水。**大麦**煮汁。并洗麦稻芒屑入目。**白松汁** **蔓菁汁** **马齿苋灰** **藕汁** **柘浆** **鸡巢草**灰淋汁。**人爪甲**并点飞丝入目。**菖蒲**塞鼻，去飞丝入目。**瞿麦**眯目生翳，其物不出，同干姜末日服。

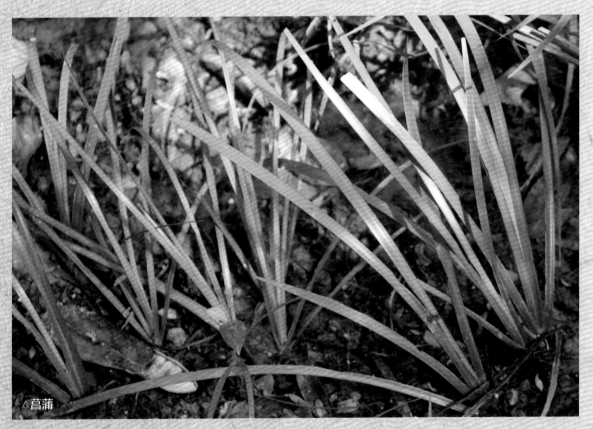

△菖蒲

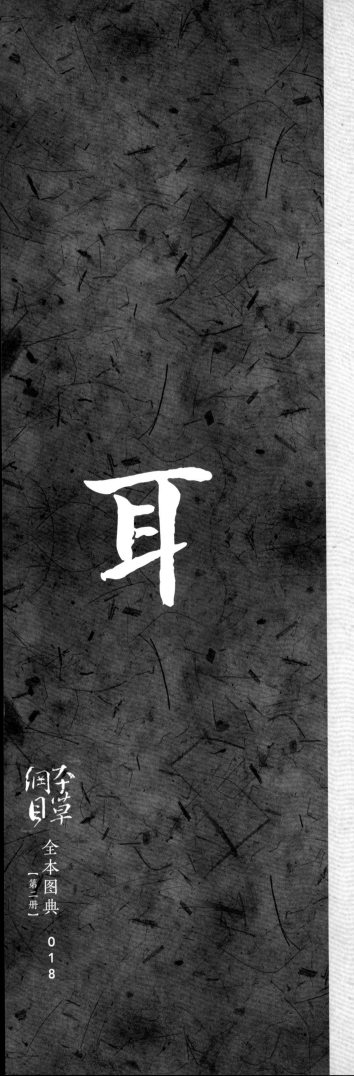

耳

耳鸣、耳聋。有肾虚，有气虚，有郁火，有风热。耳痛是风热，聤耳是湿热。

[补虚] [草谷] **熟地黄** **当归** **肉苁蓉** **菟丝子** **枸杞子**肾虚耳聋，诸补阳药皆可通用。**黄芪** **白术** **人参**气虚聋鸣，诸补中药皆可通用。**骨碎补**耳鸣，为末，猪肾煨食。**百合**为末，日服。**社日酒** [果木] **干柿**同粳米、豆豉煮粥，日食，治聋。**柘白皮**酿酒，主风虚耳聋。**牡荆子**浸酒，治聋。**茯苓**卒聋，黄蜡和嚼。**山茱萸** **黄蘖** [石禽兽] **磁石**养肾气，治聋。老人取汁作猪肾羹食。**鸡子**作酒，止耳鸣。和蜡炒食，治聋。**猪肾**煮粥，治聋。**羊肾**补肾治聋。**脊骨**，同慈石、白术诸药煎服。**鹿肾** **鹿茸角**并补虚治聋。

[解郁] [草部] **柴胡**去少阳郁火，耳鸣、耳聋。**连翘**耳鸣辉辉焞焞，除少阳三焦火。**香附**卒聋，炒研，莱菔子汤下。**牵牛**疝气耳聋，入猪肾煨食。**栝楼根**煮汁酿酒服，治聋。**黄芩** **黄连** **龙胆** **卢会** **抚芎** **芍药** **木通** **半夏** **石菖蒲** **薄荷** **防风**风热郁火耳鸣，诸流气解郁消风降火药，皆可用也。[金石] **生铁**甚热耳聋，烧赤淬酒饮，仍以慈石塞耳。**空青** **白青** [虫禽] **蠮螉**并治聋。**全蝎**耳聋，酒服一钱，以闻水声为效。**乌鸡屎**卒聋，同乌豆炒，投酒取汗为愈。[外治] [草木] **木香**浸麻油煎，滴聋，日四五次。**预知子**卒聋，入石榴，酿酒滴。**凌霄叶**汁滴。**地**

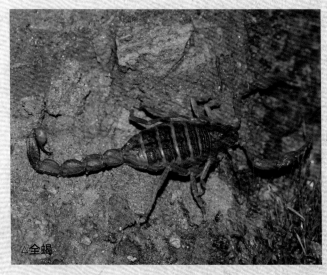

△全蝎

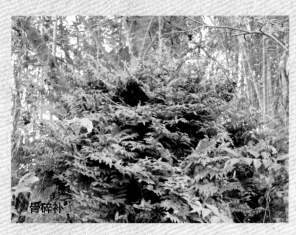
△骨碎补

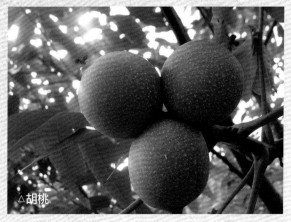
△胡桃

黄　骨碎补并煨，塞聋。菖蒲同巴豆塞。附子卒聋，醋浸插耳。烧灰，同石菖蒲塞耳，止鸣。草乌头塞鸣痒聋。甘遂插耳，口含甘草。蓖麻子同大枣作挺插。土瓜根塞耳，灸聋。经霜青箬叶入椒烧吹。栝楼根猪脂煎，塞耳鸣。鸡苏生挼。巴豆蜡和。细辛　狼毒　龙脑　槐胶　松脂同巴豆。并塞耳聋。椒目肾虚耳鸣，如风水钟磬者，同巴豆、菖蒲、松脂塞之，一日一易，神效。胡桃煨研热塞，食顷即通。芥子人乳和，塞耳鸣。葱茎插耳鸣。同蜜水，滴聋鸣。杏仁蒸油滴。石榴入醋煨熟，入黑李子、仙枣子，滴卒聋。生麻油日滴，取耵聍。烧酒耳中有核，痛不可动，滴入半时，即可箝。[石虫] 慈石入少麝香，淘，鹅油和塞。同穿山甲塞耳，口含生铁。消石　芫青同巴豆、蓖麻。斑蝥同巴豆。真珠并塞。地龙水 [鳞介] 龟尿　蟹膏　吊脂　苟印膏并滴聋。蚺蛇膏　花蛇膏　蝮蛇膏并塞聋。海螵蛸同麝香吹。穿山甲同蝎尾、麝香和蜡，塞鸣聋。鲤鱼胆、脑　鲫鱼胆、脑　乌贼鱼血 [禽兽虫人] 白鹅膏　膆　雁肪　乌鸡肪　鹈鹕油　鸊鷉膏　鼠胆　猬脂　驴脂　猫尿　人尿并滴聋。雀脑　兔脑　熊脑　鼠脑并塞聋。蚯蚓同青盐、鼠脂塞。蚕蜕纸卷麝香，熏聋。

[耳痛] [草木] 连翘　柴胡　黄芩　龙胆　鼠粘子　商陆塞。楝实　牛蒡根熬汁。蓖麻子并涂。木鳖子耳卒热肿，同小豆、大黄，油调涂。木香以葱黄染鹅脂，蘸末内入。菖蒲作末炒罨，甚效。郁金浸水滴。茱萸同大黄、乌头末，贴足心，引热下行，止耳鸣耳痛。[水石] 矾石化水。芒消水。磨刀水并滴。蚯蚓屎涂。炒盐枕。[鳞虫兽] 蛇蜕耳忽大痛，如虫在内走，或流血水，或干痛，烧灰吹入，痛立止。桑螵蛸灰掺。鳝血滴。穿山甲同土狗吹。鸠屎末吹。麝香通窍。

[聤耳] [草木] 白附子同羌活、猪羊肾煨食。附子　红蓝花同矾末。青黛同香附、黄檗末。败酱　狼牙　蒲黄　桃仁炒。杏仁炒。橘皮灰入麝。青皮灰　楠材灰　槟榔　故绵灰。麻秸灰。苦瓠灰。车脂并吹耳。胡桃同狗胆研塞。柳根捣封。薄荷汁。青蒿汁。茺蔚汁。燕脂汁。虎耳草汁。麻子汁。韭汁。柑叶汁并滴耳。[土石] 伏龙肝　蚯蚓泥　黄矾　白矾同黄丹。雄黄同雌黄、硫黄。炉甘石同矾、麝香。浮石同没药、麝香。密陀僧　轻粉并吹耳。硫黄和蜡作挺塞。[虫鳞兽] 五倍子　桑螵蛸　蝉蜕灰　蜘蛛　全蝎　龙骨　穿山甲　海螵蛸　鸠屎并同麝香吹耳。羊屎同燕脂末吹。鲤鱼肠、脑　鳗鲡鱼骨　鱼鲊　鼠肝并塞聤耳引虫。石首鱼枕　夜明砂并掺入耳。犬胆同矾塞。[人部] 发灰同杏仁塞。人牙灰吹五般聤耳。

[虫物入耳] 半夏同麻油。百部浸油。苍耳汁　葱汁　韭汁　桃叶汁　姜汁　酱汁　蜀椒　石胆　水银　古钱煎猪脂。人乳汁　人尿　猫尿　鸡冠血并滴耳。鳝头灰塞。石斛插耳烧熏。铁刀声并主百虫入耳。胡麻油煎饼枕之。车脂涂。绿矾　硇砂同石胆。龙脑并吹耳。羊乳　牛乳　牛酪　驴乳　猫尿并滴蚰蜒入耳。鸡肝枕。猪肪枕之。并主蜈蚣、虫、蚁入耳。穿山甲灰吹。杏仁油滴，并主蚁入耳。灯心浸油，钓小虫、蚁入耳。鳝血同皂角子虫，滴蝇入耳。菖蒲塞蚤、虱入耳。稻秆灰煎汁，滴虱入耳。皂矾蛆入耳，吹之。田泥马蟥入耳，枕之。生金水银入耳，枕之引出。薄荷汁水入耳中，滴之。

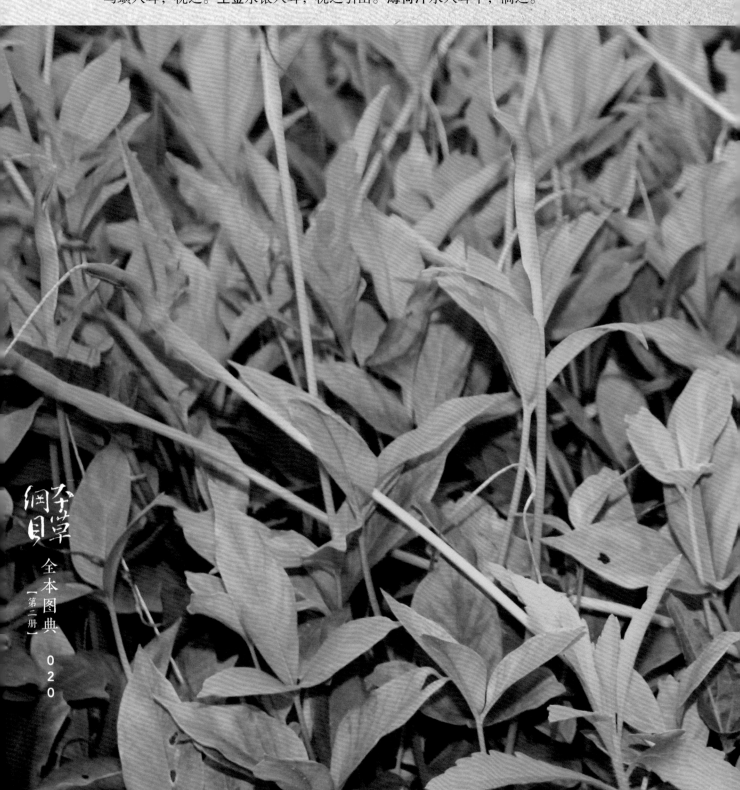

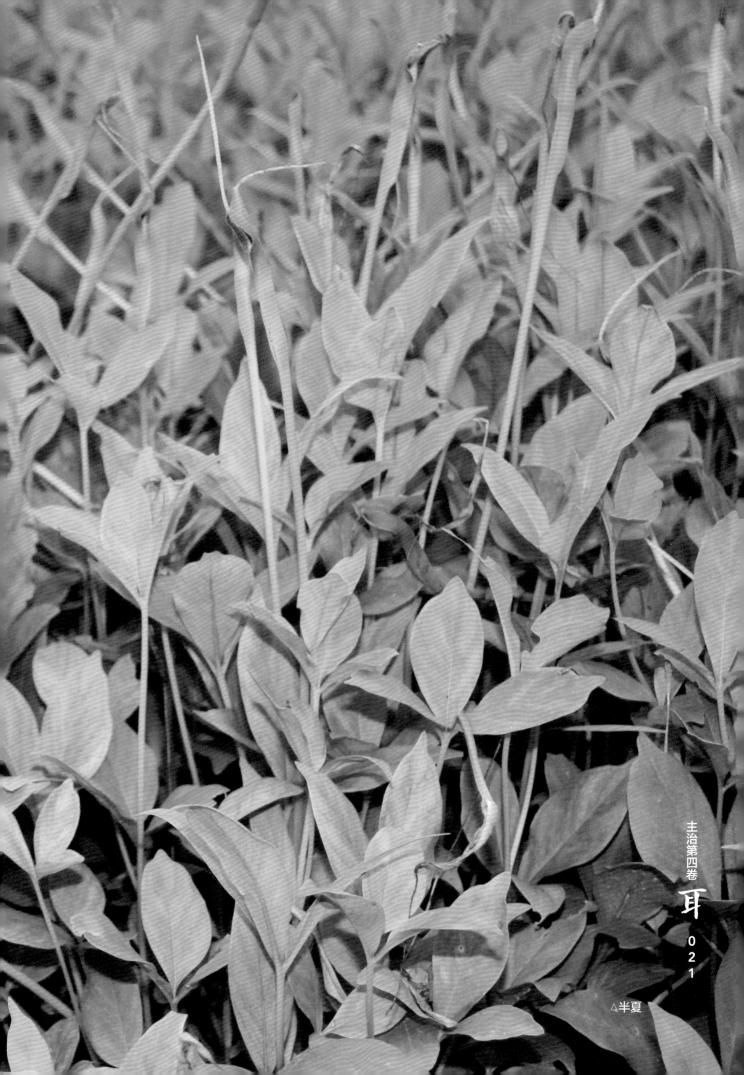

△半夏

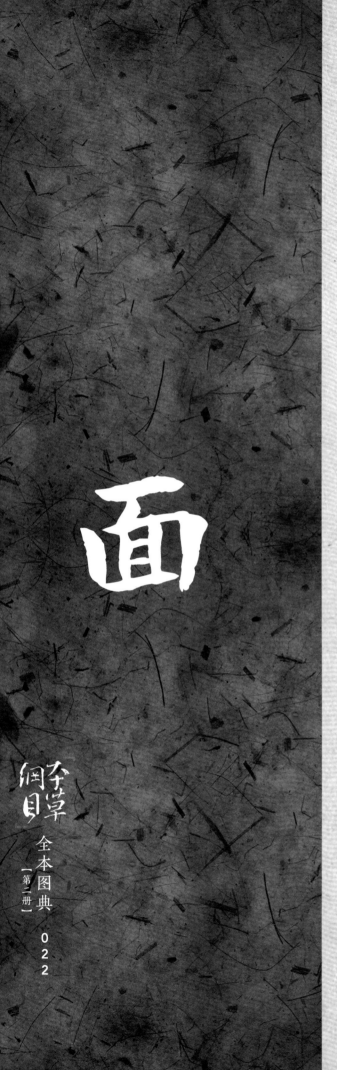

面

面肿是风热。紫赤是血热。疱是风热，即谷嘴。皶是血热，即酒皶。䵟黵是风邪客于皮肤，痰饮溃于腑脏，即雀卵斑，女人名粉滓斑。

[风热] 白芷香　白附子　薄荷叶　荆芥穗　零陵香　黄芩　藁本香　升麻　羌活　葛根　麻黄　海藻　防风　远志　白术　苍术并主阳明风热。菟丝子浸酒服。葱根主发散。牛蒡根汗出中风面肿，或连头项，或连手足，研烂，酒煎成膏贴之，并服三匙。黑豆风湿面肿，麻黄汤中加入，取小汗。大黄头面肿大疼痛，以二两，同僵蚕一两为末，姜汁和丸弹子大，服。辛夷　黄檗　楮叶煮粥食。石膏并去风热。蟹膏涂面肿。炊帛甑气熏面浮肿，烧灰傅之即消。

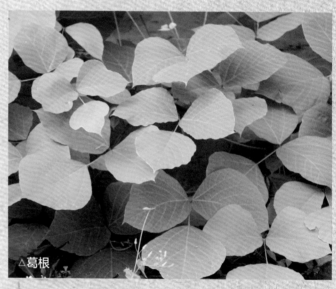

△葛根

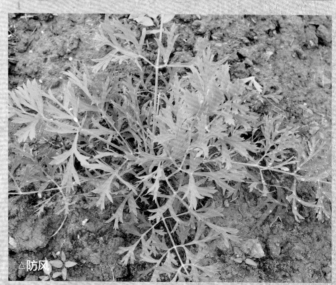

△防风

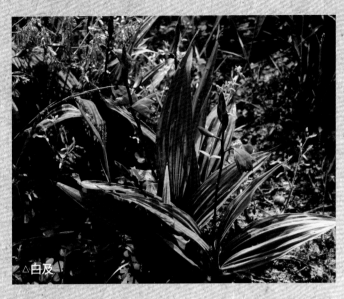
△白及

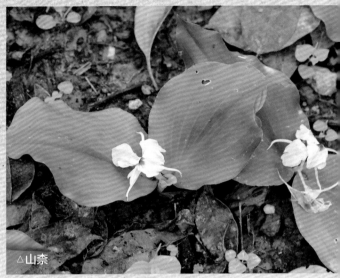
△山柰

[皯疱黔黵] [草部] 葳蕤久服，去面上黑黚，好颜色。升麻　白芷　防风　葛根　黄芪　人参　苍术　藁本并达阳明阳气，去面黑。女菀治面黑，同铅丹末酒服，男女二十日，黑从大便出。冬葵子同柏仁、茯苓末服。桑耳末服。苍耳叶末服，并去面上黑斑。天门冬同蜜捣丸，日用洗面，去黑。甘松香同香附、牵牛末，日服。益母草煅研日洗。夏枯草烧灰，入红豆洗。续随子茎汁洗黚黵，剥人皮。蒺藜　苦参　白及　零陵香　茅香并洗面黑，去黚黵。蓖麻仁同硫黄、密陀僧、羊髓和涂，去雀斑。同白枣、大枣、瓦松、肥皂丸洗。山柰同鹰屎、密陀僧、蓖麻仁，夜涂旦洗，去雀斑。白附子去面上诸风百病。疵奸，酒和贴之，自落。白牵牛酒浸为末，涂面，去风刺粉滓。栝楼实去手面皱，悦泽人面。同杏仁、猪胰研涂，令人面白。羊蹄根面上紫泡，同姜汁、椒末、穿山甲灰，包擦之。土瓜根面黑面疮，为末夜涂，百日光采射人。白敛同杏仁研涂，去粉滓酒皶。半夏面上黑气，焙研醋调涂。术渍酒，拭黚疱。艾灰淋硵，点奸黶。山药　山慈姑　白及　蜀葵花及子　马蔺花杵，涂皶疱。菟丝子汁涂。旋花　水萍　卷柏　紫参　紫草　凌霄花　细辛　藿香　乌头　白头翁　白微　商陆 [谷菜] 胡麻油并涂面黚黵、皶疱、粉刺，游风入面。胡豆　毕豆　绿豆　大豆并作澡豆，去黚黵。马齿苋洗面疮及瘢痕。蔓菁子醋浸揩面，去粉滓，光泽，菰笋酒皶面赤。灰藋灰点面黚。胡荽洗黑子。冬瓜仁、叶、瓤并去黚黵，悦泽白晰。仁，为丸服，面白如玉。服汁，去面热。蔓菁子　落葵子 [果木] 李花　梨花　木瓜花　杏花　樱桃花并入面脂，去黑黚皱皮，好颜色。桃花去雀斑，同冬瓜仁研，蜜涂。粉刺如米，同丹砂末服，令面红润。同鸡血涂身面，光华鲜洁。白柿多食，去面黚。杏仁头面诸风皶疱，同鸡子白涂。两颊赤痒，频揩之。李仁同鸡子白夜涂，去黚好色。银杏同酒糟嚼涂，去黚黵皶疱。乌梅为末，唾调涂。樱桃枝同紫萍、牙皂、白梅，洗雀斑。栗荴涂面去皱。橙核夜涂，去粉刺面奸。柑核　蜀椒　海红豆　无患子并入面药，去奸。白杨皮同桃花、白冬瓜子服，去面黑令白。木兰皮面热赤疱黚黵，酒浸百日，为末服。亦入澡药。菌桂养精神，久服面生光华，常如童子。枸杞子酒服，去奸疱。山茱萸面疱。栀子面赤皶疱，亦入涂药。柳华面热黑。桂枝和盐蜜涂。龙脑香酥和，涂酒皶赤鼻。白檀香磨汁涂。笃耨

△蔓荆

香同附子、冬瓜子、白及、石榴皮，浸酒涂。**没石子**磨汁。**槲若**洗皴疱。**桐油**和黄丹、雄黄，涂酒皴赤鼻。**白茯苓**和蜜涂。**皂荚子**同杏仁涂。**皂荚** **肥皂荚** **蔓荆子** **楸木皮** **辛夷** **樟脑**并入面脂。**榆叶** [水石] 浆水洗。**冬霜**服，解酒后面赤。**密陀僧**去瘢靥，乳煎涂面，即生光。同白附子、白鸡屎末，人乳涂。**铅粉**抓伤面皮，油调涂。**轻粉**入面脂，抓伤面皮，姜汁调涂。**云母粉**同杏仁、牛乳蒸涂。**朱砂**水服二匕，色白如莹。入鸡子，抱雏出，取涂面，去靥黯，面白如玉。**白石脂**同白敛、鸡子白涂。**石硫黄**酒皴，同杏仁、轻粉搽。同槟榔、片脑擦。同黄丹、枯矾擦。**禹余粮**同半夏、鸡子涂。**水银**同胡粉、猪脂，涂少年面疮。**杓上砂**面上风粟，隐暗涩痛，挑去即愈。**白盐**擦赤鼻。**珊瑚**同马珂、鹰屎白、附子，浆水涂。**石膏** [虫介] **白僵蚕**蜜和擦面，灭黑黯，好颜色，或加白牵牛。**石蜜**常服，面如花红。**蜂子**炒食，并浸酒涂面，去雀斑面疮，悦白。**蜂房**酒服，治皴瘤出脓血。**牡蛎**丸服，令面白。**真珠**和乳傅面，去黯，润泽。**蛟髓** [禽兽] **白鹅膏**并涂面悦白。**鸡子白**酒或醋浸，傅疵黯面疮。**啄木血**服之，面色如朱。**鸬鹚骨**烧，同白芷末，涂雀斑。**蜀水花**和猪脂，涂鼻面酒皴黯靥，入面脂。**鹰屎白**同胡粉涂之。**白丁香**蜜涂。**蝙蝠脑** **夜明砂** **麝香**并去黯黯。**猪胰**面粗丑黯黯，同杏仁、土瓜根、蔓菁子浸酒，夜涂旦洗。**猪蹄**煎胶，涂老人面。**羊胆**同牛胆、酒，涂奸疱。**羊胫骨**黯黯粗陋，身皮粗厚，同鸡子白涂。**羚羊胆**煮沸，涂雀斑。**鹿角尖**磨汁，涂奸疱，神效。**鹿角**磨汁涂面，光泽如玉。骨，酿酒饮，肥白。**麋脂**涂少年面疮。**羊胰及乳**同甘草末涂。**猪鬐膏** **马鬐膏** **驴鬐膏** **犬胰**并脂 **羊脂**、**脑** **牛脂**、**脑及髓** **熊脂** **鹿脂**、**脑** **麋髓**、**脑**并入面脂，去黯黯，灭痕，悦色。**鼠头灰鼻**面皴。 [人部] **人精**和鹰屎涂面，去黑子及瘢。**人胞**妇人劳损，面黯皮黑，渐瘦，和五味食之。**人口津**不语时，涂皴疱。

[瘢痕] 蒺藜洗。葵子涂。马齿苋洗。大麦麨和酥傅。秋冬用小麦麨。寒食饭涂。冬青子及木皮灰入面脂。真玉摩面。马蔺根洗。禹余粮身面瘢痕，同半夏、鸡子黄涂，一月愈。白瓷器水摩。冻凌频摩。热瓦频摩。白僵蚕同白鱼、鹰屎涂。鹰屎白灭痕，和人精摩。同僵蚕、蜜摩。同白附子摩。同白鱼、蜜摩。蜀水花入面脂摩。鸡子黄炒黑拭之。鸡屎白炒。羊髓 獭髓 牛髓 牛酥并灭瘢痕。鼠煎猪脂摩。猪脂三斤，饲乌鸡取屎白，入白芷、当归煎，去滓，入鹰屎白傅之。轻粉抓伤面，姜汁调涂。铅粉抓伤面，油调涂。

[面疮] [草部] 茅莨酒服。紫草 紫菀 艾叶醋搽之。妇人面疮，烧烟熏，定粉搽。蓖麻子肺风面疮，同大枣、瓦松、白果、肥皂为丸，日洗。土瓜根面上痞癗，夜涂日洗。凌霄花两颊浸淫，连及两耳，煎汤日洗。何首乌洗。牵牛涂。甘松面上风疮，同香附、牵牛末，日洗。蛇床子同轻粉。曼陀罗花 [谷菜果木] 胡麻嚼。白米并涂小儿面上甜疮。黄粱米小儿面疮如火，烧研，和蜜涂。丝瓜同牙皂烧，擦面疮。枇杷叶茶服，治面上风疮。桃花面上黄水疮，末服。杏仁鸡子白和涂。银杏和糟嚼涂。柳絮面上脓疮，同腻粉涂。柳叶洗面上恶疮。木槿子烧。[土石] 胡燕窠土入麝。并搽黄水肥疮。密陀僧涂面疮。黄矾妇人颊疮频发，同胡粉、水银、猪脂涂。绿矾小儿甜疮，枣包烧涂。盐汤搨面上恶疮。[虫鳞] 斑蝥涂面上痞癗。蚯蚓烧。乌蛇烧。并涂面疮。鲫鱼头烧，和酱汁，涂面上黄水疮。[禽兽] 鸡内金金腮疮，初生如米豆，久则穿蚀，同郁金傅。羖羊须香瓣疮，生面颐耳下，浸淫出水，同荆芥、干姜烧，入轻粉搽。熊脂 鹿角。

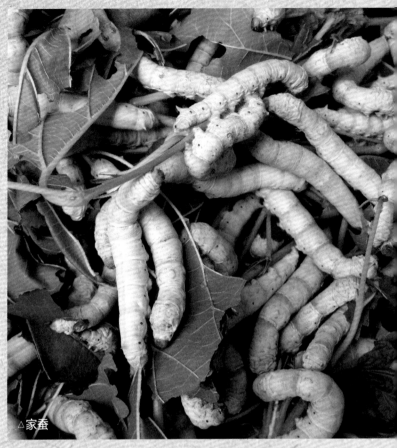

△家蚕

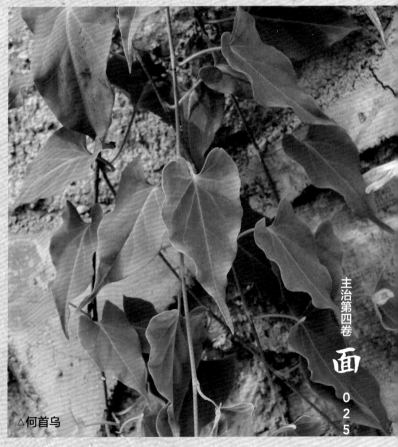

△何首乌

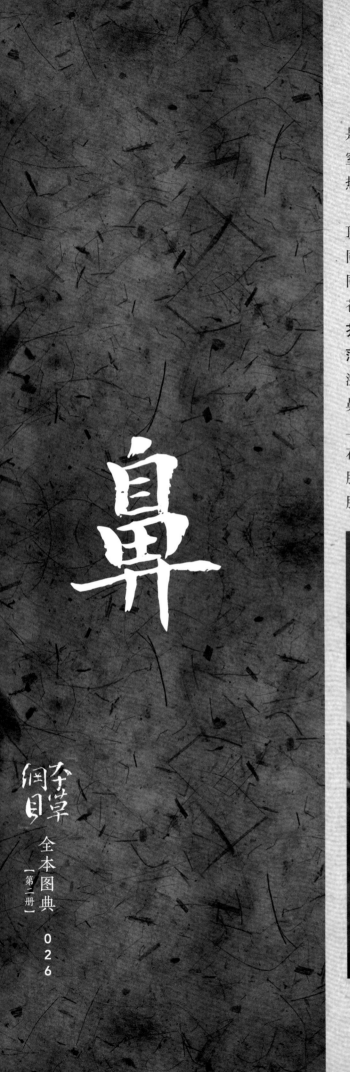

鼻

鼻渊，流浊涕，是脑受风热。鼻鼽，流清涕，是脑受风寒，包热在内。脑崩臭秽，是下虚。鼻窒，是阳明湿热，生息肉。鼻齇，是阳明风热及血热，或脏中有虫。鼻痛，是阳明风热。

[渊鼽] [内治] [草菜] 苍耳子末，日服二钱，能通顶门。同白芷、辛夷、薄荷为末，葱、茶服。防风同黄芩、川芎、麦门冬、人参、甘草，末服。川芎同石膏、香附、龙脑，末服。草乌头脑泄臭秽，同苍术、川芎，丸服。羌活 藁本 白芷 鸡苏 荆芥 甘草 甘松 黄芩 半夏 南星 菊花 菖蒲 苦参 蒺藜 细辛 升麻 芍药并去风热痰湿。丝瓜根脑崩腥臭，有虫也，烧研服。[果木] 藕节鼻渊，同芎劳末服。蜀椒 辛夷辛走气，能助清阳上行通于天，治鼻病而利九窍。头风清涕，同枇杷花末，酒服。栀子 龙脑香 百草霜鼻出臭涕，水服三钱。[石虫] 石膏 全蝎 贝子鼻渊脓血，烧研酒服。烂螺壳 [外治] 荜茇吹。白芷流涕臭水，同硫

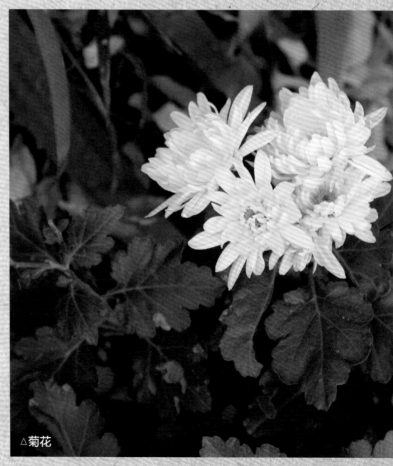

△菊花

黄、黄丹吹。**乌叠泥**吹。**石绿**吹鼻齄。**皂荚**汁，熬膏噙之。**大蒜**同荜茇捣，安囟上，以熨斗熨之。**艾叶**同细辛、苍术、川芎末，隔帕安顶门，熨之。**破瓢灰**同白螺壳灰、白鸡冠灰、血竭、麝香末，酒醋艾上作饼，安顶门熨之。**车轴脂**水调，安顶门熨之。**附子**葱涎和贴足心。**大蒜**亦可。

[窒匮] [内治] [草菜] **白微**肺实鼻塞，不知香臭，同贝母、款冬、百部为末服。**天南星**风邪入脑，鼻塞结硬，流浊涕，每以二钱，同甘草、姜、枣煎服。**小蓟**煎服。**麻黄 白芷 羌活 防风 升麻 葛根 辛夷 川芎 菊花 地黄 白术 薄荷 荆芥 前胡 黄芩 甘草 桔梗 木通 水芹 干姜** [果木石] **干柿**同粳米煮粥食。**毕澄茄**同薄荷、荆芥丸服。**槐叶**同葱、豉煎服。**山茱萸 釜墨**水服。**石膏** [鳞兽人] **蛇肉**肺风鼻塞。**羊肺**鼻癑，同白术、肉苁蓉、干姜、芎劳为末，日服。**人中白** [外治] **细辛**鼻齄，不闻香臭，时时吹之。**瓜蒂**吹之。或加白矾，或同细辛、麝香，或同狗头灰。**皂荚 麻鞋灰 礜石 麝香**并吹。**蒺藜**同黄连煎汁，灌入鼻中，嚏出瘜肉如蛹。**苦瓜汁 马屎汁 地胆汁 狗胆**并滴。**狗头骨**灰入硇，日噙之，肉化为水。**青蒿灰 龙脑香 硇砂**并滴。**桂心 丁香 蕤核 藜芦 石胡荽 薰草**并塞。**菖蒲**同皂荚末塞。**蓖麻子**同枣塞，一月闻香臭。**白矾**猪脂同塞。同硇砂点之。尤妙。同蓖麻、盐梅、麝香塞。**雄黄**一块塞，不过十日，自落。**铁锈**和猪脂塞，经日肉出。**蠮螉 狗脑 雄鸡肾**并塞鼻引虫。**猬皮**炙研塞。**醍醐**小儿鼻塞，同木香、零陵香煎膏，涂顶门，并塞之。

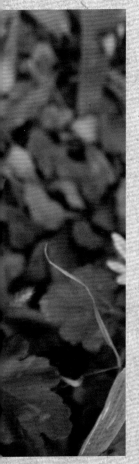

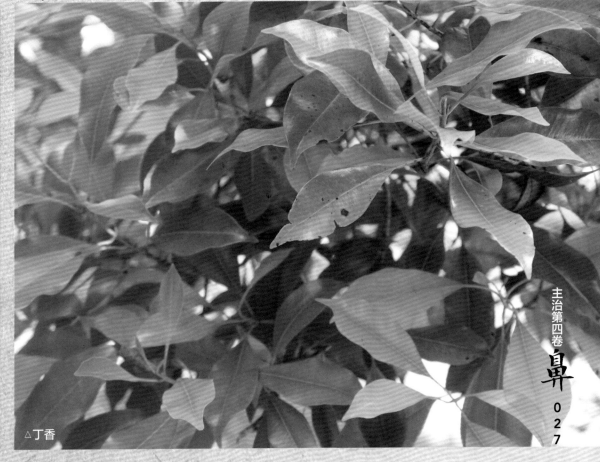

△丁香

[鼻干] **黄米粉**小儿鼻干无涕，脑热也。同矾末，贴囟门。

[鼻痛] **石硫黄**搽。**石硫赤**冷水调搽，一月愈。**酥** 羊脂并涂之。

[鼻伤] **猫头上毛**搽破鼻，剪碎和唾傅。**发灰**搽落耳、鼻，乘热急蘸灰，缀定，缚住勿动。

[鼻毛] **硇砂**鼻中生毛，昼夜长一二尺，渐圆如绳，痛不可忍，同乳香丸服十粒，自落。

[赤皶] [内治] **凌霄花**鼻上酒皶，同栀子末日服，同硫黄、胡桃、腻粉揩搽。**使君子**酒皶面疮，以香油浸润，卧时嚼三五个，久久自落。**苍耳叶**酒蒸焙研服。**栀子**鼻皶面疱，炒研，黄蜡丸服。同枇杷叶为末，酒服。**橘核**鼻赤酒皶，炒研三钱，同胡桃一个，擂酒服。**木兰皮**酒皶赤疱，醋浸晒研，日服。**百草霜**日服二钱。**蜂房**炙末酒服。**大黄** **紫参** **桔梗** **生地黄** **薄荷** **防风** **苦参** **地骨皮** **桦皮** **石膏** **蝉蜕** **乌蛇** [外治] **黄连**鼻皶，同天仙藤灰，油调搽。**马蔺子**杵傅。**蜀葵花**夜涂旦洗。**蓖麻仁**同瓦松、大枣、白果、肥皂丸洗。**牵牛**鸡子白调，夜涂旦洗。**银杏**同酒糟嚼傅。**槲若**瘟瘤脓血，烧灰纳疮中，先以泔煮槲叶汁洗。**硫黄**同枯矾末，茄汁调涂。或加黄丹，或加轻粉。**轻粉**同硫黄、杏仁涂。**槟榔**同硫黄、龙脑涂，仍研蓖麻、酥油搽。**大枫子**同硫黄、轻粉、木鳖子涂。**雄黄**同硫黄、水粉，乳汁调傅，不过三五次。或同黄丹。**鸬鹚屎**鼻赤，同猪脂涂。**雄雀屎**同蜜涂。**没石子**水调。**密陀僧**乳调。**鹿角**磨汁。**石胆**并涂擦。

[鼻疮] **黄连**同大黄、麝香搽鼻中。末，傅鼻下赤蜃。**玄参** **大黄**同杏仁。**杏仁**和乳汁。**桃叶**研。**盆边零饭**烧。**辛夷**同麝。**黄檗**同槟榔。**卢会** **紫荆花**贴。**密陀僧**同白芷。**犬骨灰** **牛骨灰**并主鼻中疮。**海螵蛸**同轻粉。**马绊绳灰** **牛荃灰**并傅小儿鼻下赤疮。

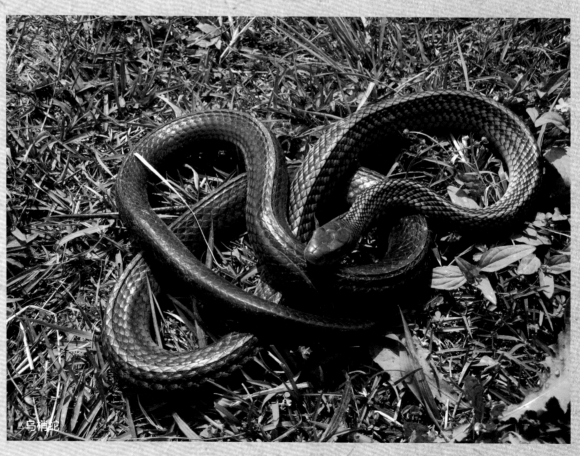

乌梢蛇

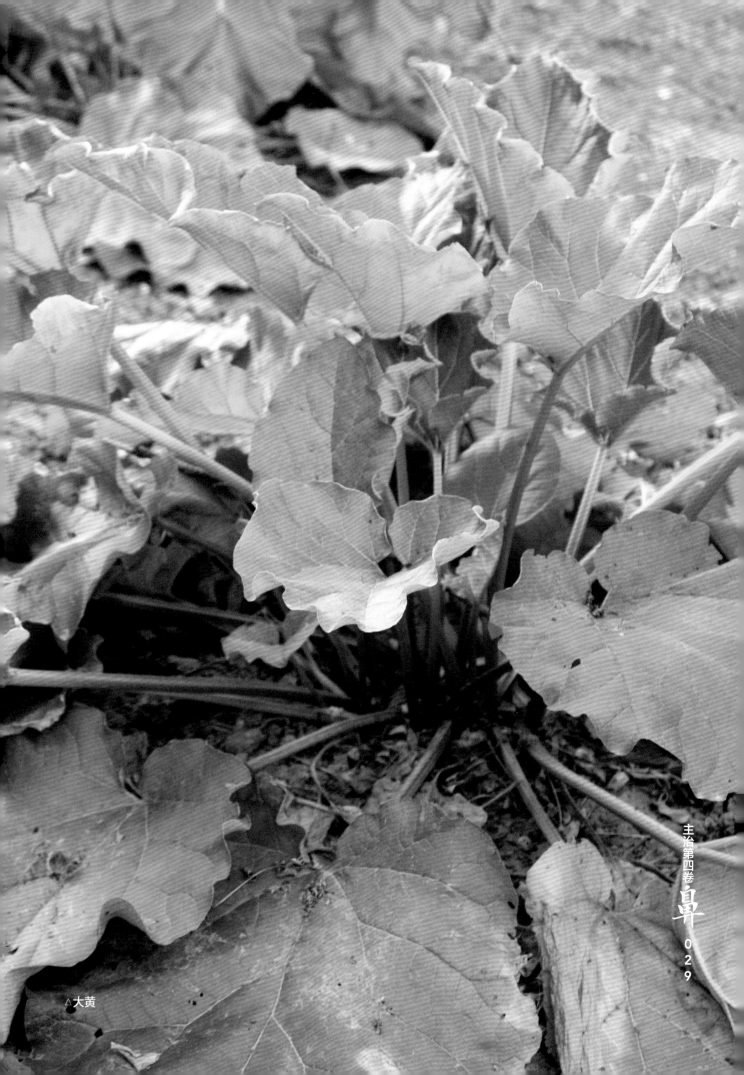

△大黄

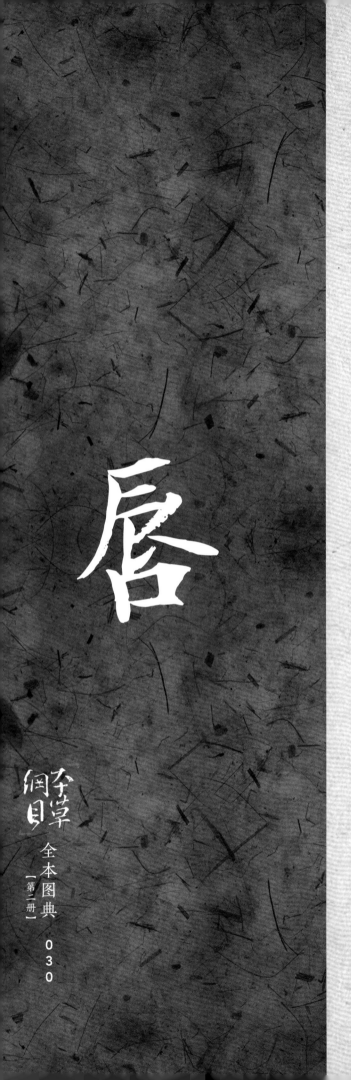

唇

脾热则唇赤或肿，寒则唇青或噤，燥则唇干或裂，风则唇动或喎，虚则唇白无色，湿热则唇渖湿烂，风热则唇生核。狐则上唇有疮，惑则下有疮。

[唇渖] [草菜] 葵根紧唇湿烂，乍瘥乍发，经年累月，又名唇渖，烧灰和脂涂。赤苋 马齿苋 蓝汁并洗。马芥子傅。缩砂烧涂。[果木] 甜瓜噙。西瓜皮烧噙。桃仁 青橘皮烧。橄榄烧。黄檗蔷薇根汁调。松脂化。[土石] 东壁土并涂。杓上砂挑去则疮愈。胡粉 [虫鳞] 蛴螬烧。鳖甲烧。乌蛇皮烧。鳝鱼烧。五倍子同诃子。[禽人] 鸡屎白 白鹅脂 人屎灰 头垢 膝垢并和脂涂。

[唇裂] [草谷] 昨叶何草唇裂生疮，同姜、盐捣擦。黄连泻火。生地黄凉血。麦门冬清热。人参生津。当归生血。芍药润燥。麻油 [果服] 桃仁 橄榄仁 青布灰 屠几垢 [虫禽] 蜂蜜 猪脂 猪胰 酥。

[唇肿] [草木] 大黄 黄连 连翘 防风 薄荷 荆芥 蓖麻仁 桑汁 [水石] 石膏 芒消并涂。井华水下唇肿痛，或生疮，名驴觜风，以水常润之，乃可擦药。上唇肿痛生疮，名鱼口风。[兽] 猪脂唇肿黑，痛痒不可忍，以瓷刀去血，以古钱磨脂涂之。

[唇核] 猪屎汁温服。

[唇动] 薏苡仁风湿入脾，口唇瞤动瘑揭，同防己、赤小豆、甘草煎服。

[唇青] 青葙子 决明并主唇口青。

[唇噤] [草部] 天南星擦牙，煎服。葛蔓灰。点小儿口噤。艾叶傅舌。荆芥 防风 秦艽 羌活 芥子醋煎，傅舌。大豆炒接酒水擦牙。[木土] 苏方木 青布灰，酒服，仍烧刀上取汁搽。白棘钩水煎。竹沥 荆沥 皂荚 乳香 伏龙肝澄水服。[虫兽] 白僵蚕发汗。雀屎水丸服。鸡屎白酒服。白牛屎 牛涎 牛黄 猪乳 驴乳并小儿口噤。

[吻疮] [草菜] 蓝汁洗。葵根烧。瓦松烧。缩砂壳烧。越瓜烧。[果木] 槟榔烧。青皮 竹沥和黄连、黄丹、黄檗涂。白杨枝烧。鸡舌香 梓白

皮 [服器] 青布烧涂。木履尾煨，挂两吻，二七次。箸头烧。几屑烧涂。[土石] 东壁土和胡粉。胡燕窠土　新瓦末　胡粉同黄连搽。[虫介人] 蜂蜜　龟甲烧。甲煎　甲香并涂。发灰小儿燕口疮，饮服，并涂。

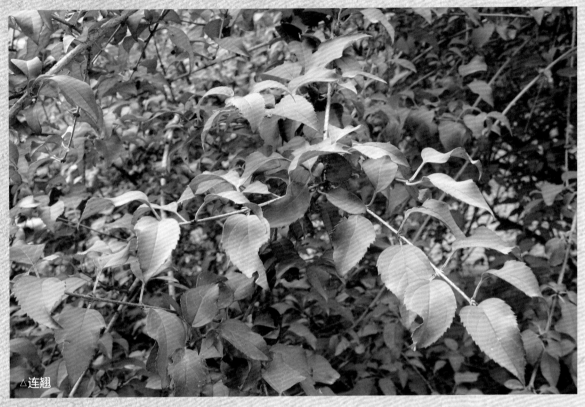

△连翘

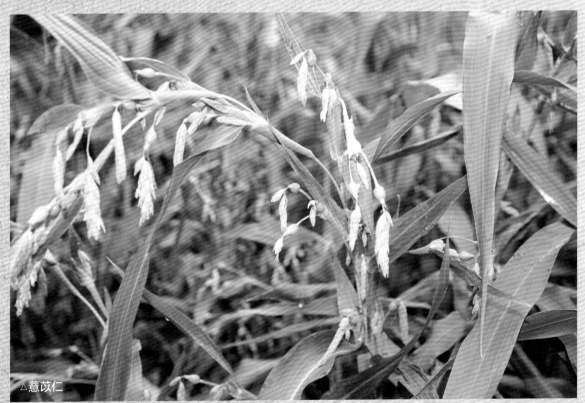

△薏苡仁

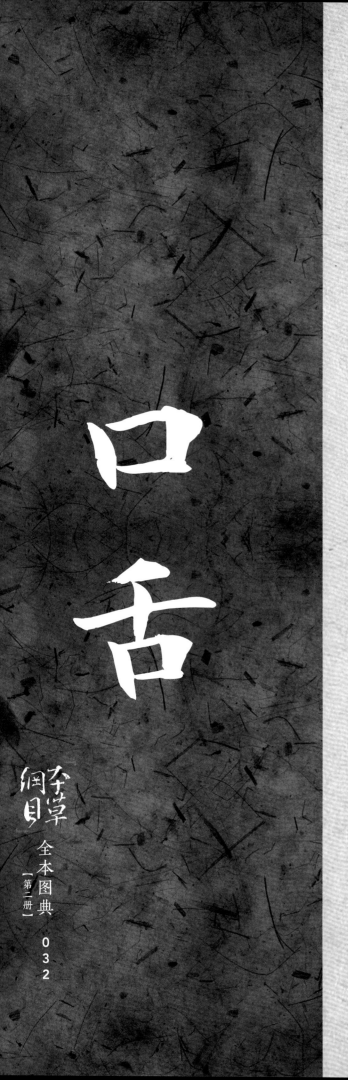

口舌

舌苦是胆热，甘是脾热，酸是湿热，涩是风热，辛是燥热，咸是脾湿，淡是胃虚，麻是血虚，生胎是脾热闭，出血是心火郁，肿胀是心脾火毒，疮裂是上焦热，木强是风痰湿热，短缩是风热。舌出数寸有伤寒、产后、中毒、大惊数种。口糜是膀胱移热于小肠，口臭是胃火食郁。喉腥是肺火痰滞。

[舌胀] [草谷] 甘草木强肿胀塞口，不治杀人，浓煎噙漱。芍药同甘草煎。半夏 羊蹄 络石并漱。蓖麻油燃熏。附子尖同巴豆。黄葵花同黄丹。蒲黄同干姜。青黛同朴消、片脑。赤小豆同醋。醋和釜墨。粟米 [木器] 桑根汁并涂之。龙脑香伤寒舌出数寸，掺之随消。冬青叶舌胀出口，浓煎浸之。巴豆伤寒后舌出不收，纸卷一枚纳鼻中，自收。黄檗浸竹沥。木兰皮汁。皂荚刺灰煎汁。并漱重舌。桂 甑带灰 箕舌灰 [土石] 伏龙肝和醋，或加牛蒡汁。釜墨 黄丹并涂重舌。铁锁锈 铁落并为末噙服。铁秤锤舌胀，咽生息肉，烧赤淬醋服。蓬砂姜片蘸，擦木舌。玄精石同牛黄、朱砂等掺。白矾同朴消掺。同桂安舌下。消石同竹沥含。芒消同蒲黄掺。中仙茅毒，舌胀出口，以消、黄下之。小儿舌胀塞口，紫雪、竹沥多服之。朱砂妇人产子，舌出不收，傅之，仍惊之，则入。石胆 皂矾 [虫鳞禽兽] 五倍子并掺之。白僵蚕或加黄连。蜂房炙。鼠妇杵。海螵蛸同鸡子黄。鲫鱼头烧。蛇蜕灰重舌重颚。并醋和掺。鸡冠血中蜈蚣毒，舌胀出口，浸之咽下。五灵脂重舌，煎醋漱。三家屠肉小儿重舌，切片磨之，即啼。鹿角炙熨，亦磨涂。羊乳 牛乳饮。发灰傅。[草木] 玄参 连翘 黄连 薄荷 升麻 防风 桔梗 赤芍药 大青 生地黄 黄芩 牛蒡子 牡丹皮 黄檗 木通 半夏 茯苓 [石部] 芒消 石膏。

[舌胎] 薄荷舌胎语涩，取汁，同姜、蜜擦。生姜诸病舌上生胎，以青布蘸井水抹后，时时以姜擦之。白矾小儿初生，白膜裹舌，刮出血，以

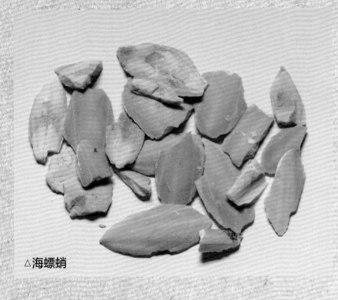
△海螵蛸

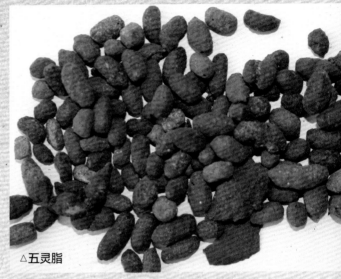
△五灵脂

少许傅之，否则发惊。

[舌衄] [草谷] 生地黄同阿胶末，米饮服。汁和童尿酒服。黄药子同青黛水服。蒲黄同青黛水服，并傅之。同乌贼骨傅。香薷煎汁，日服三升。大小蓟汁，和酒服。蓖麻油点灯熏鼻自止。茜根 黄芩 大黄 升麻 玄参 麦门冬 艾叶 飞罗面水服。豆豉水煎服。赤小豆绞汁服。[木石] 黄檗蜜炙，米饮服。槐花炒服并掺。龙脑引经。栀子 百草霜同蚌粉服。醋调涂。石膏 [虫人] 五倍子同牡蛎、白胶香掺。紫金沙蜂房顶也。同贝母、卢会，蜜丸水服。发灰水服一钱。或加巴豆，同烧灰。

[强痹] 雄黄中风舌强，同荆芥末，豆淋酒服。醋小儿舌强肿，和饴含之。乌药固气舌麻。皂荚 矾石并擦痰壅舌麻。人参主气虚舌短。黄连 石膏主心热舌短。

[舌苦] 柴胡 黄芩 苦参 黄连 龙胆泻胆。麦门冬清心。枳椇解酒毒。

[舌甘] 生地黄 芍药 黄连。

[舌酸] 黄连 龙胆泻肝。神曲 萝卜消食，嚼。

[舌辛] 黄芩 栀子泻肺。芍药泻脾。麦门冬清心。

[舌淡] 白术燥脾。半夏 生姜行水。茯苓渗湿。

[舌咸] 知母泻肾。乌贼骨淡胃。

[舌涩] 黄芩泻火。葛根生津。防风 薄荷去风热。半夏 茯苓去痰热。

[口糜] [内治] [草部] 桔梗同甘草煎服。麦门冬 玄参 赤芍药 连翘 秦艽 薄荷 升麻 黄连 黄芩 生地黄 知母 牡丹 木通 甘草 石斛 射干 附子口疮，久服凉药不愈，理中加附子反治之，含以官桂。[果木] 栗子小儿口疮，日煮食之。蜀椒口疮久患者，水洗面拌煮熟，空腹吞之，以饭压下，不过再服。龙脑经络火邪，梦遗口疮，同黄檗蜜丸服。地骨皮口舌糜烂，同柴胡煎服。黄檗 茯苓 猪苓 [金石] 朴消 蓬砂 石膏 滑石 青钱口内热疮，烧淬酒饮。猪膏口疮塞咽，同黄连煎服。[噙漱] 细辛口舌生疮糜烂，同黄连或黄檗末掺之，名赴筵散。外以醋调贴脐。黄连煎酒呷含。同干姜末掺之，名水火散。升麻同黄连末噙。甘草同白矾。天门冬口疮连年，同麦门冬、玄参丸噙。蔷薇根日久

延及胸中，三年已上者，浓煎含漱。夏用枝叶。**大青叶**浸蜜。**蘘荷根**汁。**蛇莓**汁。**牛膝** **忍冬**并漱口疮。**蒲黄** **黄葵花**烧。**赤葵茎** **缩砂壳**灰 **角蒿**灰并涂口疮。**贝母**小儿口生白疮，如鹅口疮，为末，入蜜抹之，日五六上。**白及**乳调。**燕脂**乳调。**黍米**嚼。**赤小豆**醋调。并涂小儿鹅口。**豉**口舌疮，炒焦，含一夜愈。米醋浸**黄檗**。**萝卜**汁 **姜**汁并漱满口烂疮。**瓠**烧，涂口鼻中肉烂痛。**茄科**烧，同盐傅口中生蕈。**茄蒂**灰 **桃枝**煎漱。**杏仁**少入腻粉，卧时细嚼吐涎。**槟榔**烧，入轻粉掺。**甜瓜**含。**西瓜**含。**细茶**同甘草。**凫茈**灰 **梧桐子**灰 **没石子**同甘草，并掺口疮。**黄檗**口舌疮，蜜浸含之。同青黛掺。同铜绿掺。同滑石、五倍子掺。同莘荑煎醋漱。**乳香**白口疮，同没药、雄黄、轻粉涂。赤口疮，同没药、铜绿、枯矾涂。**楝根**口中漏疮，煎服。**冬青叶**汁 **黄竹沥** **小檗**汁并含漱。**桂**同姜汁，涂下虚口疮及鹅口。**桑**汁 **柘**浆 **甑带**灰并涂鹅口。**甑垢**口舌生疮，刮涂即愈。**乌叠泥**或加蓬砂。**釜墨** **胡粉**猪髓和。**黄丹**蜜蒸。**密陀僧**煅研。**铁销**水调。**黑石脂**。并涂口疮。**铜绿**同白芷掺，以醋漱之。**水银**口疮，同黄连煮热含之。**寒水石**口疮膈热，煅，和朱砂、片脑掺之。**朴消**口舌生疮，含之，亦擦小儿鹅口。或加青黛。或入寒水石，少入朱砂。**白矾**漱鹅口。同朱砂傅小儿鹅口。同黄丹掺。**蓬砂**同滑石含。**胆矾**煅。**蜂蜜** **竹蜂蜜**并涂口疮。**五倍子**掺之，立可饮食。同黄檗、滑石。或加密陀僧。或同青黛、铜绿，治大人、小儿白口疮，似木耳状，急者吹入咽喉。**蚕茧**包蓬砂焙研，掺。**白僵蚕**炒研蜜和。**晚蚕蛾** **蚕纸**灰 **鲫鱼头**烧，并掺。**蛇皮**拭。**鸡内金**烧傅一切口疮。**白鹅屎**傅鹅口。**羊胫髓**同胡粉涂。**牛羊乳**含。**酥**含。**鹿角**磨汁，涂鹅口。**人中白**同枯矾，涂口疮，鹅口。[上治] **天南星**同密陀僧末，醋调贴眉心，二时洗去。**巴豆**油纸贴眉心。或贴囟门，起泡，以菖蒲水洗去。[下治] **细辛**醋调贴脐。**生南星**或加草乌，或加黄檗。**生半夏** **生附子** **吴茱萸**或加地龙。**密陀僧** **汤瓶碱**并醋调贴足心。**生硫黄** **生矾** **消石**俱水入少面调，贴足心。**黄连**同黄芩、黄檗，水调，贴足心。**白矾**化汤濯足。

△黄连根

　　[口臭][草菜木] 大黄烧研揩牙。细辛同白豆蔻含。香薷　鸡苏　藿香　益智　缩砂　草果　山姜　高良姜　山柰　甘松　杜若　香附掺牙。黄连　白芷　薄荷　荆芥　芎䓖　蒲翦　茴香　莳萝　胡荽　邪蒿　莴苣　生姜　梅脯　橄榄　橘皮　橙皮　卢橘　蜀椒　茗　沙糖　甜瓜子　木樨花　乳香　龙脑及子　无患子仁　丁香　檀香　[水石兽] 井华水正旦含，吐厕中。密陀僧醋调漱。明矾入麝香，擦牙。蓬砂　食盐　石膏　象胆。

　　[喉腥] 知母　黄芩并泻肺热，喉中腥气。桔梗　桑白皮　地骨皮　五味子　麦门冬。

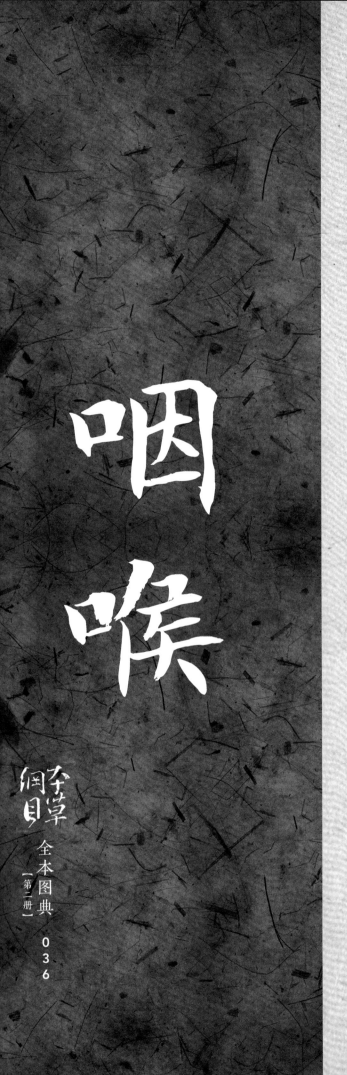

咽喉

咽痛是君火，有寒包热。喉痹是相火，有嗌疸，俗名走马喉痹，杀人最急，惟火及针烁效速，次则拔发咬指，吐痰嗮鼻。

[降火][草部]甘草缓火，去咽痛，蜜炙煎服。肺热，同桔梗煎。桔梗去肺热。利咽嗌，喉痹毒气，煎服。知母 黄芩并泻肺火。薄荷 荆芥 防风并散风热。玄参去无根之火。急喉痹，同鼠粘子末服。发斑咽痛，同升麻、甘草煎服。蠡实同升麻煎服。根、叶同。恶实除风热，利咽膈。喉肿，同马蔺子末服。悬痈肿痛，同甘草煎咽，名开关散。牛蒡根捣汁服，亦煎。射干喉痹咽痛，不得消息，利肺热，捣汁服，取利。灯笼草热咳咽痛，末服，仍醋调外涂。白头翁下痢咽痛，同黄连、木香煎服。麦门冬虚热上攻咽痛，同黄连丸服。缩砂热咳咽痛，为末水服。悬钩子茎喉塞，烧研水服。蔷薇根尸咽，乃尸虫上蚀，痛痒，语声不出，同甘草、射干煎服。栝楼皮咽喉肿痛，语声不出，同僵蚕、甘草末服。乌敛莓同车前、马蔺杵汁咽。络石喉痹欲死，煎水呷之。马勃蜜水揉呷。马喉痹，同火硝吹之。龙胆 大青 红花 鸭跖草 紫葳并捣汁服。棔藤子烧。鹅抱 忍冬并煎酒服。通草含咽，散诸结喉痹。灯心草烧灰，同盐吹喉痹甚捷。同蓬砂，同箬叶灰皆可。同红花灰，酒服一钱，即消。葛蔓卒喉痹，烧服。木通咽痛喉痹，煎水呷。商陆熨、灸及煎酒涂顶。白芷同雄黄水和，涂顶。都管草 百两金 钗子股 避虺雷 蒺藜 谷精草 蛇含 番木鳖 九仙子 山豆根 朱砂根 黄药子 白药子 苦药子并可咽，及煎服，末服，涂喉外。[谷菜]豆豉咽生息肉，刺破出血，同盐涂之，神效。白面醋和涂喉外。水苦荬磨服。糟酱茄 丝瓜汁[果木石]西瓜汁 橄榄 无花果 苦茗并噙咽。吴茱萸醋调涂足心。李根皮磨水涂顶，先以皂末吹鼻。黄檗酒煮含。喉肿，醋傅之。龙脑香同黄檗、灯心、白矾烧吹。梧桐泪磨汁扫。槐花 槐白皮 诃黎勒 盐麸子 皂芦 朴消并含咽，煎服，末服。不灰木同玄精石、真珠丸服。石蟹磨汁，及

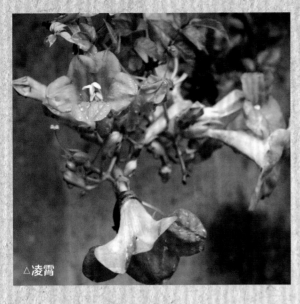
△凌霄

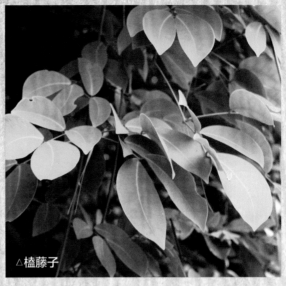
△榼藤子

涂喉外。**黑石脂**口疮咽痛。**食盐**点喉风、喉痹、咽痛甚效。**戎盐** **盐蟹汁** [兽人] **牛涎**并含咽。**牛靥**喉痹。**猪肤**咽痛。**沙牛角**喉痹欲死，烧研酒服。**牛鼻拳**烧灰，缠喉风。**猪胆**腊月盛黄连、朴消，风干吹之。**腊猪尾**烧灰，水服。**败笔头**饮服二钱。**鼹鼠肚** **人尿**并含咽，或入盐。

[风痰] [草部] **羌活**喉闭口噤，同牛蒡子煎灌。**升麻**风热咽痛，煎服，或取吐。**半夏**咽痛，煎醋呷。喉痹不通，吹鼻。同巴豆、醋，同熬膏化服，取吐。**天南星**同白僵蚕末服。菖蒲汁烧铁锤淬酒服。**贝母** **细辛** **远志**并吹之。**蛇床子**冬月喉痹，烧烟熏之，其痰自出。**蓖麻油**烧燃熏焯，其毒自破。仁，同朴消研水服，取吐。**麻黄**尸咽痛痒，烧熏。**苍耳根**缠喉风，同老姜研酒服。**木贼**烧服一钱，即血出。**高良姜**同皂荚吹鼻。**马蔺根** **艾叶** **地松** **马蹄香** **箭头草** **益母草** **蛤蟆衣**同霜梅。**萱草根** **瑞香花根** **紫菀根** **牛膝**并杵汁入酢灌之，取吐，甚则灌鼻。**藜芦** **恒山** **钩吻** **莽草** **荛花**并末，吐痰。**白附子**同矾涂舌。**草乌头**同石胆吹。**天雄** **附子**蜜炙含。**蔄茹** **云实根**汁 [谷菜] **饴糖** **大豆**汁并含咽。**粳谷奴**走马喉痹，研服立效。**稻穰**烧煤和醋灌鼻，追痰。**麻子**尸咽，烧服。**青蘘**飞丝入咽，嚼咽。**韭根** **薤根** **芥子**并傅喉外。**葱白** **独蒜**并塞鼻。**百合** **桑耳**并浸蜜含。生姜汁和蜜服，治食诸禽中毒，咽肿痹。**萝卜子** [果木] **秦椒** **瓜蒂**并吐风痰。**桃皮** **荔枝根**并煮含。**榧子**尸咽，杀虫。**杏仁**炒，和桂末服。**白梅**同生矾含。**山柑皮** **桂皮** **荆沥**并含咽。**干漆**喉痹欲死，烧烟吸之。**巴豆**烧烟熏焯，纸卷塞鼻。**皂荚**急喉痹，生研点之，即破，外以醋调涂之。接水灌。**乌药**煎醋。**桐油** **无患子**研灌，并吐风痰。**楮实**水服一个。**枣针**烧服。**枸橘叶**咽喉成漏，煎服。**胡颓根**喉痹煎酒。**紫荆皮** **堇竹叶** **百草霜**并煎服。[土器] **梁上尘**同枯矾、盐、皂，吹。**土蜂窠**擦舌根。**漆箸**烧烟熏焯。**故甑蔽**烧服。**履鼻绳**尸咽，烧服。**牛鼻拳**灰 [金石] **绿矾**并吹喉。**白矾**生含，治急喉闭。同盐，点一切喉病。巴豆同枯过，治喉痹甚捷。猪胆盛过，吹。**新砖**浸取霜，吹。**蓬砂**含咽，或同白梅丸。或同牙消含。**硇砂**悬痈卒肿，绵裹含之。喉痹口噤，同马牙消点之。**代赭石** **马衔**并煎汁服。**车辖**烧，焯酒饮。**铁秤锤**烧焯，菖蒲汁饮。**铅白霜**同甘草含，或同青黛丸噙。**银朱**同海螵蛸

吹。**雄黄**磨水服。同巴豆研服，取吐下。或入瓶烧烟熏鼻，追涎。**石胆**吹喉痹神方。或入牙皂末。**马牙消**同僵蚕末、蓬砂，吹。**消石** [虫部] **天浆子**并含咽。**白僵蚕**喉痹欲死，姜汁调灌。或加南星，加石胆，加白矾，加甘草，加蜂房。同乳香烧烟熏。**蚕退纸**灰蜜丸含。**桑螵蛸**烧，同马勃丸服。**壁钱**同白矾烧吹。**蜘蛛**焙研吹。**五倍子**同僵蚕、甘草、白梅丸含，自破。**土蜂子**嗌痛。**蜂房**灰 [鳞介] **海螵蛸**并吹。**黄颡鱼**颊骨烧灰，茶服三钱。**鲤鱼胆**同灶底灰，涂喉外。**鳢鱼胆**水化灌之。**青鱼胆**含咽。或灌鼻，取吐。或盛石胆，阴干，吹。**鲛鱼胆**和白矾扫喉，取吐。**鼋胆**薄荷汁灌，取吐。**蛇蜕**烧烟吸之。裹白梅含。同当归末酒服，取吐。**牡蛎** [禽兽] **鸡内金**烧吹。**鸡屎白**含咽。**雄雀屎**水服。沙糖丸含。**猪脑**喉痹已破，蒸熟，入姜食之。

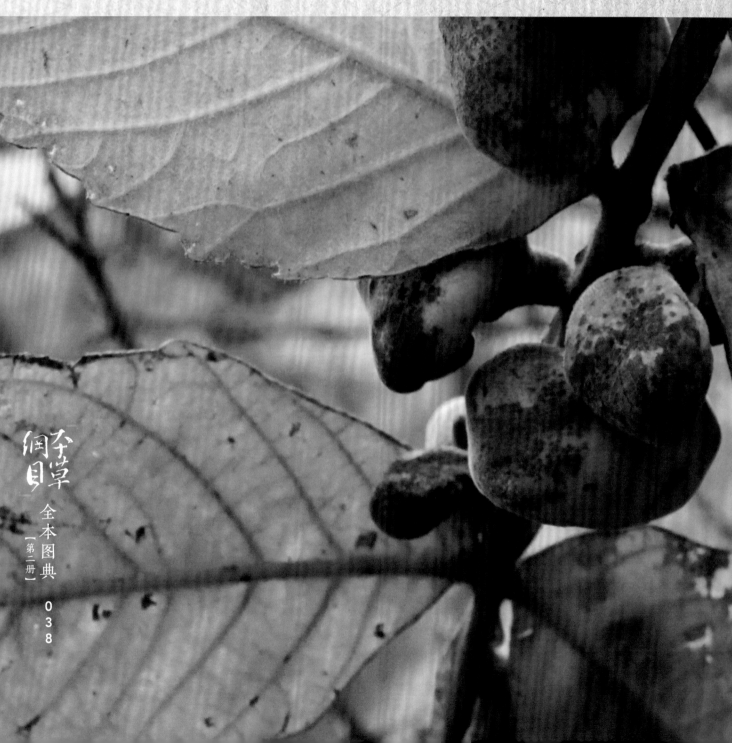

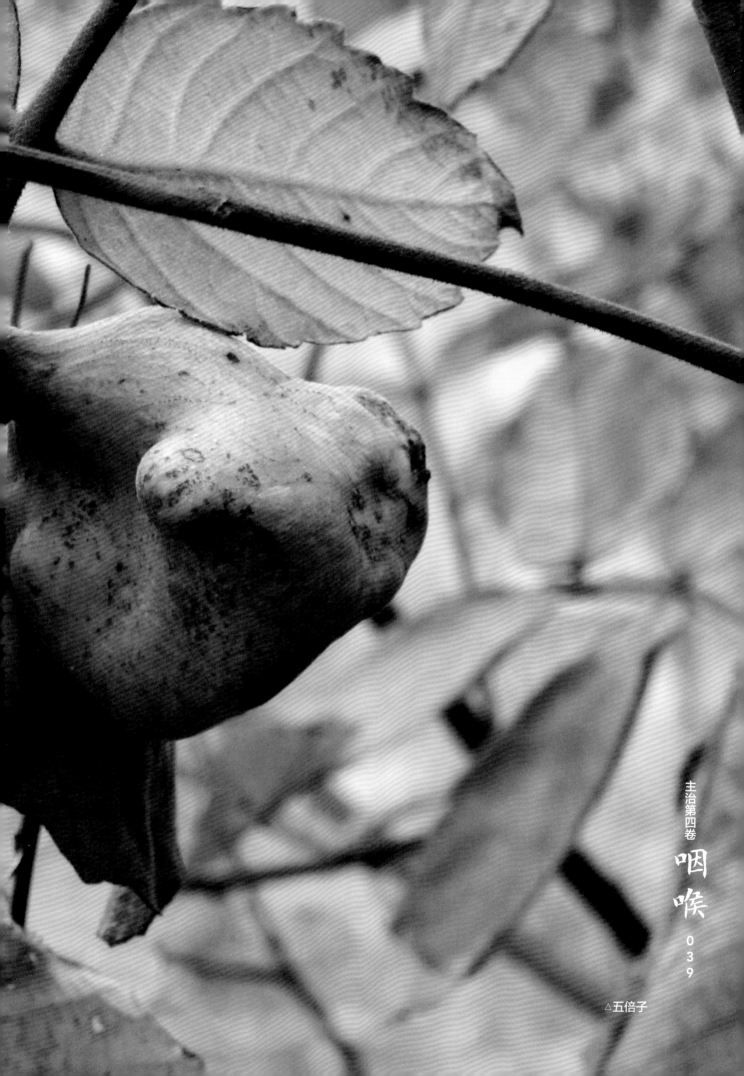

咽喉

△五倍子

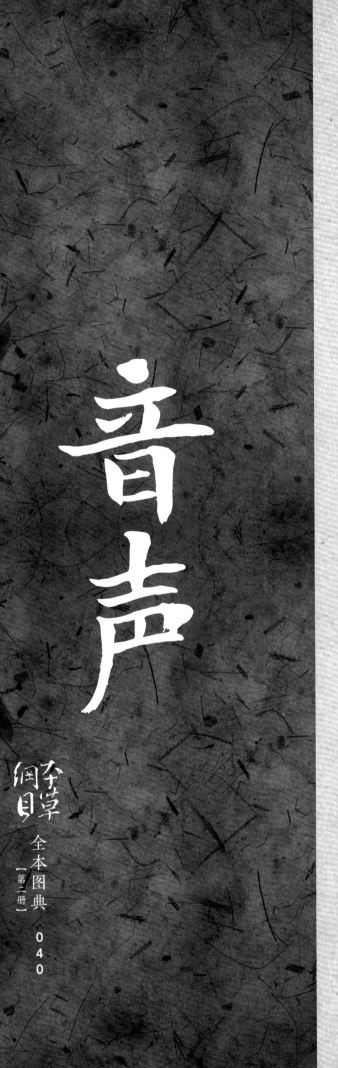

音声

喑有肺热，有肺痿，有风毒入肺，有虫食肺。痖有寒包热，有狐惑。不语有失音，有舌强或痰迷，有肾虚喑痖。

[邪热] [草部] **桔梗 沙参 知母 麦门冬**并除肺热。**木通 菖蒲**并出音声。小儿卒喑，麻油泡汤服。**黄芩**热病声喑，同麦门冬丸服。**人参**肺热声痖，同诃子末噙。产后不语，同菖蒲服。**牛蒡子**热时声痖，同桔梗、甘草煎服。**青黛**同薄荷，蜜丸含。**马勃**失声不出，同马牙消，沙糖丸服。**燕覆子**续五脏断绝气，使语声气足。**灯笼草 栝楼 甘草 贝母** [谷菜] **赤小豆**小儿不语，酒和傅舌。**萝卜**咳嗽失音，同皂荚煎服。汁，和姜汁服。**胡麻油** [果木] **梨汁**客热中风不语，卒喑风不语。同竹沥、荆沥、生地汁熬膏服。**柿**润声喉。**槐花**炒嚼，去风热失音。**栀子**去烦闷喑痖。**诃黎勒**小便煎汁含咽。感寒失音，同桔梗、甘草、童尿，并水煎服。久咳嗽失音，加木通。**杉木**灰淋水饮，治肺壅失音。**乳香**中风口噤不语。**荆沥 竹沥 竹叶**煎汁。**天竹黄**并治痰热失音，中风不语。**地骨皮 桑白皮** [虫兽人] **蝉蜕**痖病，为末水服。**蛤蟆胆**小儿失音不语，点舌尖上，立效。**鸡子**开喉声。**犀角**风热失音。**猪脂**肺伤失音，同生姜煮，蘸白及末食。**猪油**肺热暴喑，一斤炼，入白蜜，时服一匙。**酥 人乳**失音，和竹沥服。卒不得语，和酒服。中风不语，舌强，和酱汁服。**人尿**久咳失声。

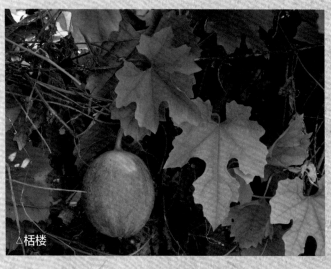

△栝楼

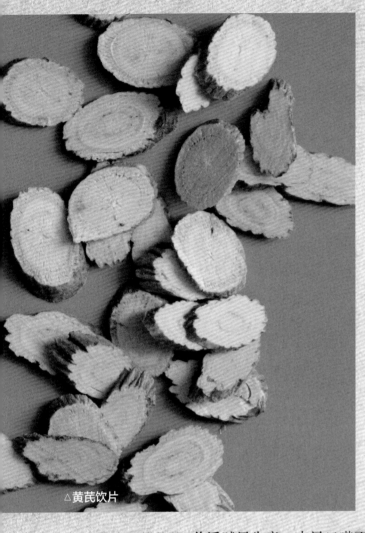

△黄芪饮片

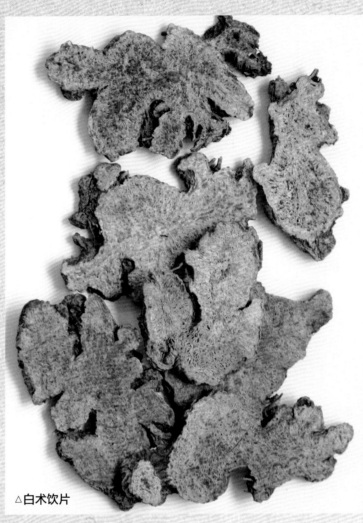

△白术饮片

[风痰][草谷菜] **羌活**贼风失音。中风口噤不语，煎酒饮，或炒大豆投之。小儿，同僵蚕，入麝香、姜汁服。**襄荷根**风冷失音，汁和酒服。**天南星**诸风口噤不语，同苏叶、生姜煎服。小儿痫后失音，煨研，猪胆汁服。**荆芥**诸风口噤不语，为末，童尿酒服。**黄芪**风喑不语，同防风煎汤熏之。**红花**男女中风，口噤不语，同乳香服。**远志**妇人血噤失音。**白术**风湿舌木强。**防己**毒风不语。**附子**口卒噤暗，吹之。**白附子**中风失音。**黑大豆**卒然失音，同青竹算子煮服。卒风不语，煮汁或酒含之。**豉汁**卒不得语，入美酒服。**酒**咽伤声破，同酥调干姜末服。**干姜**卒风不语，安舌下。**生姜汁** [果木] **橘皮**卒失音，煎呷。**杏仁**润声气。卒瘖，同桂含之。蜜、酥煮丸噙。生含，主偏风失音不语。**榧子**尸咽痛痒，语音不出，有虫食咽，同芜荑、杏仁、桂丸噙。**桂**风僻失音，安舌下咽汁，同菖蒲煎服。**楮枝、叶**卒风不语，煮酒服。**东家鸡栖木**失音不语，烧灰水服，尽一升，效。[石器] **密陀僧**惊气入心，喑不能言，茶服一匙，平肝去怯也。**雄黄**中风舌强，同荆芥末，豆淋酒服。**矾石**中风失音，产后不语，汤服一钱。痰盛多服。吐之。**孔公蘗**令喉声圆。**履鼻绳**尸咽，语声不出，有虫，烧灰水服。**梭头**失音不语，刺手心，痛即语。[虫介] **白僵蚕**中风失音，酒服。**五倍子** **百药煎** **龟尿**中风舌喑不语，小儿惊风不语，点舌下。**真珠**卒杵不语，鸡冠血丸，纳口中。[禽人] **鸡屎白**中风失音，痰迷，水煮服。**乱发灰**中风失音，百药不效，同桂末酒服。

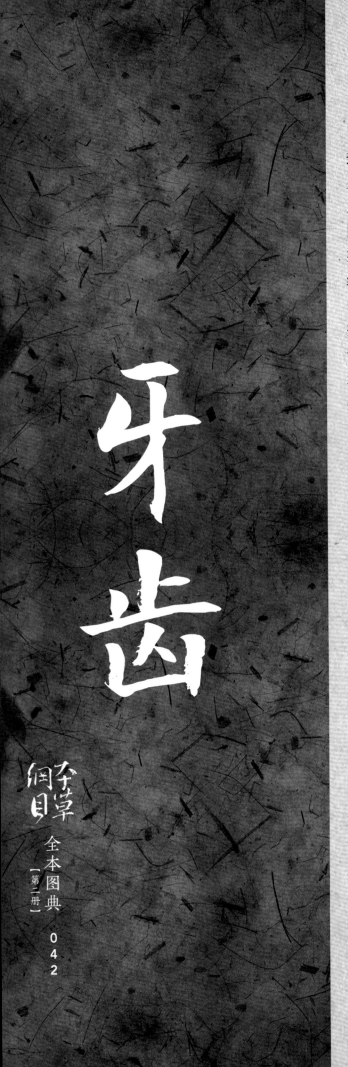

牙齿

牙痛，有风热，湿热，胃火，肾虚，虫䘌。

[风热、湿热] [草部] 秦艽阳明湿热。黄芩中焦湿热。白芷阳明风热。同细辛掺。入朱砂掺。黄连胃火湿热。牙痛恶热，揩之立止。升麻阳明本经药，主牙根浮烂疳䘌。胃火，煎漱。羌活风热，煮酒漱。同地黄末煎服。当归 牡丹 白头翁 薄荷风热。荆芥风热，同葱根、乌桕根煎服。细辛和石灰掺。缩砂仁嚼。荜茇并去口齿浮热。木鳖子嗒鼻，如神。附子尖同天雄尖、蝎梢末，点之即止。大黄胃火牙痛。烧研揩牙。同地黄贴之。生地黄牙痛牙长，并含咋之。食蟹龈肿，皂角蘸汁炙研，掺之。苍术盐水浸烧，揩牙，去风热、湿热。香附同青盐、生姜，日擦固齿。同艾叶煎漱。牛蒡根热毒风肿，取汁入盐熬膏，涂龈上。积雪草塞耳。红豆蔻 酸草 鹅不食草并嗒鼻。山柰入麝，擦牙吹鼻。芎藭 山豆根 大戟并咬含。木鳖子磨醋。高良姜同蝎。青木香并擦牙。薰草同升麻、细辛。屋游同盐。栝楼皮同蜂房。鹤虱 地菘 红灯笼枝 芭蕉汁 苍耳子 恶实 青蒿 猫儿眼睛草 瓦松同矾。蔷薇根 [谷菜] 薏苡根 胡麻 黑豆并煎漱。萝卜子 莳萝并嗒鼻。水芹利口齿。赤小豆 老姜同矾。干姜同椒。鸡肠草同旱莲、细辛。苋根烧。灰藋烧。茄科烧。丝瓜烧。并同盐擦。大蒜煨擦。芸苔子同白芥子、角茴嗒鼻。马齿苋汁。木耳同荆芥。壶卢子 [果木] 桃白皮同柳、槐皮。李根白皮并煎漱。胡椒去齿根浮热。风、虫、寒三痛，同绿豆咬之。同荜茇塞孔。荔枝风牙痛，连壳入盐烧揩。瓜蒂风热痛，同麝香咬。蜀椒坚齿。风、虫、寒三痛，同牙皂煎醋漱。吴茱萸煎酒。荷蒂同醋。秦椒 杉叶风虫，同芎藭、细辛煎酒漱。松叶 松节并煎水，入盐或酒漱。松脂揩。桂花风虫牙痛。辛夷面肿引痛。乳香风虫嚼咽。地骨皮虚热上攻，同柴胡、薄荷，水煎漱。槐枝 柳白皮 白杨皮 枳壳 臭橘皮 郁李根 竹沥 竹叶同当归尾煎。荆茎同荆芥、荜茇煎。郁李根并煎漱。没石子 皂荚同盐、矾烧。肥皂荚同盐烧。无患子同大黄、香

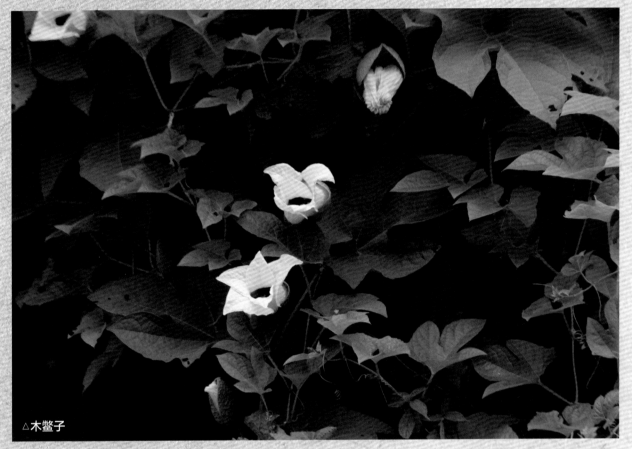

△木鳖子

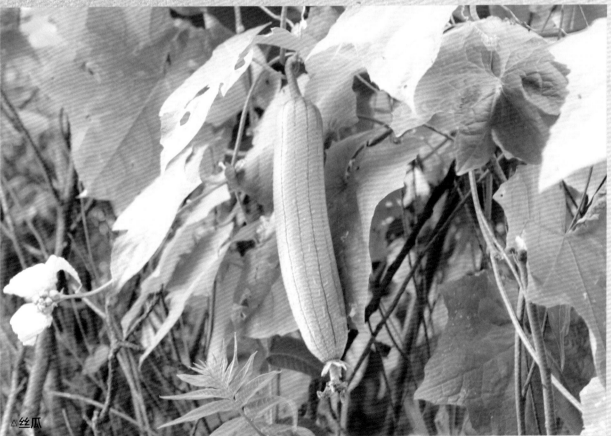

△丝瓜

附、盐煅。**丁香**远近牙疼，同胡椒、荜茇、全蝎末点之，立止。**枫香**年久齿痛。**龙脑**同朱砂。[土石]**蚯蚓泥**烧。并揩牙。**壁上尘土**同盐烧，嗜鼻。**金钗**烧烙。**白银**风牙，烧赤，焠火酒，漱之即止。**石膏**泻胃火。同荆芥、防风、细辛、白芷末，日揩。**白矾**煎漱，止血，及齿碎。**黄矾**漱风热牙疼。**食盐**揩牙洗目，坚牙明目，止宣露。卧时封龈，止牙痛出血。**槐枝**煎过，去风热。**皂角**同烧，去风热。**青盐**同上。**川椒**煎干，揩牙，永无齿疾。**朴消皂荚**煎过，擦风热，及食蟹龈肿。**雄黄**同干姜嗜鼻。**铅灰**[虫禽兽部]**白僵蚕**同姜炒。**蚕退纸**灰并揩擦。**露蜂房**同盐烧擦。同全蝎擦。同细辛漱，煎酒漱。**百药煎**风热，泡汤含。同玄胡索末、雄黄末擦。**白马头蛆**取牙。**全蝎** **五灵脂**恶血齿痛，醋煎漱。**雄鸡屎**烧咬。**羊胫骨**灰湿热，同当归、白芷擦。**诸朽骨**风热，煨咬。

[肾虚][草菜]**旱莲草**同青盐炒焦，揩牙，乌须固齿。**补骨脂**同青盐日揩。风虫，同乳香。**蒺藜**打动牙痛，擦漱。**骨碎补**同乳香塞。**独蒜**熨。**甘松**同硫黄煎漱。**牛膝**含漱。**地黄**[石兽]**石燕子**揩牙，坚固，止痛及齿疏。**硫黄**肾虚，入猪脏煮丸服。**羊胫骨**灰补骨。

[虫蟨][草部]**桔梗**同薏苡根，水煎服。**大黄**同地黄贴。**镜面草** **蜀羊泉** **紫蓝**并点。**雀麦**同苦瓠叶煎醋炮，纳口中，引虫。**覆盆子**点目取虫。**荜茇**同木鳖子嗜鼻。同胡椒塞孔。**细辛** **莽草** **苦参** **恶实**并煎漱。**附子**塞孔。又塞耳。**羊踯躅**蜡丸。**藤黄** **乌头** **草乌头** **天南星** **芫花**并塞孔。**山柰** **莨菪子** **艾叶**[菜谷]**韭子**并烧烟熏。**韭根**同泥贴，引虫。**茄根**汁涂。烧灰贴。烧酒浸花椒漱。[果木]**银杏**食后生嚼一二枚。**地椒**同川芎揩。**杨梅根皮** **酸榴根皮** **吴茱萸根**并煎漱。**杏仁**煎漱或烧烙。**桃橛**烧汁滴。**桃仁** **柏枝**并烧烙。**皂荚子**醋煮烙之。**胡桐泪**为口齿要药。热湿牙痛，及风疳蟨齿骨槽风，为末，入麝，夜夜贴

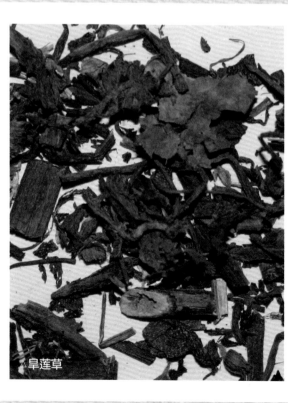
△旱莲草

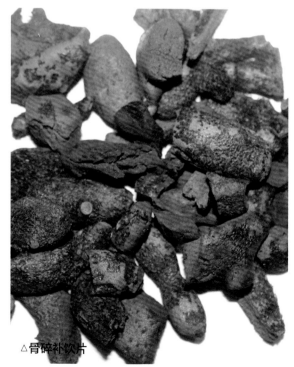
△骨碎补饮片

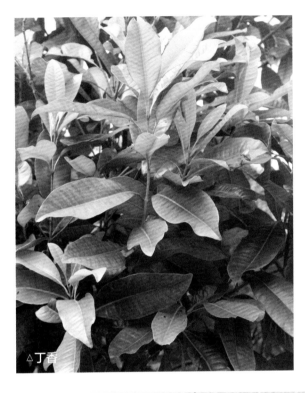

△丁香

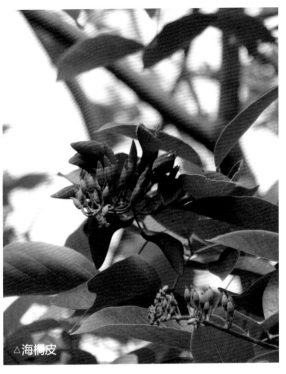

△海桐皮

之。宣露臭气，同枸杞根漱。蠹黑，同丹砂、麝香掺。**巴豆**风虫，绵裹咬。烧烟熏。同蒜塞耳。**阿魏**同臭黄塞耳。**丁香**齿疳蠹露黑臭，煮汁食。同射干、麝香揩。**海桐皮**煮汁并漱。**槐白皮 枸橘刺 鼠李皮 地骨皮**醋。**枫柳皮 白杨皮 白棘刺**并煎漱。**樟脑**同朱砂揩。同黄丹、肥皂塞孔。**椶白皮**塞孔，牙自烂。**乳香**同椒，或巴豆，或矾，塞孔。**松脂 卢会 芫荑 天蓼根** [金石] **花碱 石碱**并塞孔。**铁铧头**积年齿蠹，烧赤，入硫黄、猪脂熬沸，柳枝揾药烙之。**砒霜**同黄丹，蜡丸塞耳。**石灰**风虫，和蜜煅擦。沙糖和塞孔。**雄黄**和枣塞。**硇砂**塞孔。**轻粉**同黄连掺。**土朱**同荆芥掺。**绿矾** [虫鳞] **五倍子**并掺。**蟾酥**同胡椒丸咬。**蜘蛛**焙研，入麝掺。**地龙**化水和面塞孔，上傅皂荚末。同玄胡索、荜茇末，塞耳。钱窠包乳香烧，纳孔中。包胡椒塞耳。**石蜜 竹蜂 蚦蛇胆**同枯矾、杏仁掺。**鳞蛇胆 海虾鲊** [禽兽] **雀屎 燕屎**并塞孔。**夜明砂**同蟾酥丸咬。**啄木鸟**烧纳孔中。舌，同巴豆咬之。**猪肚**咬之引虫。**熊胆**同猪胆、片脑搽。**麝香**咬之，二次断根。**豺皮**灰傅。

[齿疏] 沥青入细辛掺。寒水石煅，同生炉甘石掺。

[齿长] **白术**牙齿日长，渐至难食，名髓溢，煎水漱之。生地黄咋之。

[齿缺] 银膏补之。

[生齿] **雄鼠脊骨**研揩即生。**雄鼠屎**日拭一枚，三七日止。**黑豆**牛屎内烧存性，入麝掺之，勿见风，治大人小儿牙齿不生，牛屎中豆尤妙。路旁稻粒点牙落处，一七下自生。**乌鸡屎**雌雄各半，入旧麻鞋灰、麝香少许，擦之。

[齿齼] **胡桃**食酸齿齼，嚼之即解。

[妒齿] **地骨皮**妒齿已去，不能食物，煎水漱之。

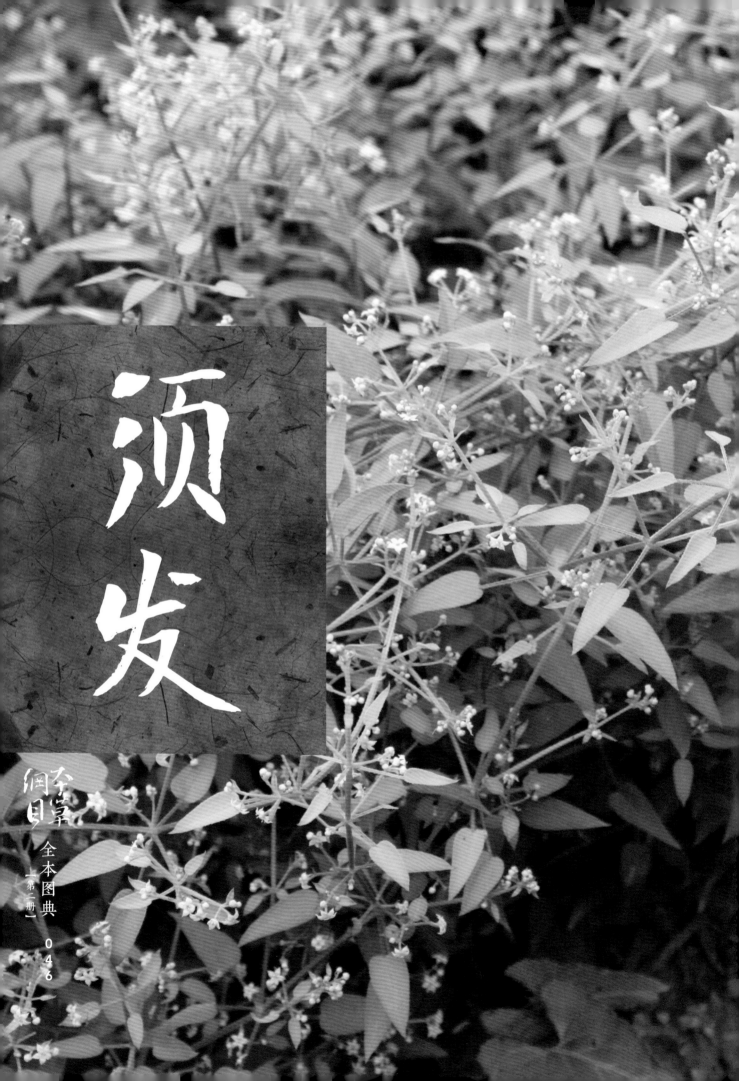

须发

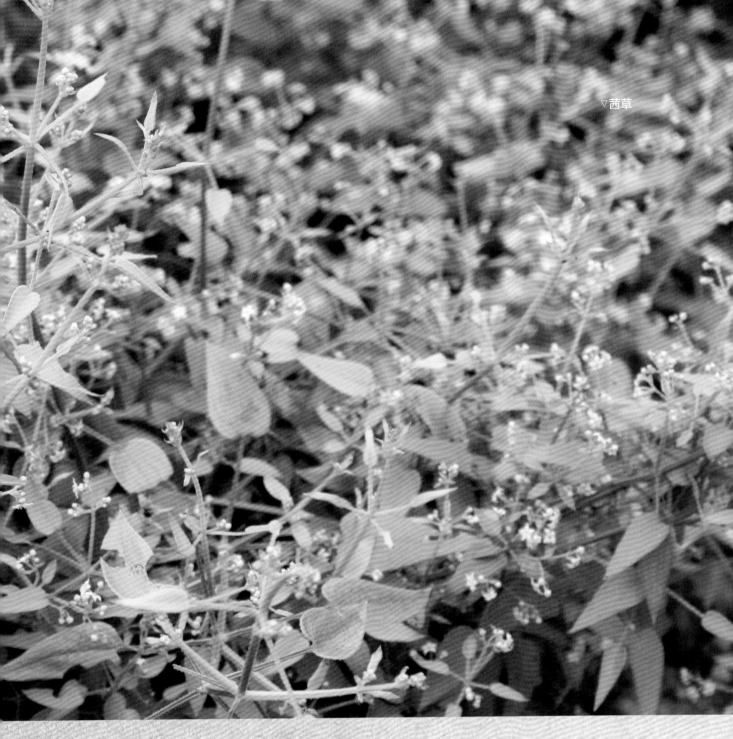

▽茜草

[内服][草部]**菊花**和巨胜、茯苓，蜜丸服，去风眩，变白不老。**旱莲**内煎膏服，外烧揩牙，乌髭发，益肾阴。汁涂，眉发生速。作膏点鼻中，添脑。**常春藤　扶芳藤　络石　木通　石松**并主风血，好颜色，变白不老，浸酒饮。**白蒿　青蒿　香附**并长毛发。**茜草**汁，同地黄熬膏服。**地黄**九蒸九晒，日噙。**牛膝　麦门冬　肉苁蓉　何首乌　龙珠　旱藕　瞿麦**[谷菜]**青精饭　黑大豆　白扁豆　大麦　胡麻**九蒸九晒。**马齿苋　繁缕　韭　姜　蔓菁子**[果木]**胡桃　蜀椒**并久服。变白生毛发。**干柿**同枸杞子丸服，治女人蒜发。**榴花**和铁丹服，变白如墨。**松子　槐实　秦皮　桑寄生　放杖木　女贞实　不凋木　鸡桑叶　南烛**并久服变白，乌须发。**桑椹**蜜丸服，变白。[介人石]**鳖肉**长须发。**自己发灰**同椒煅酒服，发不白，名还精丹。**石灰**发落不止，炒赤浸酒服。

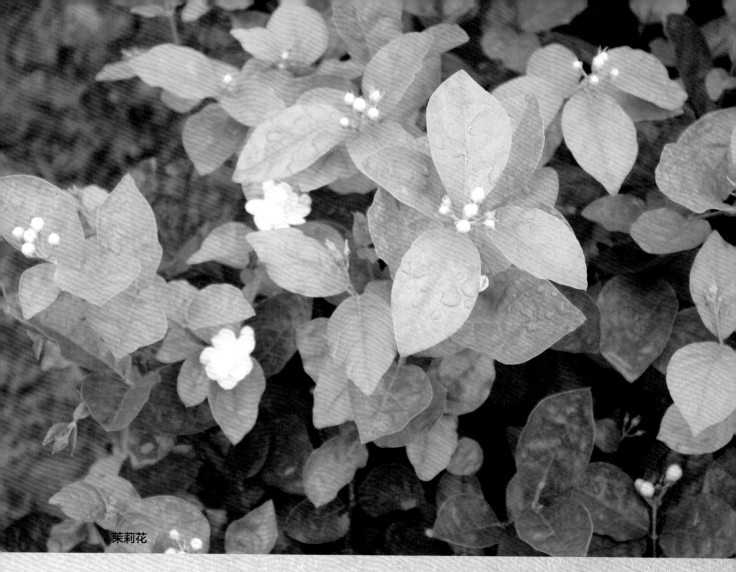

茉莉花

[发落] [草部] 半夏眉发堕落，涂之即生。骨碎补病后发落，同野蔷薇枝煎刷。香薷小儿发迟，同猪脂涂。茉莉花蒸油。蓬藟子榨汁。芭蕉油　蓖麻子　金星子　兰草　蕙草　昨叶何草并浸油梳头，长发令黑。土马骔灰。乌韭灰。水萍　水苏　蜀羊泉　含水藤　[谷菜] 胡麻油及叶　大麻子及叶并沐日梳，长发。公英　旱莲并揩牙乌须。生姜擦。莴苣子　白蕻子油　芸薹子油　[果木] 甜瓜叶汁并涂发，令长黑。榧子同胡桃、侧柏叶浸水，梳发不落。枣根蒸汁。榠楂　木瓜并浸油。蜀椒浸酒。柏子油　辛夷　松叶并浸油、水涂头，生毛发。侧柏叶浸油，生发。烧汁，黑发。和猪脂，沐发长黑。根皮，生发。皂荚地黄、姜汁炙研，揩牙乌须。樗叶同椿根、楸叶汁，涂秃生发。楸叶汁　蔓荆子同猪脂。桑椹浸水。并涂头，生毛发。桐叶同麻子煮米泔，沐发则长。连子蒸取汁，沐发则黑。桑白皮同柏叶，沐发不落。山茶子掺发解胂。合欢木皮灰　槐枝灰　石荆　[禽兽人] 雁骨灰并沐头长发。鸡子白猪胆沐头解胂。雁肪　鸨脂　鸡肪　猪鬐膏　熊脂及脑并沐头生发。豹脂朝涂暮生。犬乳涂赤发。羖羊角灰，同牛角灰、猪脂，涂秃发。羊屎灰淋汁沐头，生发。和猪脂，变发黄赤。猪屎灰，涂发落。发灰油煎枯，涂发黑长。

[发白] [草菜谷部] 栝楼同青盐、杏仁煅末，拔白易黑，亦揩牙。百合　姜皮并拔白易黑。狼把草　黑豆煎醋染发。大麦同铁砂、没石子。荞麦同铁砂。[果木] 酸石榴并染须发。胡桃和胡粉，拔白生黑。烧，同贝母，揩牙乌须。青皮皮肉及树皮根，皆染须发。余甘子合铁粉，涂头生须发。橡斗　毗黎勒浆　椰子浆　盐麸子　菱壳　芰花　莲须　红白莲花

并涂须发。鸡舌香同姜汁，拔白生黑。詹糖香同胡桃皮涂，发黑如漆。梧桐子汁点孔生黑。木皮，和乳汁涂须。榆皮包侧柏，烧熏香油烟，抹须发即黑。乌桕子油　乌桕皮　诃黎勒　没石子　婆罗得　[金石]　黑铅梳白发。烧灰染发。胡粉同石灰染须。铅霜梳须发。铅丹染。铜钱锈磨油，涂赤发秃落。铁萚染。生铁浸水。铁砂和没石子染。石灰染。绿矾薄荷、乌头、铁浆水染。赤铜屑　[虫兽]　五倍子炒，同赤铜屑诸药，为染须神方。百药煎　水蛭同龟尿拈须，自黑。蜗牛同金墨埋马屎中，化水染须妙。蜜　蜡　鳖脂　猪胆　狗胆　犬乳并点白生黑。

[生眉][草谷]　白鲜皮眉发脆脱。香附长须眉。苦参　仙茅大风，眉发脱落。昨荷叶草生眉发膏为要药。半夏眉发堕落，涂之即生。茎涎同。鳢肠汁涂眉发，生速。乌麻花浸油。[菜木禽兽]　芥子同半夏、姜汁。蔓菁子醋和，并涂。生姜擦。柳叶同姜汁，擦眉落。白矾眉发脱落，蒸饼丸服。雄黄和醋涂。雁肪涂。狗脑眉发火瘢不生，和蒲黄，日三傅之。蒜汁眉毛动摇，目不能瞬，唤之不应，和酒服，即愈。

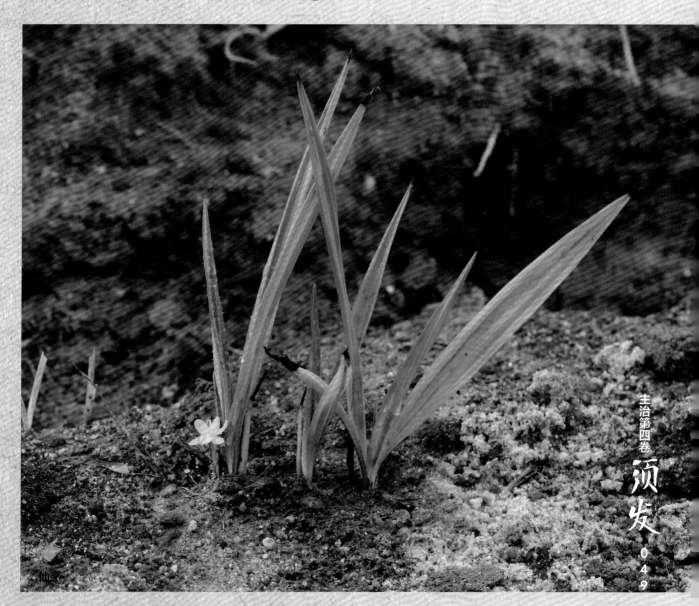

△仙茅

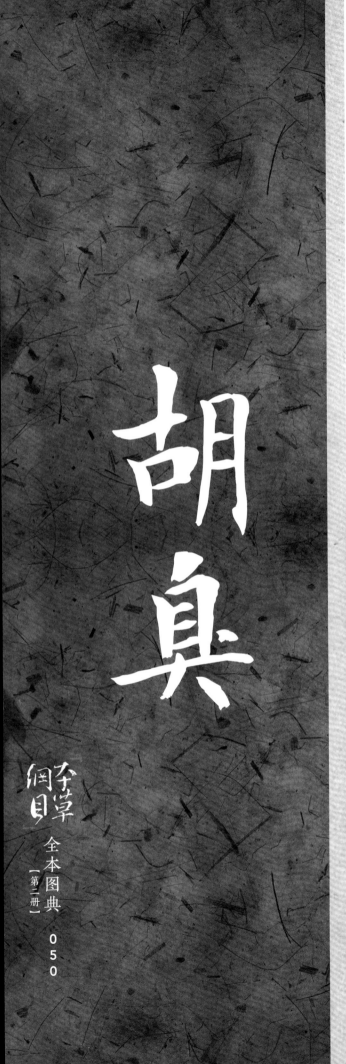

胡臭

有体臭，腋臭，漏臭。

[内治] **花蜘蛛**二枚，捣烂酒服，治胡臭。**鳝鱼**作臛，空肠饱食，覆取汗，汗出如白胶，从腰脚中出，后以五木汤浴之，慎风一日，每五日一作。**水乌鸡**生水中，形似家鸡，香油入姜汁四两，炒熟，用酒醋三四碗同食，嚼生葱下，被盖出汗，数次断根，不忌口。

[外治] [草谷] **苏子**捣涂。**青木香**切片，醋浸一宿夹之，数次愈。**郁金**鸦、鹊等一切臭。**木馒头**煎洗后，以炉底末傅。**甘遂**二两为末，掺新杀牙猪肉上，乘热夹之。内服热甘草汤，必大泄气不可近。**百草灰**水和熏洗，酥和饼夹之，干即易，疮出愈。**马齿苋**杵团入袋成，泥裹火烧过，入蜜热夹。**生姜**频擦。**炊饭**热拭腋下，与犬食之，七日一次，愈乃止。**三年醋**和石灰，傅腋

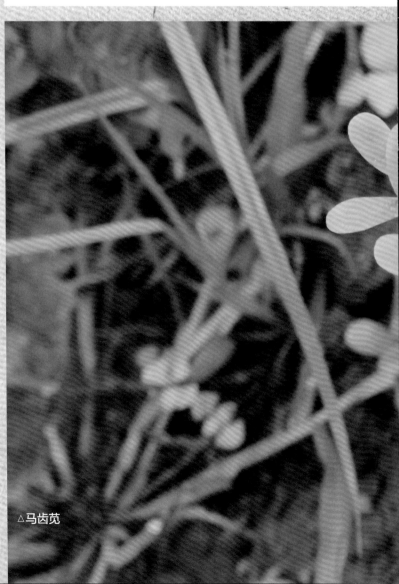

△马齿苋

下。[果木] **小龙眼核**六个，胡椒十四粒，研汁擦之，三次愈。**辛夷**同木香、细辛、芎藭粉涂之。**榔若**洗后，苦瓠烟熏之。**桔枸树汁**同木香、东桃西柳枝、七姓妇人乳，煎热，五月五日洗之，将水放在十字街，去勿顾。**鸡舌香** [金石] **伏龙肝**掺。**铜屑**热醋和掺。或炒热，袋面熨之。**镜锈**同密陀僧，醋调掺。**铜绿**同密陀僧、白及灰，醋调掺之。**古文钱**烧赤，焠醋研，入麝，水调涂。**铜矿石**磨汁涂。**密陀僧**油和涂。蒸饼切片，掺末涂之。**黄丹**入少轻粉，唾和涂。同东壁土、铜绿末，以古钱磨泻灯油调掺。**胡粉**水银、面脂研涂。牛脂煎涂，不过三次。**水银**同胡粉掺上。**粉霜**同水银、面脂研涂。**石绿**同轻粉，醋调涂。**石灰**有汗干掺，无汗醋和。**胆矾**入少轻粉，姜汁调搽，热痛乃止。**白矾**常用粉之。同密陀僧、轻粉擦。同黄丹、轻粉擦，同蛤粉、樟脑擦。[虫介兽] **蜣螂**揩涂一夜。**田螺**入巴豆一粒在内，待化水，擦腋下，绝根。入麝香，埋露地七七日，点患孔，神妙。入巴豆、麝香、胆矾，待成水，五更不住自擦腋下，待大便行，是其证，不尽再作，后以枯矾、蛤粉、樟脑粉之，断根。**蜘蛛**一个，黄泥入赤石脂包，煅研，入轻粉少许，卧时醋调一字傅腋下，次日泻下黑汁，埋之。**蝙蝠**煅研，田螺水调涂腋下，随服下药。[禽人] **鸡子**煮熟去壳，热夹之，弃路口勿顾。**夜明砂**豉汁和涂。**自己小便**热洗，日数次。**自己口唾**频擦。

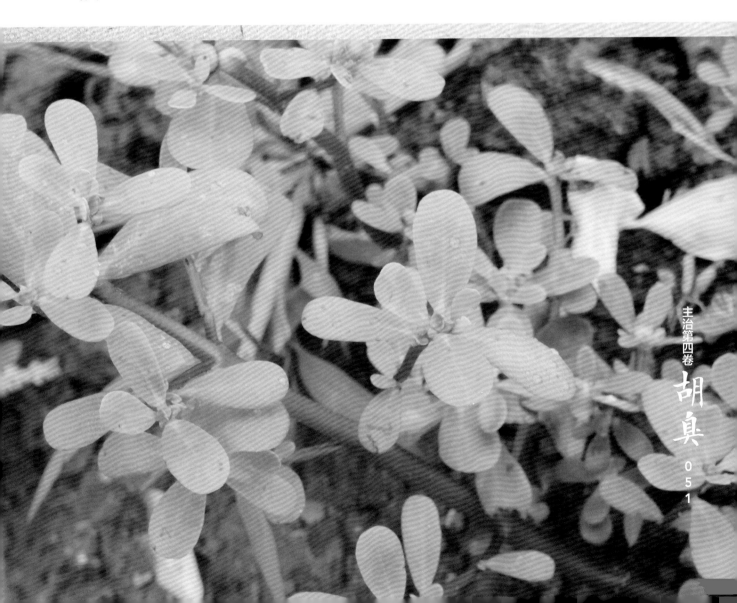

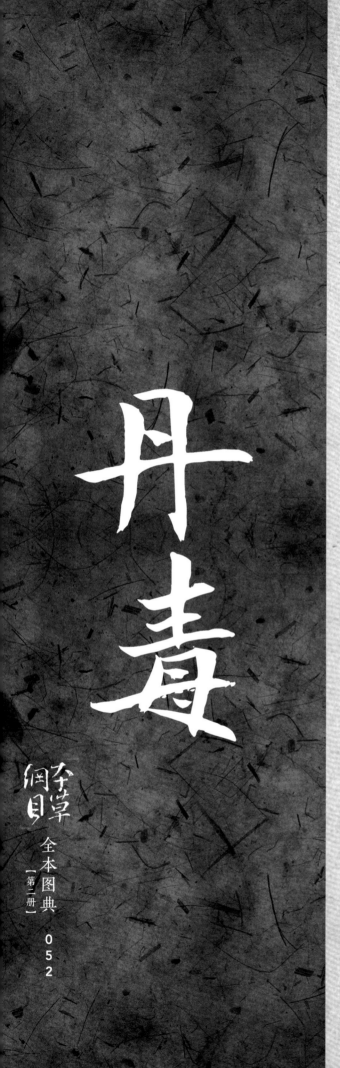

丹毒

火盛生风，亦有兼脾胃气郁者。

[内解] [草部] 连翘　防风　薄荷　荆芥　大青　黄连　升麻　甘草　知母　防己　牛蒡子　赤芍药　金银花　生地黄　牡丹皮　麻黄　射干　大黄　漏芦　红内消　萹蓄汁服。积雪草捣汁服。水甘草同甘草煎服。攀倒甑同甘草煎服。旋花根汁服。丹参　[菜木] 马齿苋汁服。芸薹汁服，并傅。青布汁　栀子　黄檗　青木香　鸡舌香　桂心　枳壳　茯苓　竹沥　[金石] 生铁烧，焠水服。生银磨水服。土朱蜜调服。同青黛、滑石、荆芥末，并傅之。[介] 牡蛎肉　[禽兽] 鹜肉　白雄鸡并食。犀角　羚羊角　猪屎汁　黄龙汤五色丹毒，饮二合，并涂。

[外涂] [草部] 黄芩　苦芙　马兰　白芷葱汁调，亦煎浴。水苦　水蘋　浮萍并涂。景天　蒴藋　蛇衔　生苎　水藻　牛膝同甘草、伏龙肝。蓖麻子　大黄磨水。蓝叶　淀汁　芭蕉根汁。蓼叶灰栝楼醋调。老鸦眼睛草醋同捣。仙人草　五叶藤　赤薜荔　排风藤　木鳖仁调醋。萝摩草　虎刺根叶汁。青黛同土朱。五味子　荏子　红花苗并涂傅。芦根　赤地利　白及　白敛　[谷菜] 赤小豆洗浴，及傅之。绿豆同大黄。豆叶　大麻子　大豆煮汁。麻油　荞面醋和。黄米粉鸡子和。豉炒焦。糯米粉盐和。菘菜　芸薹　大蒜　胡荽　干姜蜜和。鸡肠草　葱白汁。马齿苋　[果木] 李根研油，田中流水调。桃仁　慈姑叶涂。槟榔醋调。枣根洗。栗树皮及梂浴。荷叶涂。栀子末水和。榆白皮鸡子白和涂，煎沐。棘根洗。五加皮洗。和铁槽水涂。柳木洗傅。柳叶洗。乳香羊脂调。桐树皮　楸木皮　[服器] 草鞋灰和人乳、发灰调。蒲席灰　甑带灰　[水土] 磨刀水　白垩土同寒水石涂。燕窠土　蜂窠土　蚯蚓泥　猪槽下泥　檐溜下泥　釜下土和屋漏水。伏龙肝　白瓷末猪脂和。屋尘猪脂和。瓷瓯中白灰醋磨。[金石] 锻铁精猪脂和涂。铁锈磨水。胡粉唾和。银朱鸡子白和。无名异葱汁调。石灰醋调。阳起石煅研，水调。土朱同青黛、滑石。寒水石同白土傅。芒消水和。白矾油和。[虫鳞] 蜜和干姜末。蝼蛄同生姜捣涂。露蜂房煎汁，调芒

消。白僵蚕和慎火草傅。烂死蚕傅。蛴螬末傅。水蛭咂。黄蜂子　鲫鱼合小豆捣涂。鲤鱼血　海蛇　鳝鱼　螺蛳　虾　[禽兽人]　鸡血　雉尾灰　猪肉贴。青羊脂频摩即消。绵羊脑同朴消涂。酪入盐。羚羊角灰鸡子白调。鹿角末猪脂调。牛屎涂，干即易。猪屎烧涂。发灰和伏龙肝、猪膏和之。

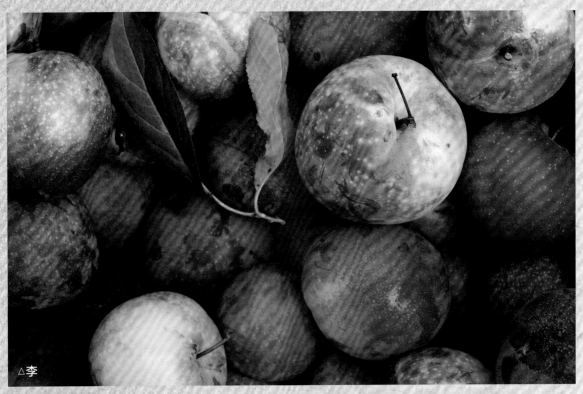

△李

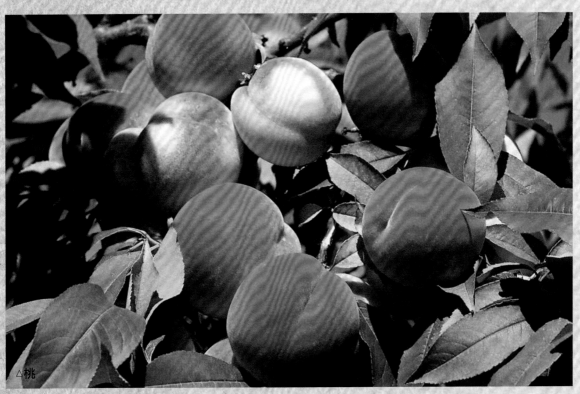

△桃

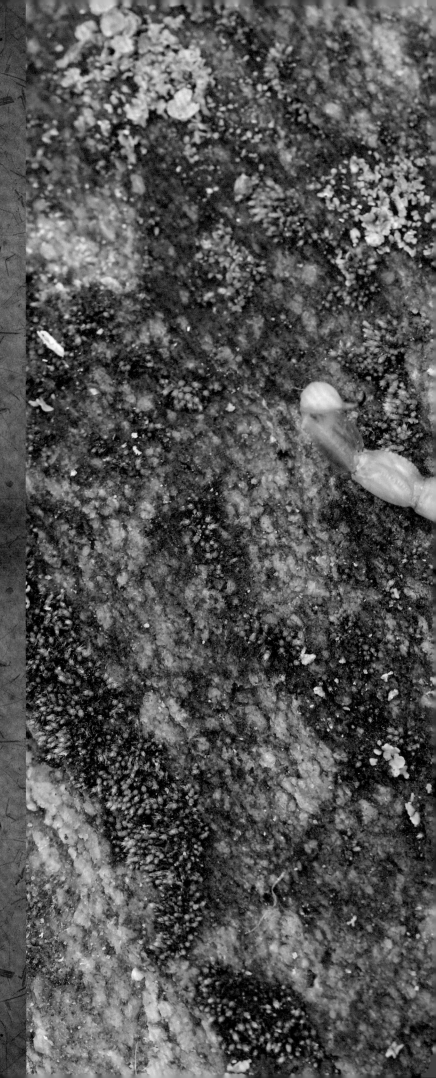

风瘙疹瘰

本草纲目 全本图典〔第二册〕 054

[内治] 同丹毒。苍耳花、叶、子各等分，为末，以炒焦黑豆浸酒服二钱，治风热瘾疹，搔痒不止。苦参肺风皮肤瘙痒，或生瘾疹疥癣，为末，以皂角汁熬膏丸服。枸橘核为末，酒服，治风瘙痒。赤土风瘙痒甚，酒服一钱。云母粉水服二钱。蜜酒服。黄蜂子　蜂房同蝉蜕末服。白僵蚕酒服。全蝎。

[外治] 白芷　浮萍　槐枝　盐汤　吴茱萸煎酒。楮枝叶　蚕沙并洗浴。景天汁　石南汁　枳实汁　芒消汤　矾汤并拭磨。枳壳炙熨风疹，肌中如麻豆。燕窠土涂。铁锈磨水摩。石灰醋和涂，随手即消。烂死蚕涂赤白游疹。吊脂涂。虾捣涂。海虾鲊贴。鳝血涂赤游风。鲤鱼皮贴。

[痱疹] 升麻洗。菟丝汁抹。绿豆粉同滑石扑。枣叶和葛粉扑。慈姑叶汁调蚌粉掺。楝花末扑。冬霜加蚌粉掺。腊雪抹。屋上旧赤白垩掺。壁土　不灰木　滑石　井泉石同寒水石。石灰同蛤粉、甘草涂。蚌粉。

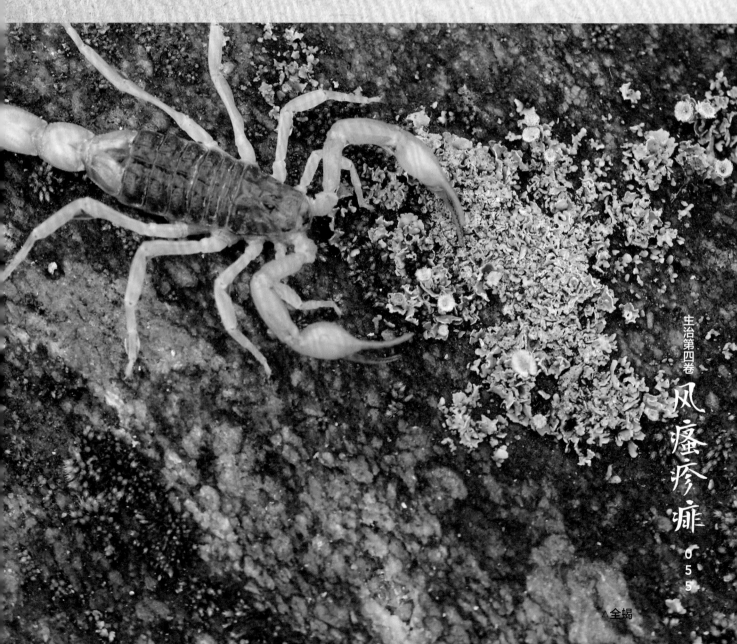

△全蝎

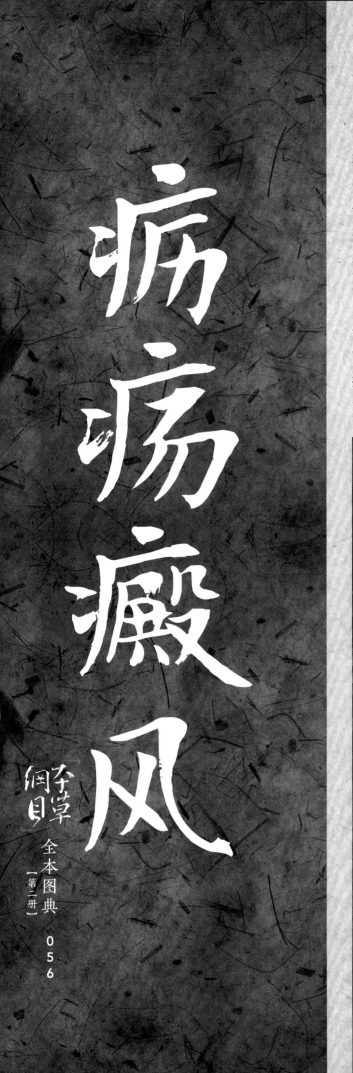

疬疡癜风

疬疡是汗斑，癜风是白斑片，赤者名赤疵。

[内治] [草谷] 蒺藜白癜风，每酒服二三钱。女萎　何首乌白癜，同苍术、荆芥等分，皂角汁煎膏，丸服。胡麻油和酒服。[木蜼] 桑枝同益母草熬膏服。枳壳紫癜风。牙皂白癜风，烧灰酒服。白花蛇白癜疬疡斑点，酒浸，同蝎梢、防风末服。乌蛇同天麻诸药，浸酒服。[禽兽] 白鸽炒熟，酒服。猪胰酒浸蒸食，不过十具。猪肚白煮食。

[外治] [草谷] 附子紫白癜风，同硫黄，以姜汁调，茄蒂蘸擦。白附子同上。贝母紫白癜斑，同南星、姜汁擦。同百部、姜汁擦。同干姜，浴后擦之，取汗。知母醋磨涂。茵陈洗疬疡。防己同浮萍煎，浴擦。羊蹄根同独科扫帚头、枯矾、轻

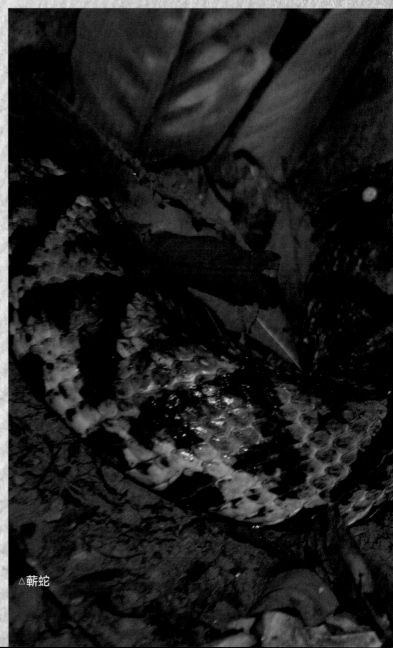

△蕲蛇

粉、生姜擦取汗。**苍耳草** **酸草**同水萍。**紫背萍**并洗擦。**菰笋** **木莲**藤汁并擦。**蓖麻汁** **续随子汁** **灰藋灰**并剥白癜风、疬疡。**蒺藜** **小麦**烧油涂。**酱** **醋** [果木] **胡桃** **青皮**并同硫黄擦。或入硇砂、酱汁少许。**杏仁**每夜擦。**熏陆香**同白敛揩。**桑柴灰**蒸汁热洗。**猫儿刺**叶烧淋熬膏，涂白癜。[服器] **故帛灰** **麻鞋底灰** **甑带** **蒸笼片** **弊帚** **炊帚** [水石] **半天河水** **树孔中蛈汁** **韭上露** **车辙、牛蹄涔中水** **水银**并拭疬疡癜风。**轻粉**同水银、姜汁擦。**雄黄**身面白驳。**密陀僧**同雄黄，擦汗斑。或加雌黄、白矾、硫黄。**胆矾**同牡蛎、醋，擦赤白癜。**人言**入茄中煨擦，或涂姜上擦。**硫黄**同附子、醋，擦疬疡风。同蜜陀僧。同轻粉、杏仁。同鸡子白。**自然灰**淋汁涂。**石灰** **砒石** **银**身面赤疵，日揩令热，久久自消。[虫鳞] **蛴螬**捣涂白驳，一宿即瘥。**鳝鱼**同蒜汁、墨汁，频涂赤疵。小儿赤疵，刺父足心血贴之，即落。**蛇皮**热摩数百遍，弃之。**鳗鲡鱼**骨涂白驳风，即时转色，五七度乃愈。**臭鱼鲊**拭白驳，热擦令汗出。**乌贼鱼**骨磨醋涂。同硫黄、姜汁擦。[禽兽] **丹鸡冠血、翅下血**涂。**驴尿**和姜汁洗。**诸朽骨**磨醋涂之。**马尿**洗赤疵，日四五度。**白马汗**雕青，调水蛭末涂之。

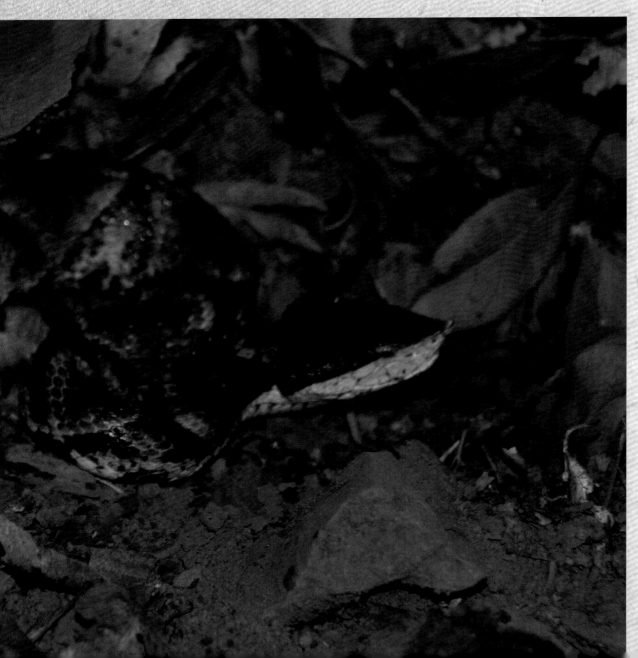

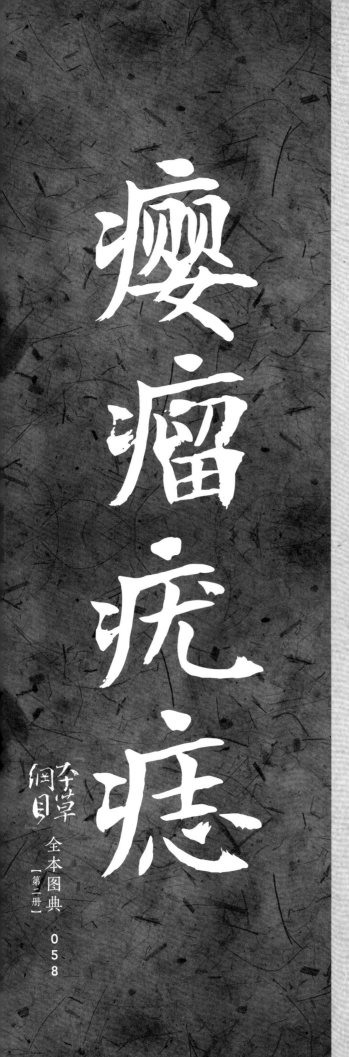

瘿瘤疣痣

本草纲目全本图典

[第二册]

058

[内治][草部]杜衡破留血痰饮，消项下瘿瘤。贝母同连翘服，主项下瘿瘤。黄药子消瘿气，煮酒服。传信方。甚神效。海藻消瘿瘤结气，散项下硬核痛。初起，浸酒日饮，滓涂之。海带　昆布蜜丸。海苔　白头翁浸酒。牛蒡根蜜丸。连翘　丹参　桔梗　夏枯草　木通　玄参　当归　常山吐。篱蒿草吐。天门冬　瞿麦　三棱　射干　土瓜根　香附　漏卢　[菜谷]紫菜　龙须菜　舵菜并主瘿瘤结气。小麦消瘿。醋浸，同海藻末，酒服。山药同蓖麻，生涂项核。败壶卢烧搽腋瘤。赤小豆　[果木]橙　荔枝并消瘿。瓜蒂　松萝并吐。柳根煮汁酿酒，消瘿气。白杨皮同上。问荆结气瘤痛。[土石]螳螂蚀瘤，熬烧末，猪脂和傅。蜣蜋丸烧酒服，治瘿。土黄枯瘤赘痔乳。针沙　自然铜并浸水日饮，消瘿。铅　浮石

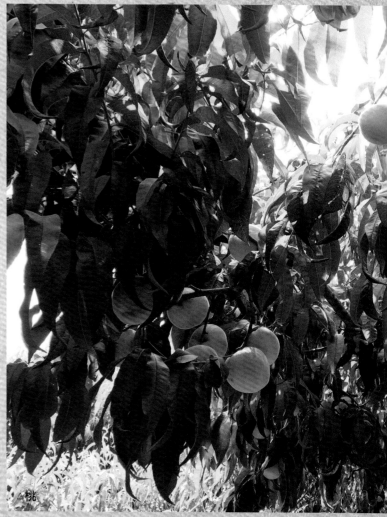

△桃

牡蛎　马刀　海蛤　蛤蜊　淡菜　海螵蛸　[兽人]鹿靥并消瘿气结核。羊靥　牛靥并酒浸炙香，含咽。猪靥焙末酒服。或酒浸炙食。㸶牛靥烧服，消瘿。獐肉炙热搨瘤，频易，出脓血愈。猪屎血瘤出血，涂之。人精粉瘤，入竹筒内烧沥，频涂。

[疣痣][草谷]地肤子同矾洗疣目。艾叶同桑灰淋汁，点疣痣瘤靥。灸痣，三壮即去。狗尾草穿疣。升麻煎水，入蜜拭。芫花同大戟、甘遂末，焦瘤瘿自去。根煮线，系瘤痣。蒴藋子涂。续随子涂。天南星醋涂。剪刀草涂。博洛回涂。藜芦灰　青蒿灰　麻秸灰　麦秆灰　荞麦秸灰　豆秸灰　茄梗灰　藜灰　灰藋灰　冬瓜藤灰并淋汁，点疣痣，腐痈瘤，去点印。大豆　米醋并厌禳去疣。白粱米炒热研，入唾和涂。马齿苋灰涂瘤。苦苣汁　[果木]白梅并点疣痣。杏仁　李仁并同鸡子白研，涂疣。柏脂同松脂涂疣。死人枕席拭疣自烂。秃帚每月望子时扫之。栎木灰　桑柴灰　[水石]冬灰　石灰并蚀黑子疣赘瘤痣。屋漏水涂疣。硫黄纸卷焠疣。砒石同巴豆、糯米点疣。盐涂疣，频舐。白矾　铜绿　硇砂并涂痣靥疣赘。[虫鳞]斑蝥点疣痣，同人言、糯米炒黄，去米，同大蒜捣涂。螳螂食疣。蜘蛛网缠瘤疣。鳝鱼食之已疣。[禽兽人]鸡内金擦疣。鸡子白醋浸软，涂疣。猪脂　牛涎　人疮脓人唾并涂疣。发缠疣。

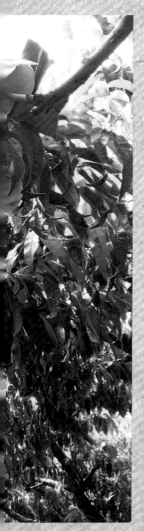

连翘

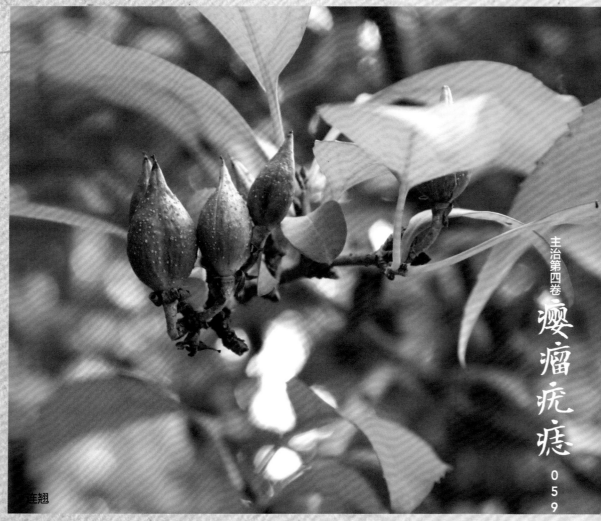

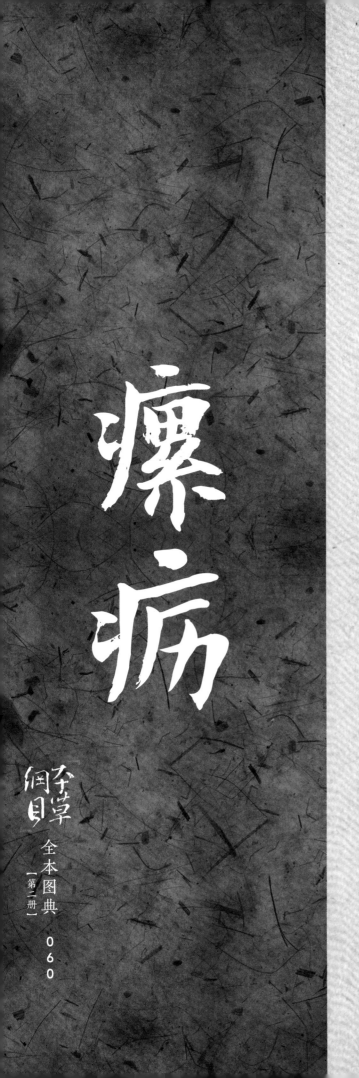

瘰疬

附结核。

[内治] [菜草] 夏枯草煎服，或熬膏服，并贴，入厥阴血分，乃瘰疬圣药也。连翘入少阳，乃瘰疬必用之药。同脂麻末，时食。马刀挟瘿，同瞿麦、大黄、甘草煎服。海藻消瘰疬，浸酒日饮，滓为末服。蛇盘疬，同僵蚕丸服。昆布为末浸酒，时时含咽，或同海藻。玄参散瘰疬结核，久者生捣傅之。何首乌日日生服，并嚼叶涂之。土茯苓久溃者，水煎服。白蔹酒调多服，并生捣涂之。苦参牛膝汁丸服。野菊根擂酒服，渣涂甚效。薄荷取汁，同皂荚汁熬膏，丸药服。木鳖子鸡子白蒸食。白鲜皮煮食。水荭子末服。大黄乳中瘰疬起，同黄连煎服，取利。蚤休吐泻瘰疬。蓖麻子每夜吞二三枚。同白胶香熬膏服。同松脂研贴。芫花根初起，擂水服，吐利之。月季花同芫花，酿鲫鱼煮食。荆芥洗。牛蒡子 防风 苍耳子 续断 积雪草 白芷 芎䓖 当归 白头翁 黄芪 淫羊藿 柴胡 桔梗 黄芩 海蕴 海带 胡麻 水苦荬项上风，疬，酒磨服。

[果木] 橙发瘰疬。椇皮吐瘰疬，并洗之。皂荚子醋、硇煮过，照疮数吞之。连翘、玄参煮过嚼之。胡桐泪瘰疬，非此不除。桑椹汁熬膏内服。巴豆小儿瘰疬，入鲫鱼内，草包煅研，粥丸服，取利。黄檗 [器虫] 毡屉灰酒服，吐瘰疬。黄蜡同白矾丸服。全蝎 白僵蚕水服五分，日服，一月愈。蜘蛛五枚，晒末，酥调涂。斑蝥粟米炒研，鸡子清丸服。入鸡子内蒸熟，去蝥食，入药甚多。红娘子 芫青 葛上亭长 地胆 [鳞介] 白花蛇同犀角、牵牛、青皮、腻粉服。壁虎初起，焙研，每日酒服。鼋甲酒浸炙研服。牡蛎粉同玄参丸服。同甘草末服。蜗牛壳小儿瘰疬，牛乳炒研，入大黄末服，取利。鼍甲 [禽兽] 左蟠龙饭丸服。夜明砂炒服。狸头炙研服。猫狸鼠疬，如常作羹食。

[外治] [草菜] 山慈姑磨酒涂。莽草鸡子白调涂。地菘生涂。半夏同南星、鸡子白涂。草乌头

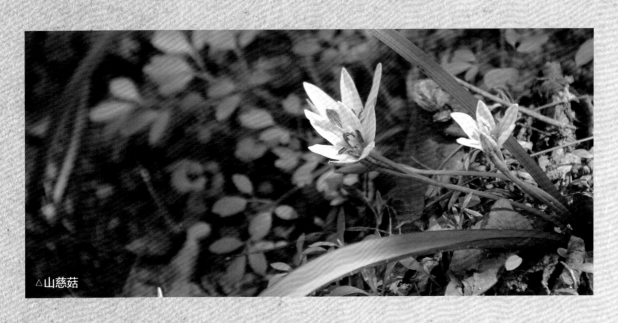

△山慈菇

同木鳖子涂。猫儿眼草熬膏涂。商陆切片，艾灸。车前草同乌鸡屎涂。紫花地丁同蒺藜涂。青黛同马齿苋涂。毛蓼纳入，引脓血。葶苈已溃，作饼灸。白及同贝母、轻粉傅。白蔹　土瓜根　半夏　水堇　藜芦　通草花上粉　[谷菜] 大麻同艾灸。蒜同茱萸，涂恶核肿结。芥子和醋涂。干姜作挺纳入，蚀脓。山药少阳经分疙瘩，不问浅深，同萆麻子捣贴。堇菜寒热瘰疬，结核鼠漏，为末煎膏，日摩之。桑菰同百草霜涂。马齿苋　鹿藿　[果木] 胡桃和松脂涂。桃白皮贴。杏仁炒，榨油涂。鼠李寒热瘰疬，捣傅。枫香同萆麻子贴。楸叶煎膏。柏叶　栎木皮　[器土] 油鞋　鞋底灰　多年茅厕中土同轻粉，傅年久者。[金石] 黑铅灰和醋，涂瘰疬结核，能内消为水。铁秤涂。砒霜蚀瘰疬败肉，作丸用。磨刀垩涂瘰疬结核。食盐和面烧。消石　芒消并下。雄黄同水银、黄蜡、韶脑，作膏贴。轻粉　盐药　[虫] 蜈蚣炙，同茶末涂。蝼蛄同丁香烧贴。矾石　硇砂　红娘子瘰疬结核。蚯蚓同乳、没诸药涂。蜗牛烧，同轻粉涂。蛤蟆烧涂。蜂房烧，和猪脂涂瘰疬漏。蜘蛛晒研，酥调涂。[鳞介] 黄颡鱼溃烂，同萆麻子煅涂。穿山甲溃烂，烧傅。一加斑蝥、艾。田螺烧涂。鬼眼睛已破，研涂。马刀主肌中鼠瘘。[禽兽人] 伏翼年久者，同猫头、黑豆烧涂之。鸭脂同半夏傅。鸡膍胵烧傅。雄鸡屎烧傅。羊屎同杏仁烧傅。狼屎烧涂。猫头骨及皮毛烧傅。舌，生研涂。涎，涂之。屎，烧傅。狸头骨　狐头骨同狸头烧傅。羊膍胵　猬心、肝并烧傅。猪膏淹生地黄煎沸，涂瘰疬瘘。虎肾　羚羊角　女人精汁频涂。乱发灰鼠瘘，同鼠骨入腊猪脂煎消，半酒服，半涂，鼠从疮中出。

　　[结核] [草菜]　天南星治痰瘤结核，大者如拳，小者如粟，生研涂之。甘遂同大戟、白芥子为丸，治痰核。金星草末服。桔梗　玄参　大黄酒蒸。白头翁　连翘　射干　三棱　莪蒁　黄芩　海藻　昆布　海带　蒲公英并散颈下结核。蒜同茱萸捣，涂恶核肿结。堇菜结核聚气，为末，油煎日摩。百合同萆麻研涂。詹糖香　[土石]　土墼痰核红肿，菜子油和涂，即消。浮石枕后生脑瘿痰核，烧研，入轻粉，油调涂。石灰结核红肿，状如瘰疬，煅研，同白果捣贴。磁石鼠瘘项核喉痛。[虫鳞介] 白僵蚕　蜘蛛项下结核，酒浸研烂，去滓服。鲫鱼生捣涂恶核。牡蛎以茶引之，消项下结核。以柴胡引之，去胁下坚。

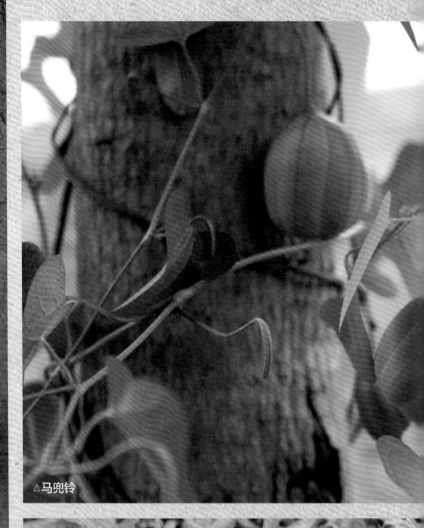

△马兜铃

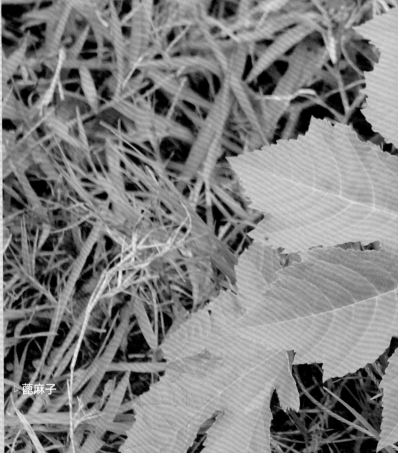

▷蓖麻子

九漏

本草纲目

全本图典

【第二册】

0
6
2

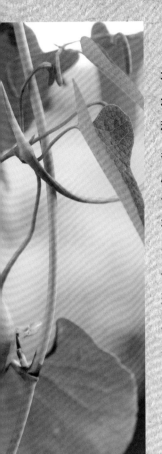

虽有九名，皆取象耳，但分部位可也。

[双治][草部] 苦参浸酒服。忍冬浸。牵牛煨猪肾。黄芪　何首乌　土茯苓　萆薢　栝楼根　白及　牛蒡叶　地榆　虎蓟根　积雪草　白敛　土瓜根　通草　黄药子　剪草　茜根灰　漏篮子　侧子　马兜铃　半夏　荆芥穗　莽草　香白芷　蛇含草　麋衔　蓖麻子　狼毒　芫花根　附子　天南星　诸蒿灰　藜灰 [谷草] 麦面和盐炒涂。苦瓠　荞麦灰 [果木] 桃花　大腹皮　楸叶熬膏，神方。柳枝烧熏。柳根须煎洗。乳香　榆白皮　卢会　石南叶　柞木枝 [火土] 烛烬　土蜂窠 [金石] 胡粉　铁华粉　朱砂　炉甘石　孔公蘖　殷蘖　古冢灰　石灰　赤石脂　水银　水银粉　特生礜　礜石　北亭砂　砒石　代赭石　石胆　禹余粮　磁石毛　黄矾　白矾石　消石　密陀僧　食盐　石硫黄　石硫赤　戎盐　雄、雌黄 [虫鳞介] 斑蝥荒青、地胆、葛上亭长同。蜘蛛　胡蜣蜋　蟾蜍头　蜈蚣　露蜂房　樗鸡　鲮鲤甲　蜥蜴　白花蛇　自死蛇并骨。蛇蜕　蝮蛇胆并屎。乌蛇　蛇吞蛙　鼍甲　蚺蛇胆　鲤肠　鳞鲝鲊　鳢肝、肠　鳞鱼并血。鳗鲡鱼　鳔胶　海豚鱼　海鳗　鲕　鼋甲　秦龟甲　文蛤　牡蛎粉　甲香　大田螺 [禽兽] 啄木鸟　鸳鸯　乌鸦头　青鹤　子规肉　鹤脑　鹰头烧涂痔漏。鹏鸟鼠漏，炙食。猪膏　豮猪屎　羊屎　牡狗茎　狗肉引虫。狗骨并头骨。马通汁　牛胆并脾。乌牛耳垢胁漏出水。野猪皮　牛屎　猫头骨并脑，及眼睛、肉、舌、皮、毛。鹿皮并齿。狸头骨并肉。狐屎并足。兔皮、毛　鼹鼠　牡鼠屎　土拨鼠　猬心、肝。

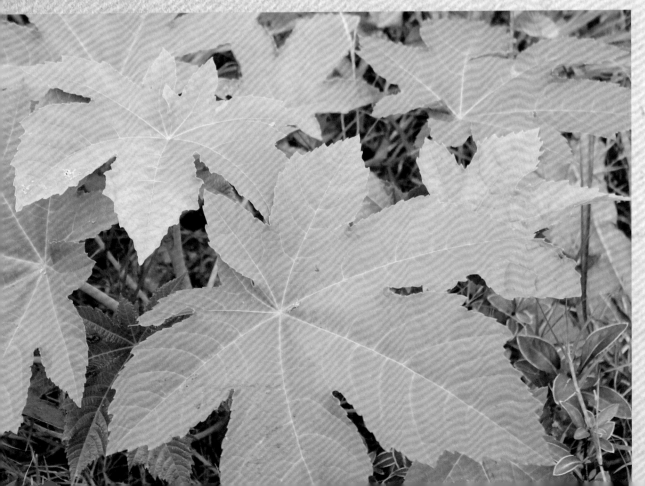

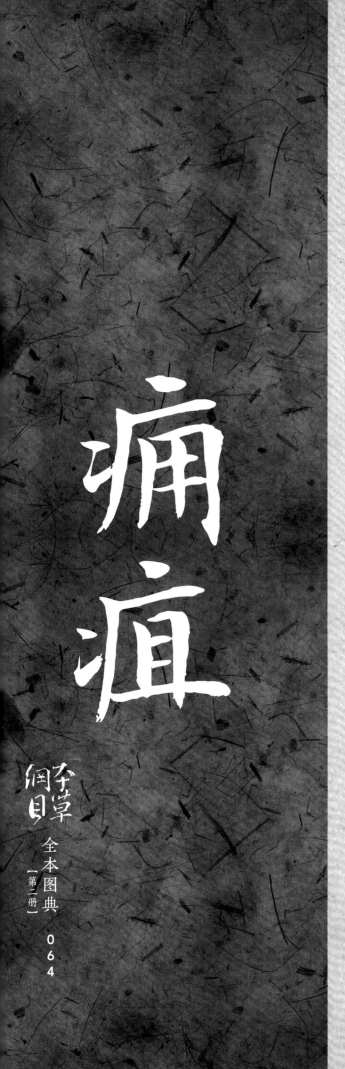

痈疽

深为疽，浅为痈。大为痈，小为疖。

[肿疡] [草部] **甘草**行污浊之血，消五发之疽，消肿导毒。一切发背痈疽，用末和大麦粉，汤和热傅，未成者内消，已成者即溃。仍以水炙一两，水浸一夜，服之。或以黑铅汁淬酒服。或取汁熬膏。阴囊痈，水炙煎服，二十日即消。**忍冬**痈疽，不问发背、发颐、发眉、发脑、发乳诸处，捣叶入少酒涂四围，内以五两，同甘草节一两，水煎，入酒再煎，分三服。重者一二服，大肠通利即效，功胜红内消，其淬亦可丸服。或捣汁同酒煎服。**远志**一切痈疽、发背、疔毒恶候，死血阴毒在中不痛者，即痛，或忧怒等气在中作痛不可忍者，即止。热者即凉，溃者即敛，为末，每服三钱，温酒浸，取清服，其淬涂之。**红内消**痈疽毒疮，水熬入酒时饮，淬为丸服。**连翘**消肿止痛，十二经疮药，不可无此。痈肿初起，煮服取汗。**木莲**一切痈疽初起，四十九个，研细绞汁服，功同忍冬。背痈，取末服，下利即愈。**常春藤**一切肿痛，研汁入酒服，利恶物，去其根本。**络石**同上。**秦艽**发背初起，同牛乳煎服，取利。**山慈姑**同苍耳擂酒服，取汗。**豨莶**同乳香、枯矾研，酒服，取汗。熬膏，贴一切痈疽，发背恶疮，丁肿喉痹。**地菘**捣汁，日服。**苍耳**擂酒取汗。**紫花地丁**同苍耳擂酒取汗，渣同面涂。**乌蔹莓**擂酒热服，取汗，渣涂。**迎春花**酒服末，取汗。**马蔺花**叶同松毛、牛膝煎服。**曲节草**同甘草煎服。**香附子**已溃末溃，以姜汁炒研，日服。**草乌头**阴疽不起，同南星、桂心、姜汁热服，末破内消，久溃能去黑烂。**牵牛**诸毒初起，气壮者，煎醋服，利脓血妙。**决明**同甘草煮服，并涂。**石韦**发背，冷酒服。**石胡荽**同穿山甲、当归尾擂酒服，并涂之。**地锦草**同乳、没等擂酒服，并涂。**积雪草 野菊 栝楼 天门冬**并擂酒服，淬涂。**升麻**除风肿，行瘀血，为疮家圣药。肿毒卒起，磨醋涂之。**羌活**散痈肿败血，入太阳经。**地榆**诸疮痛加之。**黄芩**痒者加之。**黄连**诸疮痛痒，皆属心火。**龙胆**痈肿口干。**紫草**活血利肠。**当归 芍药 芎䓖**和血止痛。**三棱**消

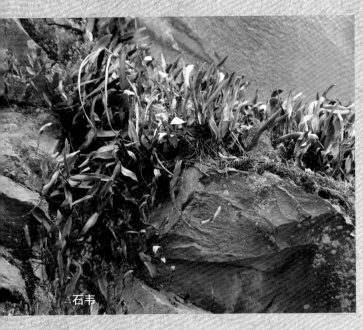
△石韦

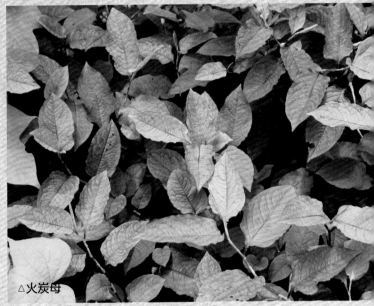
△火炭母

坚硬。**黄葵花**肿痛及恶疮脓水，为疮家圣药。盐收经年用，尤妙。**胡黄连**同穿山甲贴。**芭蕉**同生姜贴。**生地黄**杵涂，木香盖之。**龙葵**捣涂，或入麝，或同蛤蟆。**大黄**醋调贴。同五倍、黄蘖贴。**乌头**同黄蘖贴。**商陆**擦石痈。盐捣，傅一切毒。**莨菪子**贴石痈坚硬。**天麻 都管草**醋贴。**箬叶 红蓝花 苎根 益母草 金丝草 大戟 水仙根 飞廉 马鞭草 漏卢 蘘荷根 鸭跖草 续断 大蓟根 薇衔 火炭母 泽兰 地杨梅 地蜈蚣 姜黄 蒲公英 蓼实 紫河车 半夏 天南星 王不留洗。白苟 栝楼根**醋调。**三七 蒺藜苗**熬膏。**苦参 土瓜根 独用将军 石蒜 牡丹皮 大青 草乌头 小青 鬼臼根 萝摩叶 射干**醋调。**羊蹄根**醋磨。**蒟蒻 石菖蒲 芫花**胶和。**金星草 半夏**鸡子白调。**莽草 螺厣草 水蓼 水苦荬 毛茛 水莼叶 海芋根 蒲黄 海藻叶 海根 水萍草 防己 [俗菜] 黑大豆**生研。**豌豆**并主一应痈肿初起。**绿豆粉**一应痈疽初起，恶心，同乳香、甘草服，以护心。**胡麻油**大毒发背，以一斤煎沸，入醋二碗，分五次服，毒不内攻。入葱煎黑，热涂，自消。**翻白草**擂酒服。**茄子**消石收成膏，酒服，治发背恶疮。磨醋，涂肿毒。生合热毒。**豆豉**作饼灸。**大蒜**灸一切肿毒阴毒。**苦瓠**切片，灸囊痈。**葱白**米粉炒黑，醋调涂。**赤小豆**同鸡子白，涂一切痈疽。**粢米粉**炒黑，鸡子白涂。**麦粉**一切痈疽发背热痛，炒黑，醋调贴，痛即止，久则肿消。**荞麦粉**痈疽发背，同硫黄末傅，疽头凹黑，煮食即起。**山药**生涂，或同蓖麻、糯米。**蔓菁**同盐涂，或同芸薹。**紫芥子**同柏叶涂，无不愈者。**麦面 米醋 冬瓜**合之。**苦茄**醋磨。**蕺菜 百合**生。**干姜**醋调。**生姜**猪胆调。**白芥子**醋调。**莱菔子**醋研。**马齿苋 秦狄藜**醋杵。**旱菫 皂角蕈**醋磨。**桑黄** [果木水火] **野葡萄根**晒研，水调。**茱萸**醋和。并涂一切痈肿。**橡子**醋磨，涂石痈。**胡桃**背痈骨疽未成者，同槐花末，热酒服之。油者，涂诸肿。**乌药**行气止痛。孕中有痈，同牛皮胶煎服。**槐花**痈疽发背初起，炒冲酒服，取汗即愈。**黄蘖**诸疮痛不可忍者，加之。和鸡子白涂。同川乌头末傅之。**柞木叶**同荷蒂、甘草节、萱草、地榆煎服，痈疽即消，脓血自干。**紫荆皮**活血行气，消肿解毒，同独活、白芷、芍药、木蜡为末，葱汤调涂。发背痈疽初起，酒调涂之，内同白芷

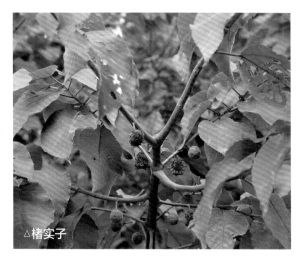

△扶桑花　　　　　　　　　　　　　　△楮实子

酒服。**皂子**六月六日，吞七枚，可免疮疖。**木芙蓉花、叶**散热解毒。一切痈疽发背恶疮，蜜调涂之。已成即溃，已溃排脓。或同苍耳叶烧用。或同菊花叶煎洗。**扶桑花、叶**同芙蓉、牛蒡叶、蜜捣涂。**巴豆树根**一切痈疽发背大患，末涂之，妙不可言。**松脂**一切痈疽，同铜青、蓖麻捣贴。入膏药用。**枫木皮**痈疽已成，擂酒服，并傅。**櫰香头**疖肿毒，麻脂调涂，七日腐肉。**黄杨**捣涂疖子。**楮实**　**桑白皮**并涂石痈。**桑叶**涂穿掌毒，即愈。**紫檀**磨醋。**皂荚**煎膏。**榆白皮**醋调，涂痈肿。**水杨柳汤**　热汤并沃洗，肿毒即消。**新汲水**射肿毒令散。**桑柴火**灸肿疡不破，溃疡不腐不敛，拔毒止痛生肌。[器土] **纸钱**烧筒中，吸肿毒。**火针**　**墨**磨醋。**倒挂尘**同葱。**伏龙肝**同蒜。**釜下土**同椒。**鼠壤土**同醋。**土蜂窠**同醋。**蚯蚓泥**同盐。**粪坑土**　**井底泥**　**檐溜下泥**　**无名异**醋磨。并涂痈肿。[金石] **黑铅**消痈肿发背诸疮，甘草煮酒，溶铅投入九次，饮之取醉。**铁浆**发背初起，饮二升，取利。**菩萨石**主金石毒作痈疽。**胡粉**　**黄丹**　**密陀僧**并入膏用。**消石**发背初起，泡汤揾数次即散。**水中白石**背肿如盘，烧赤焠水洗，数次即消。**紫石英**煅研，醋调。**慈石**　**石青**　**石蟹**磨醋。**蛇黄**　**盐药**[虫部] **土蜂子**醋调。**赤翅蜂**　**独脚蜂**并涂痈肿。**露蜂房**恶疽、附骨疽，根在脏腑。烧灰，同巴豆煎油，涂软疖。**五倍子**炒紫，同蜜涂。或加黄檗、大黄。**水蛭**呷血。**蜜蜡**[介鳞] **玳瑁**　**牡蛎**鸡子白调。**蛤粉**并消痈肿。**车螯壳**消肿，烧赤醋淬，同甘草、酒服，并涂。不问大小浅深，利去病根，则免传变。煅研，入轻粉少许，用栝楼、甘草节酒煎，入蜜调服。**龟板**初起，烧研酒服。**穿山甲**炮研酒服。**蛇蜕**烧，醋和涂。石痈，贴之一夜愈。**蛇头**灰醋调。**蛇角**　**蚌粉**　**鲫鱼**[禽兽] **白鹅膏**　**雁肪**　**天鹅油**　**鸨肪**并涂。**鹈鹕油**能透入病所。**鸡冠血**频滴不已，即散。**鸡内金**发背初起，润湿贴之，不过三五个即消。**瓣鸡子**痈疽发背，百药不效，同狗屎熬贴。**白鸭通**　**牛胆**　**猪胆**　**猪脑**并涂。**猪肾**同飞面捣贴。**腊羊脂**一切肿毒初起，抹擦即消，神验。**猪膏**　**牛脂**并冷水浸贴，频易。**黄明胶**一切痈疽，活血止痛。水浸贴之，化酒饮之，不内攻，不传恶证。同穿山甲烧研，酒服，极妙。已破者，化调黄丹。**犬屎**绞汁服，并涂。**狗宝**痈疽诸毒，同蟾酥诸药为丸。**狗齿**烧研，醋涂发背及马鞍疮。**鹿角**痈肿留血在阴中。发背初起，烧灰醋涂，日五六上。**鹿脂**　**麋脂**　**鹿**

胆　羚羊角磨水。貘膏　阿胶　[人服器]人唾并涂肿。人屎一切痈肿未溃，研末，入麝，调贴头上。背发欲死，烧和醋涂。人乳痈脓不出，和面傅之，即日即出。人牙阴疽头凹沉黯，不痛不热，服内补药不发，必用人牙煅，穿山甲炙，各二钱半，分作二服，当归、麻黄煎汤服，外以姜汁和面涂之。又方：人牙煅，川乌头、硫黄末等分，酒服。人髭须烧傅。月经衣洗水调药。

[代针]　茅针酒煮服，一针一孔。冬葵子水吞百粒。蜀葵子　恶实　瞿麦并傅之。茺实　薏苡仁并吞一枚。苦荬汁滴之。百合同盐捣涂。皂角刺烧灰，酒服三钱。发背不溃，同甘草、黄芪末服。白棘刺烧灰一钱，水服之。巴豆点头。箔经绳烧傅。白瓷器末傅。石胆同雀屎点。硇砂点。雀屎点。白鸡翅下第一毛烧灰，水服。人齿垽点。

[溃疡][草部]　黄芪痈疽久败，排脓止痛，生肌内补，为疮家圣药。人参熬膏。术　苍术　远志　当归　黄芩　藁本　芎藭并排脓止痛生肌。白芷蚀脓。牛膝插疮口，去恶血。地黄熬膏，贴痈疖恶血。地榆　芦叶灰　蘹蘱灰　蒿灰　菵茹并蚀恶血死肌。木香痈疽不敛臭败，同黄连、槟榔傅。芭蕉油抹疮口不合。附子痈疽弩肉，浓醋煎洗。疮口久冷不合，作饼灸之，数日即生肉。隔蒜灸亦可。蔷薇根　白敛　白及　丹参　紫参　木通　毛蓼　赤地利　石斛　何首乌　[谷菜]胡麻炒黑。青大麦炒。丝瓜汁抹。并敛疮口。烂茄酒服。[果木]乌梅蚀恶疮弩肉，烧点甚良。荷蒂洗。槲白皮洗败疮。烧服，治附骨疽。栎木灰淋汁熬膏，蚀痈肿。巴豆炒焦，涂肿疡，解毒；涂瘀肉，自化；作捻，导脓。松脂　枫香　苏方木排脓止痛生肌。没药　血竭　乳香并消肿止痛生肌。痈疽头颤，熟水研服。番降真同枫、乳香，熏痈疽恶气。丁香傅恶肉。地骨皮洗烂痈。合欢皮煎膏。柳枝煎膏。

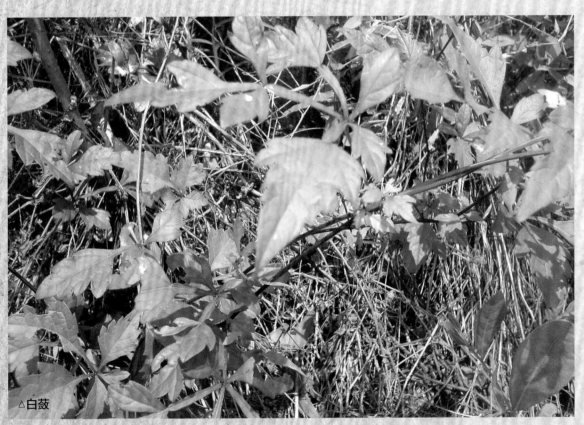

△白蔹

实，逐脓血。**槐白皮**煎膏，止痛长肉。**楸叶**蚀脓血。白皮，煎膏贴。**桐叶**醋蒸，贴疽，退热止痛秘方。**梧桐叶**炙研，贴发背。**桐子油**傅。燃灯，熏肿毒初起。**白杨皮**傅骨疽。**山白竹灰**蚀肉。**故甑蔽**烧，傅骨疽。**黄檗 桑柴 蒲席灰**并敛疮口。**松木皮**烧傅。**木兰皮** [金石] **矾石**蚀恶肉，生好肉。凡痈疽发背人，以黄蜡丸服，能防毒护膜，托里化脓，止痛生肌。**麦饭石**一切痈疽发背，火煅醋淬，同烧过鹿角末、生敛末、醋熬膏，围贴，未成即消，排脓生肌。**硫黄**诸疮弩肉出数寸，涂之即消。不合，粉之即合。**磁石**同忍冬、黄丹熬膏，贴溃疡。**银朱**疽疮发背，同矾汤洗，以桑柴火炙之。**食盐**溃疡作痒，摩其四围。**密陀僧**熬膏用。骨疽出骨，同桐油调贴。**砒石**蚀败肉。**石灰**同荞麦秸灰煎霜，点腐肉及溃肿疡。**寒水石**同黄丹，敛疮口。**五色石脂** [虫] **蜜蜡 虫白蜡 紫钟**并生肌止痛敛口。**桑螵蛸**烧，涂软疖。**全蝎**诸肿，同栀子煎油，入蜡贴之。**原蚕蛾**玉枕生痈，破后如箸头，同石韦末贴。**斑蝥**痈疽不破，或破而无脓，同蒜捣豆许贴之，少顷脓出，去药。**地胆**蚀恶肉。**蝼蛄**烧，傅恶肉。**壁钱**窠贴。**五倍子** [鳞介] **龙骨**并敛疮口。**守宫**痈肿大痛，焙研，油调涂。**水蛇灰**傅骨疽。**鲤鱼**一切肿毒，已溃未溃，烧涂。积年骨疽，切片搨之，引虫。**鲫鱼**诸毒，包柏叶烧，入轻粉，油搽。骨疽脓出，包盐炙焦搽。**鳖甲**蚀恶肉，敛口，烧掺。**白螺壳灰**同倒挂尘，傅软疖。**蟹膏 石蟹**并涂久疽。 [兽禽人] **黑雌鸡**排脓，生新血。**鸡屎**同艾，熏骨疽。**夜明砂**排脓，同乳香、桂心涂。**猪蹄**煮汁，洗痈疽，溃热毒，去恶肉。痈疽发乳，同通草煮羹食。**狗头骨**痈疽疔毒，同芸薹子末傅。**兔头**发背发脑，捣贴，热痛即如水也。**鹿角胶 鹿茸 麝香**蚀一切痈疽脓水。**獖猪屎**蚀恶肉，同雄黄、槟榔傅。**黄鼠**解毒止痛，煎油，入黄丹、黄蜡熬膏。**鼠**溃痈不合，烧涂。皮，生封附骨疽，即追脓出。烧，傅疮口。**猫头**收疮口，煅，和鸡子白涂。颈毛、鼠屎，烧，傅鬈疖。**象皮**敛疮口。**鼹鼠 猪悬蹄 马牙灰 猪屎灰 发灰**并敛疮口。又同蜂房、蛇蜕灰酒服。

　　 [乳痈] [草部] **天花粉**轻则妒乳，重则乳痈，酒服末二钱。**白芷**同贝母末，酒服。**半夏**煨研，酒服，及吹鼻。**紫苏 栝楼 忍冬**并煎酒服。**玉簪根 萱根 马鞭**同姜。**木莲**并擂酒服，渣涂之。**何首乌**煮酒。**香蒲**捣汁。**鼠粘子 冬葵子 棕箬灰 茛蓉子 葛蔓灰**并研末，酒服。**贝母 丹参**同白芷、芍药、猪脂、醋，熬膏涂。**大黄**同甘草熬膏贴，亦末傅。**射干**同萱根涂。**龙舌草**同忍冬涂。**燕脂**乳头裂，同蛤粉涂。**水苔**同苎根涂。**莼 水萍 黄芩 山慈姑 益母草 大蓟 莽草**和醋。**木鳖子**磨醋。**蒲黄** [谷菜] **百合**并涂吹乳妒。**麦面**水煮糊，投酒热饮，仍炒黄，醋煮糊涂之，即散。**赤小豆**酒服并涂。**米醋**烧石投之，温渍。**蔓菁**同盐涂。**老茄**烧，傅乳裂。**蒲公英** [果木] **橘叶**酒服，未成即消，已成即溃。**银杏**乳痈溃烂，研服并涂。**白梅 水柳**、根并捣贴。**桂心**同甘草、乌头末，酒涂，脓化为水。**枫香**贴小儿剑疽。**丁香**奶头花裂，傅之。妒乳乳痈，水服。**牙皂荚**蜜炙研，酒服。或烧研，同蛤粉服。**皂荚刺**烧，和蚌粉酒服。**柳根皮**捣炙熨之，一夜即消。**桦皮**烧研酒下，一服即消，腐烂者亦可服。**蔓荆子**炒末，酒服，并涂。**榆白皮**醋捣。**木芙蓉** [器石] **车脂**热酒服。**灯盏油**调炒脂麻涂。**研朱石锤**煮热熨。**石膏**煅研，酒服三钱，取汗。**杓上砂**吹乳，酒服七枚。**姜石 蚯蚓泥** [虫鳞介] **露蜂房**烧灰服，并涂。**百药煎**煎酒。**蜘蛛 龟版**并烧研，酒服。**穿山甲**乳痈、乳岩，炮研酒服。吹乳，炙，同木通、自然铜末，酒服。**自死蛇**烧

涂。**蛇皮灰** **鳝头灰** [禽兽人] **鸡屎白灰**并酒服。**白丁香**吹乳。酒服一钱。**母猪蹄**同通草煮食。已破，煎洗。**水胶**腊酒煮涂。**鹿角**磨涂。**鼠屎**吹奶，同红枣烧，入麝，酒服。乳痈初起，酒服七枚，取汗。已成，同黄连、大黄末，黍米粥，涂上四边，即消。**猫皮毛**乳痈溃烂，煅，入轻粉，油涂。**猪脂**冷水浸贴。**白狗骨灰** **牛屎** **马尿** **人屎灰** **人牙灰**并涂。

[便毒] [草部] **贝母**初起，同白芷煎酒服，渣傅。**栝楼**同黄连煎服。**鼠粘子**炒末，同朴消酒服。**忍冬**酒煎。**木莲**擂酒。**芫花根**擂水服，渣傅。**黄葵子**同皂荚、石灰、醋涂。**山慈姑**涂。**芭蕉叶**烧，和轻粉涂。**石龙芮**揉揉。**草乌头**磨水涂。**菖蒲**生涂。**山药**同炒糖涂。**冬葵子** **贯众** [果木] **胡桃**烧。并酒服。**皂荚**煨研，酒服。醋和涂。子研，水服。**肥皂**捣涂。**枫香**入麝。**纺车弦**烧。**千步峰**磨醋、姜，并涂。[金石虫鳞] **铜钱**同胡桃嚼食。**铁秤锤**初起，压一夜。**枯矾**同寒食面糊涂。**蜘蛛**初起，研酒热服，取利。**斑蝥**同滑石服，毒从小便出，即消。**红娘子**入鸡子内煨食，小便去脓血。**五倍子**炒黄，醋涂，一日夜即消。**穿山甲**同猪苓、醋炙，研酒服，外同轻粉、麻油涂之。**鲫鱼**同山药捣贴。**鳔胶**煮软研贴，亦烧末酒服。**水胶**化涂即消。

[解毒] [草部] **败酱**除痈肿，破多年凝血，化脓为水。腹痈有脓，同薏苡仁、附子为末，水服，小便当下出愈。**大蓟叶**肠痈瘀血。**人参**酒毒，胸生疽疮，同酒炒大黄末，姜汤服，得汗即愈。**黄芪**除肠胃间恶血。**薏苡仁** **冬瓜仁** **甜瓜仁**肠痈已成，小腹肿痛，小便似淋，或大便下脓，同当归、蛇蜕，水煎服，利下恶物。**大枣**肠痈，连核烧，同百药煎末服。**乌药**孕中有痈，同牛皮胶煎服。**皂角刺**腹内生疮，在肠脏，不可药治，酒煎服，脓悉从小便出，极效。**楤担尖**肠痈已成，烧灰，酒服少许，当作孔出脓。[土鳞] **死人家上土**外涂。**龙骨**肠痈内疽。**鲫鱼猪脂**煎服。[禽兽] **雄鸡顶毛**并屎，烧，空心酒服。**犬胆**去肠中脓血。**马牙**肠痈未成，烧灰，和鸡子白涂。**悬蹄**肠痈下瘀血。**猪悬蹄甲**伏热在腹，肠痈内蚀。

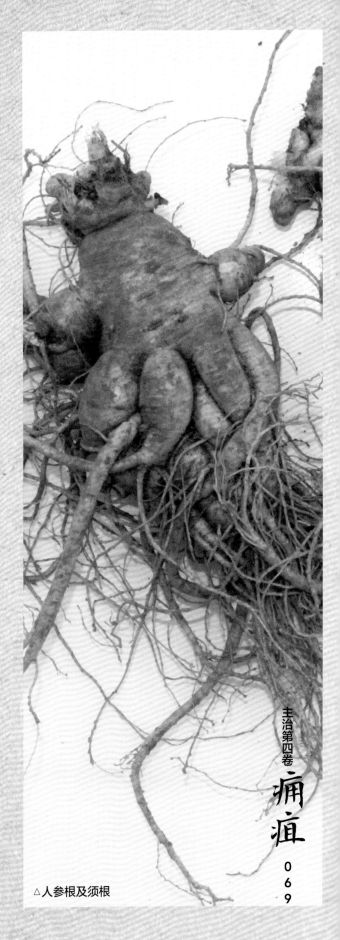

△人参根及须根

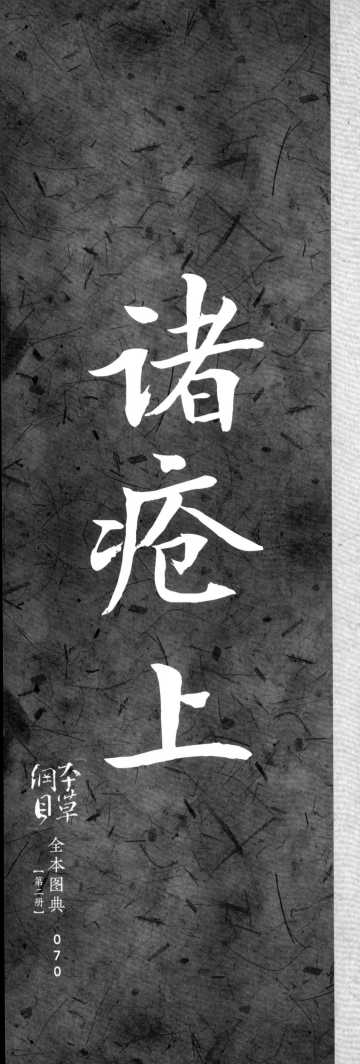

诸疮上

丁疮　恶疮　杨梅疮　风癞　疥癣　热疮　瘑疮　手疮　足疮　胻疮

[丁疮]　[草部]　**苍耳**根汁，和童尿服，或葱酒服，取汗。灰，同醋涂，拔根。**山慈姑**同苍耳擂酒服，取汗。**石蒜**煎服取汗。**豨莶**酒服取汗，极效。**大蓟**同乳香、枯矾末，酒服，取汗。**白芷**同姜擂酒服，取汗。**王不留行**同蟾酥服，取汗。**草乌头**同葱白丸服，取汗。同巴豆贴，拔根。同川乌头、杏仁、白面涂。**菊花叶**丁肿垂死，捣汁服，入口即活，神验方也。冬用根。**莼**擂酒服。**常春藤**和蜜服。**荠苨**汁服。**金沸草**　**益母草**捣汁服，渣涂。烧灰纫入，拔根。**荆芥**煮服，及醋捣涂。**紫花地丁**擂水服，同葱、蜜涂。**艾**灰汁和石灰点之，三遍拔根。**地菘**和糟。**附子**和醋。**蒺藜**和醋。**马兜铃**同蛛网捣。**龙葵**　**地黄**　**旱莲**　**水杨梅**　**木鳖子**　[谷菜]　**麦面**和猪脂。**胡麻**灰和针砂。**小豆花**　**寒食饧**并涂丁。**白米粉**熬黑，蜜涂。**米醋**以面围，热淋之。**翻白草**煎酒服，取汗。**蒲公英**擂酒服，取汗。**丝瓜叶**同葱白、韭菜，研汁和酒服，渣傅。**独蒜**蘸门臼灰擦之，即散。又同小蓟、豨莶、五叶草，擂酒服。**马齿苋**和梳垢封。烧，和醋封之。和石灰封。**白苣**汁滴孔中。**土菌**同豨莶涂。**芜菁**同铁衣

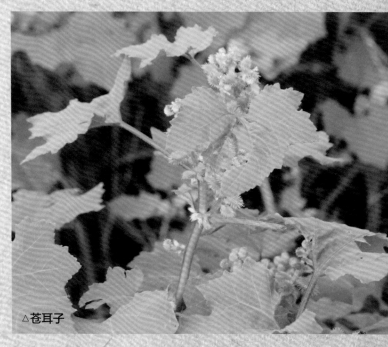

△苍耳子

涂。**蕺菜** **灰藋灰** **山丹** **百合** **生姜** [果木] 野葡萄根先刺疔上，涂以蟾酥，乃擂汁，入酒，调绿豆粉，饮醉而愈。**银杏**油浸研，盦水疔。**荔枝**同白梅。**胡桃**嚼盦。**榴皮**灸疔。**槐花**四两，煎酒服。叶、皮、茎同。**柳叶**煮汁服。**枸杞**治十三种疔，四时采根茎，同诸药服。**棘钩**同陈橘皮，煎服。同丁香烧傅。**乌桕叶**食六畜牛马肉，生疔欲死，捣汁一二碗，取下利。根亦可。又主暗疔昏狂。**皂荚**灸研，同麝涂。子，傅。**巴豆**点。**木芙蓉**涂。**绯帛**同蜂房诸药烧服，并入膏贴。**旧油纸伞灰**同古石灰服，取汗。**箭笴茹**作炷灸疔。[水火土石] **凉水**挑破去血，噙水频咂。**烛烬**同胡麻、针砂涂。**土蜂窠**同蛇皮煅，酒服一钱。**铁浆**日饮一升。**锈钉**调蓝水冷服。煅，同人乳傅。**浮石**同没药，醋糊丸服。**银朱**水和丸服。**矾石**煨葱捣丸，酒服二钱，同寒食面涂。**鼠壤土**童尿调涂。**粪下土**同全蝎、蝉蜕涂。**铁粉**同蔓菁根捣涂。**铁精**同轻粉、麝香点傅。**雄黄**同蟾酥、葱、蜜插之。**石灰**同半夏傅。**硇砂**同雄黄贴。**姜石**鸡子白和涂。**慈石**醋和。**铜矿石** [虫部] **斑蝥**并涂。**蟾酥**同雄黄、乳香丸，服三丸。外以白面、雄黄和，纳一粒，立效。**露蜂房**洗。**人虱**十枚，着疮中，箔绳灸之。**蝉蜕**丁疮不破，毒入肠胃，和蜜水服，并涂。同僵蚕、醋涂四围，拔根。蜜和葱。**独脚蜂**烧。**赤翅蜂**烧。**独脚蚁** **蜘蛛**和醋。**草蜘蛛** **螲蟷** [鳞介] **腹蛇皮**灰并傅之。**蛇蜕**丁肿鱼脐，水煎服。烧，和鸡子涂。**鲍鱼头**同发灰烧。**穿山甲**烧研，同贝母末，傅马丁。**海马**同雄黄诸药涂。**田螺**入片脑，取水点。**蚬汁**洗。**海蠊蛸** [兽人] **腊猪头**灰并掺之。**狗宝**同蟾酥诸药服，治赤丁。**牝猪屎**丁毒入腹，绞汁服。**牡狗屎**绞汁服，并涂。**青羊屎**煮服。**马屎** **驴屎**并炒熨丁疮中风。**獭屎**水和封，即脓出痛止。**鼠屎**头发灰烧，纳之。**猪胆**和葱涂。**白犬血** **马齿**烧。**黑牛耳垢** **人耳塞**同盐、蒲公英贴。**发灰**。

[恶疮] [草谷菜] **牛膝**卒得恶疮，不识，捣涂。**贝母**烧灰，油调，傅人畜恶疮，敛口。**藿香**冷疮败烂，同茶烧傅。**黄芩**恶疮蚀疽。**秦艽**掺诸疮口不合。**苍耳**恶疮，捣汁服，并傅。**芎藭**同轻粉涂。**菖蒲**湿疮遍身，为末卧之。**忍冬**同雄黄，熏恶疮。**无心草**傅多年恶疮。草

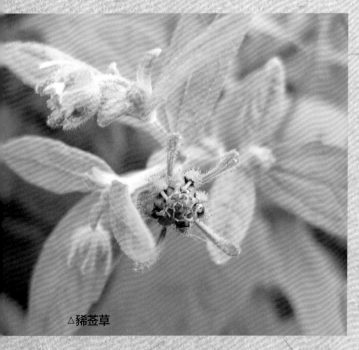

△豨莶草

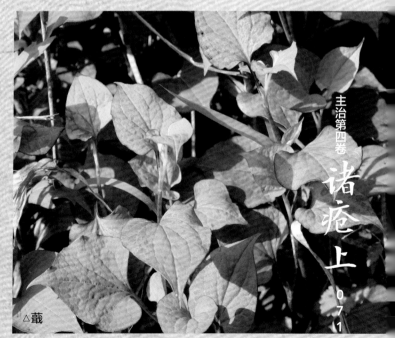

△蕺

x

x

x

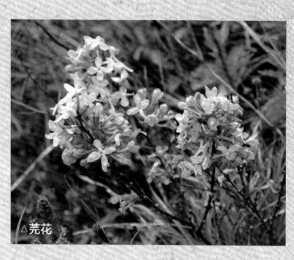
△芫花

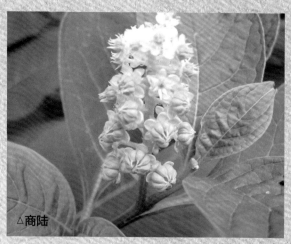
△商陆

乌头　地榆　沙参　黄芩花并涂恶疮脓水。何首乌　燕蓐草　瞿麦　扁竹并傅浸淫恶疮。藜芦　鼠尾草并傅反花恶疮。青蒿灰　马先蒿　菌茹　角蒿　骨碎补并蚀恶疮烂肉。莽草　萑菌　青葙子　苦参　鹤虱　钩吻并杀恶疮虫。蛇床子　莨草　漏篮子　杜衡　牛蒡根　狼牙洗。大蓟根　野菊根　蛇衔　积雪草　商陆　狼跋子　及己　香附子　马鞭草　狼毒　艾纳香　漏芦　藁本香　黄连　虎杖根　地肤子洗。白敛　石长生　紫草　芫花根　紫参　赤芍药　山慈姑　白及　石蒜　牡丹皮　蜀羊泉　天麻　紫花地丁　紫金藤　天蓼　蔷薇根　当归　赤薜荔　丹参　兔葵叶　紫葛藤　羊桃洗。冬葵根　马勃　蕲艾叶　剪草　昨叶荷　通草及花上粉　羊蹄草　昆布　胡麻油　扁豆　大麻仁炒。陈仓米和酢。豆豉　寒食饭并傅一切恶疮。芸薹菜煨捣，熨异疽。油涂风疮。繁缕汁涂恶疮，有神效之功。鸡肠草灰，和盐，主一切恶疮、反花疮。马齿苋封积年疮。烧傅反花疮。蒲公英　冬瓜叶并傅多年恶疮。苦苣对口恶疮，同姜擂酒服，并傅。丝瓜根诸疮久溃，熬水扫之，大凉。蕺菜竹筒煨捣，封恶疮。酱瓣同人尿，涂浸淫疮癣。苦瓠汁　灰藋　邪蒿　[果木水土]慈姑叶并涂恶疮。桃白皮纫恶疮。杏仁入轻粉，涂诸疮肿痛。马槟榔恶疮肿痛，内食一枚，外嚼涂之。柏沥涂恶疮有虫。巴豆煎油调硫黄、轻粉，搽一切恶疮。苦竹叶烧，和鸡子白，涂一切恶疮。柳华及枝叶煎膏，涂反花恶疮。桑叶肺风毒疮如癞，蒸一夜，晒研，水服二钱。枫香　松脂　骐麟竭　乳香　没药　詹糖香并入恶疮膏。槐皮　杨栌叶　胡颓子根并洗。冬青叶醋煮。楸叶　桐叶及木皮　榉叶同盐。皂荚刺烧。楮叶　占斯　大风子　木绵子油　桐子油　青布灰并傅多年恶疮。败蒲席灰筋溢恶疮。三家洗碗水入盐。半天河水并洗恶疮。东壁土诸般恶疮，同大黄末傅。蚯蚓泥傅燕窝疮，及时行腮肿。白鳝泥傅火带疮。鬼屎傅人马恶疮。盐车脂角土　胡燕窠土　屋内壖下虫尘土　白蚁泥同黄丹。粪坑泥　[金石]云母粉并涂一切浸淫疮。胡粉反花恶疮，同胭脂涂。蜂窠恶疮，同朱砂、蜜涂。水银一切恶疮，同黄连、胡粉傅。恶肉毒疮，状如豆，半在里，包擦之。或同大风子。铁浆蛇皮恶疮，频涂。雄黄蛇缠及一切疮，醋调涂。浮石诸般恶疮，同没药丸服。蓬砂一切恶疮，同甘草浸麻油，每饮一小合。石硫黄一切恶疮，同荞面作饼贴。银朱顽疮日久，同古石灰、松香、油熬贴之。石灰多年恶疮，同鸡子白涂。硇砂　石胆并去恶疮败肉。雌黄　熏黄　孔公蘗　黄矾　绿矾　白矾　铜青　锡　铅　铁落　铁

锈　铁锈　[虫部] 乌烂死蚕涂一切恶疮。地胆傅恶疮。岩疮如舌，令人昏迷，速用此同桑白皮、滑石、木通诸药服，以宣其毒。青腰虫蚀恶疮息肉，剥人肌皮。蜘蛛晒研，傅一切恶疮。膜贴积年诸疮，及反花疮。蜂房洗傅。斑蝥　[介鳞] 文蛤并傅恶疮漏烂。鼍脂摩。鼋甲恶疮，酒浸炙，研服。鼍甲同。鼍脂摩。穿山甲　蛇蜕　自死蛇　蝮蛇皮并烧傅。蚺蛇　鳞蛇　白花蛇　乌蛇并酿酒、作丸，治恶疮。蛇婆炙食。鲫鱼烧灰，同酱汁，涂诸疮十年不愈者。浸淫毒疮，生切，和盐捣涂。海螵蛸止疮多脓水不燥。黄颡鱼烧。鳗鲡膏　海豚鱼肪　鱼脂　[禽兽] 孔雀屎并傅恶疮。雀屎傅浸淫恶疮。鸡冠血浸淫疮，不治杀人，日涂四五次。鸡肉猫睛疮，有光无脓血，痛痒不常，饮食减少，名曰寒疮，但食鸡、鱼、葱、韭，自愈。白鸽肉解恶疮毒。鸽屎反花疮初生，恶肉如米粒，破之血出，恶肉反出于外，炒研傅。青鹤　蠓蟷屎　猪脂　猪髓并主恶疮。羊屎反花恶疮，鲫鱼酿烧傅。猪颊骨炙油，涂恶疮。悬蹄烧，傅十年恶疮。驴悬蹄天柱毒疮，生大椎上，出水，同胡粉、麝香傅。马屎涂多年恶疮疼痒，不过数次。犬胆傅痂疡恶疮。焊猪汤洗。驴脂　野驼脂　麋脂　狼膏　猬脂及心、肝。隐鼠膏　黄鼠煎膏。象胆　熊脂　鹿角　羚羊角及肉。狗头骨灰。虎骨及屎。猫头骨灰。鼠头灰。象皮灰　鼬鼠灰及骨。马鬃灰　野猪皮灰　牛屎　双头鹿胎中屎　[人部] 人中白烧。人唾并主一切恶疮。人牙恶疮，同鸡内金等烧傅。发灰瘰岩恶疮，米汤服二钱，外同白及、皂荚刺灰傅。小儿胎屎蚀恶疮息肉。

[杨梅疮] [草部] 土茯苓治杨梅疮及杨梅风，并服轻粉成筋骨疼瘫痫疽，为必用之药。每用四两，入皂荚子七粒，煎水代茶。或加牵牛，或加苦参、五加皮，或加防风、薏苡仁、木通、木瓜、白鲜皮、金银花、皂荚子，煎服。筋骨疼，虚人，同人参丸服。天花粉同川芎、槐花丸服。栝楼皮末，酒服，先服败毒散。蔷薇根年久筋骨痛，煮酒饮。或加木瓜、五加皮、茯苓、当归。大黄初起者，同皂荚刺、郁金、白牵牛末，酒服。又方：同白僵蚕、全蝎末，蜜汤服，并取下恶物。同皂荚刺、轻粉末服，取下恶物，并齿出毒血愈。线香烧烟熏。浮萍洗。野菊同枣根煎洗。金银花　苦参　龙胆　木通　泽泻　柴胡　荆芥　防风　薄荷　威灵仙　蓖麻子　黄芩　黄连　白鲜皮　连翘　胡麻　[果木] 胡桃同槐花、红枣、轻粉丸服。椰子壳筋骨痛，研末，热酒服，取汗。乌梅炒焦，油调搽。葡萄汁调药。杏仁　细茶　木瓜　槐花四两，炒，煎酒热服。黄檗去湿热。同乳香末、槐花，水

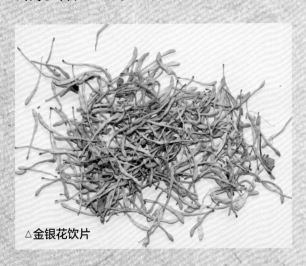

△金银花饮片

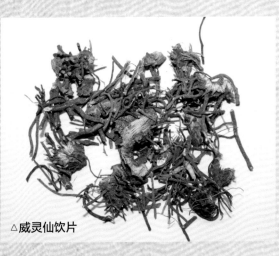

△威灵仙饮片

和涂。**大风子**和轻粉涂。**五加皮　槐角　皂荚子　栀子　血竭　乳香　没药　卢会**　[金石]**铜青**醋煮，酒调涂，极痛，出水愈。或入轻粉、冰片少许。**绿矾**煅研，香油搽。**汞粉**或服或熏，劫疮，效最速，但用失法者，有筋骨痛疽之害。掺猪肾，油煎食。入鸡子，蒸热食。同丹砂、雄黄末，酒服。或加黄丹、孩儿茶，或加槐花、龟板，或加槐花、天花粉、孩儿茶，为丸服。一方：同甘草、百草霜丸服。杨梅癣，同大风子末涂。同杏仁涂。**水银**同铅结砂，入乳、没、黄丹，作神灯照之。熏之。**黑铅**同锡结砂，入蜈蚣末，作捻照之。煮酒服，解轻粉毒。**银朱**年久顽疮，同朱砂、枯矾、全蝎丸服。同宫香作捻，被中熏鼻。或加孩儿茶、皂荚子。或同雄黄、枯矾作丸，熏之。同铅、汞、白花蛇作捻，照。同轻粉，入黄蜡、麻油，作膏贴。筋骨痛，同枯矾作捻，熏脐取汗。**粉霜**涂。**雄黄**猪髓调搽。同杏仁、轻粉、猪胆搽。同轻粉、黄丹、孩儿茶、朱砂丸服。**白砒**同雄黄、牛黄化蜡丸服。同石黄点之。同轻粉、银朱搽。**丹砂**同雄黄、百草霜丸作捻，被中熏之。**石膏**煅搽。酒服，发汗，解轻粉毒。**铁浆　盐水**并漱轻粉毒。**孩儿茶　百草霜　蓬砂　胡粉　枯矾　黄丹**　[虫鳞]**蝉蜕　全蝎　白僵蚕　露蜂房　蜈蚣**同全蝎、香油、水粉、柏油熬膏贴。**白花蛇**同穿山甲诸药丸服。亦入熏照药。**穿山甲**顽疮成风，陈菜子油，作膏贴。[介兽]**龟甲　鬼眼睛**同辰砂、片脑涂。**猬皮**杨梅疮泻，同鳖甲、象牙丸服。**麝香**。

[风癞] [草部] **苦参**热毒风、大风、肺风、肾风生疮，遍身痹痒，皂荚膏丸服。同荆芥丸，浸酒饮。煮猪肚食，取虫数万下。**何首乌**大风，同胡麻九蒸九晒服。**长松**同甘草煎服，旬日即愈。**黄精**蒸食。**草乌头**油、盐炒，为丸服。**马矢蒿**末服。**马鞭草**末服。**浮萍**煎服，末服，并洗。**凌霄花**同地龙、蚕、蝎，末服。**栝楼**浸酒。**白蒿**酿酒。**艾汁**酿酒。**狼毒**同秦艽服。**大黄**同皂荚刺服。**牛膝**骨疽癞病，酒服。**白鲜皮**一切热毒风疮赤烂，眉发脱脆皮急。**羌活　防风　巴戟天　黄芪　牡丹　天雄**并主癞风。**蓖麻子**黄连水浸吞。**莨菪子**恶

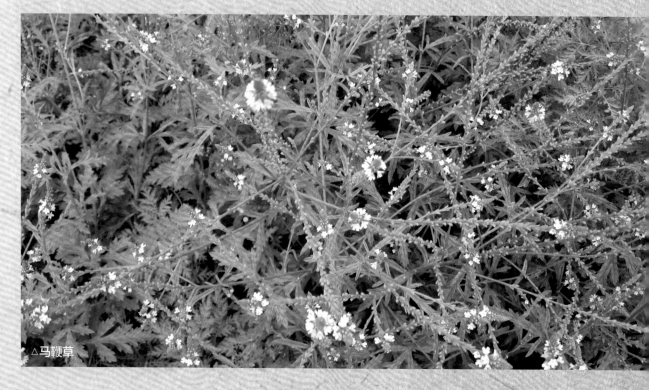

△马鞭草

疮似癞，烧傅。**地黄叶**恶疮似癞十年者，捣傅。**百灵藤**浴汗，并熬膏酒服。**青藤**酒。**葎草** **陆英** **蒴藋** **苦瓠藤**并浴癞。十年不瘥者，汁涂之。[谷果] **胡麻油**浸之。**大麻仁**浸酒。**亚麻荷叶**同石灰汁渍。[木器] **大腹子**傅。**松脂**炼服。**松叶**浸酒。**天蓼**酿酒。**预知子**同雄黄熬膏服。**皂荚**煎膏丸服。刺，烧灰服，最验。根皮，主肺风恶疮。**桦皮**肺风毒疮如癞，同枳壳、荆芥诸药服。**桑叶**肺风如癞，蒸一夜，晒研水服。**乳香**同牛乳、甘草蒸服。**杨花**同花蛇等丸服。**大风子油**同苦参丸服。调轻粉搽。**桑柴灰**洗。**栀子**赤癞、白癞。**皮巾子** **皮腰袋**烧灰，入癞药。[水石] **碧海水** **古冢中水** **石灰**并洗。**禹余粮**癞风发落，同白矾、青盐煅，丸服。**金星石**大风虫疮，同诸石末丸服。**石硫黄**疠风有虫，酒服少许，兼和大风子油涂。**玄精石** **雄黄** **雌黄** **握雪礜石** **石油** [虫鳞] **葛上亭长**并入涂药。**蜂蜜**同姜汁炼服。**蜜蜂子**同诸蛇丸服。**五倍子** **蛇蜕**恶疮似癞，十年不瘥，烧灰酒服，和猪脂涂。**白花蛇** **乌蛇** **蚺蛇** **蝮蛇**并酿酒服。**乌蛇胆**入冬瓜化水服。**蚺蛇胆**及膏涂。**自死蛇**恶疮似癞，渍汁涂。**鳢鱼**顽疮疥癞，酿苍耳煮食。**鲫鱼**恶疮似癞，十年不瘥，烽灰和酱涂。**鲨鱼胆**同诸矾末服，杀虫。**蝎虎**同蚕沙、小麦面末服。**鲮鲤甲** **蚖** [禽兽人] **五灵脂**油调涂。**驴蹄灰** **头发**同大豆，入竹筒内，烧汁涂。

[疥癣] [草部] **苦参** **菖蒲** **剪草** **百部**并浸酒服。**艾叶**烧烟熏，煎醋涂，烧灰搽。**淫羊藿** **青蒿** **山茵陈** **乌头** **马鞭草**并洗。**杜衡** **白鲜皮** **苍耳子** **黄连** **大蓟汁** **白及** **青葙叶** **紫参** **积雪草** **蛇床子** **丹参** **天南星** **紫草** **木藜芦** **地榆** **莨菪根** **狼牙草** **沙参** **谷精草** **薄荷** **三白草** **线香** **狼把草** **狗舌草** **姜黄** **冬葵子** **芍药** **酢浆草** **芎藭** **石长生** **白菖蒲** **钩吻** **羊蹄根** **酸模** **木莲藤** **莽草** **山豆根** **何首乌** **藜芦** **天门冬** **蔄茹** **狼跋子**酒磨。**狼毒** **蔷薇根** **白蒺藜** **荩草** **地锦草** **败酱** **防己** **葎草** **猫儿眼睛草** [谷菜果木] **大豆沥** **黄豆油** **秫米**炒黑。**小麦**烧。**胡麻油** **芸薹子**

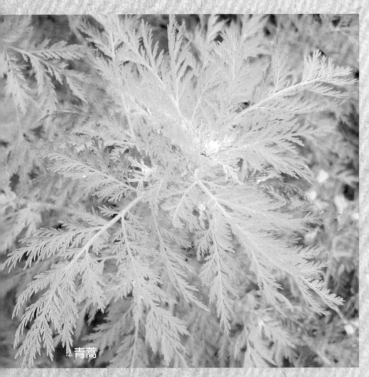

◁青蒿

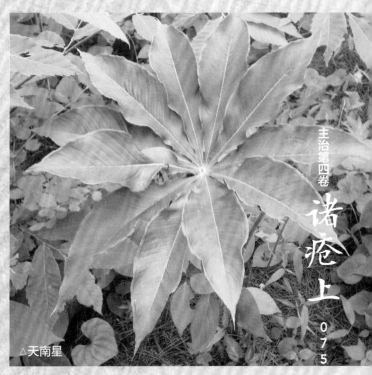

△天南星

油已上或涂、或洗、或服。**胡麻**生嚼，涂坐板疮。**丝瓜皮**焙研，烧酒涂坐板疮。**粟米**
泔　灰藋　藜叶　冬瓜藤并洗疥疮。韭根炒黑。蕹叶煮。蒜　马齿苋　丝瓜叶擦。土
菌灰　杏仁　桃叶　桃仁　鹿梨根　楤椁木皮　银杏嚼。并涂疥癣。**胡桃**同雄黄、熟
艾捣，裹阴囊。山楂　杨梅树皮　樟材　钓樟　柳华及叶并洗疥癣。**枫香**同黄檗、轻
粉涂。**松脂**同轻粉擦。乳香　没药　血竭　皂荚煮猪肚食。樟脑　卢会　黄檗　樗根
白皮及叶。楸树皮、叶　海桐皮　楝实及根　芜荑　大风子并杀疥癣虫。榆白捣涎，
涂疥癣虫疮。柏油涂小儿衣，引疮虫。亦同水银擦。槿皮醋调搽癣，或浸汁磨雄黄。
巴豆擦癣。同腻粉点疥。楮叶擦癣。乌药　棕木　槐叶　檀皮　桑沥　荆沥　松湝　柏
油　胡荽根　栾荆　鼠李子　木绵子油并涂疥癣。[水土]秋露调药。半天河水　梅雨
水　温泉　碧海水　盐胆水并洗疥癣顽疮。燕窠土　烟胶搽牛皮风癣。[金石虫]轻粉牛
皮癣，酒服半钱。小儿癣，同猪脂涂。雌黄同轻粉、猪脂，涂牛皮顽癣。明矾榴皮
蘸，掺牛皮癣。**胡粉**掺疥癣。黄脓疮，同松香、黄丹、飞矾熬膏贴。水银同胡粉，涂
窝疥虫癣。同芜荑涂。同大风子涂。银朱同牛髓、桐油，杀疥癣虫。舱船灰同牛屎，
熏下身癣。矾红同螺蛳、槿皮，涂癣。硫黄鸡子油，搽疥癣。煅过，掺顽疮。铁
落　铁锈　青琅玕　朱砂　雄黄　熏黄　石油　黄矾　绿矾　砒霜　盐药　戎盐并入
涂掺药。石灰　茧卤汁并洗疥癣，杀虫。斑蝥同蜜和，浸醋涂。五倍子一切癣疮，同
枯矾涂。青腰虫杀虫。紫矿　[介鳞]蚌粉并涂疥癣湿疮。鳢鱼酿苍耳，淡煮食。鳝鱼肝
炙食。河豚子肝同蜈蚣烧，掺疥癣。鼍甲疥癣死肌，炙浸酒服。鱼鲊涂虫疮。海
虾　鳝鱼　鳗鲡并涂。白花蛇入丸、散。乌蛇入丸、散。蚺蛇食。自死蛇烧。蝮
蛇　鲮鲤甲　鼋甲　蟹膏　田螺　螺蛳　[禽兽服器]鸡冠血　抱出鸡子壳灰并涂疥癣。
鸳鸯炙贴。鸽　猪肚皂荚同煮食。狐肉及五脏作臛食。鼹鼠煮食。猪脂煎芜花，杀疥
虫。牛蹄甲同驴屎烧，傅牛皮风癣。驴屎烧，傅湿癣。驴脂　羊脂　野猪脂　獖
脂　狱脂并涂。羚羊角　虎骨　兔骨　诸朽骨并洗、涂。鼬鼠煎膏。狒肉炙贴。并主
疥癣。旧靴鞋底灰同轻粉、皂矾，搽癣。

　　　[热疮][草部]败酱暴热火疮赤气。葛根傅小儿热疮。葵花小儿蓐疮。剪春罗傅火带
疮。积雪草恶疮赤熛。仙人草　产死妇人冢上草并治小儿酢疮，头上面硬者。青
黛　蓝叶　酸浆子　龙葵　野菊根　天花粉同滑石。黄药子　[菜谷]丝瓜汁调辰砂。生
百合并涂天泡热疮。花同。麦麸涂热疮。芋苗灰擦黄水疮。赤小豆洗。罗勒灰　[果木]
桃仁并傅黄烂疮。茱萸煎酒，拭火烂疮。莲房灰和井泥。荷花并贴天泡疮。枸杞叶涂
火赫毒疮。梓白皮小儿热疮。叶，傅手足火烂疮。荆茎灼疮发热，焱疮有效。黄檗入
矾。芜荑　[金石土]滑石并涂热疮。铁浆时气生疮内热者，饮之。生铁小儿熛疮，烧
淬水浴。蚯蚓泥炒。无名异并涂天泡湿疮。银朱和盐梅涂。[鳞介]青鱼胆　田螺并涂热
疮黄水。[禽兽人]蚬肉诸小热疮，年久不愈，多食之。鸭粪同鸡子白，涂热疮。羚羊角
灰身面卒得赤斑或熛子，不治杀人，鸡子白和涂。羊胆时行热熛疮，和醋服。酪涂身
面热疮肌疮。牛屎烧，傅小儿烂疮。乱发孩儿热疮，以鸡子黄同熬干，待有液出，取
涂疮，粉以苦参。

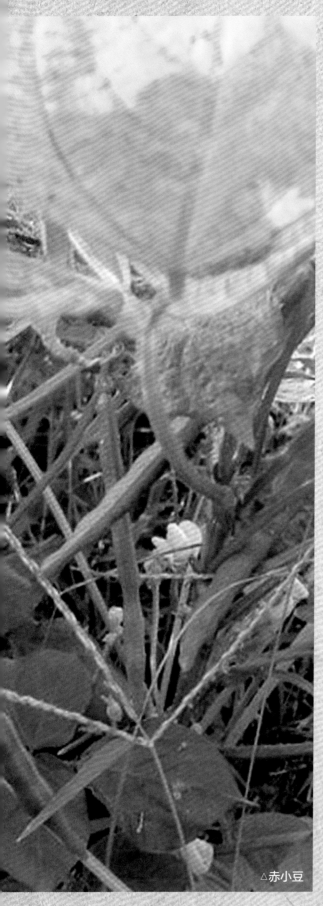

△赤小豆

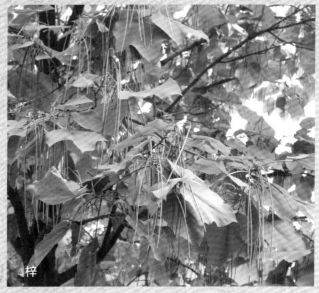

△梓

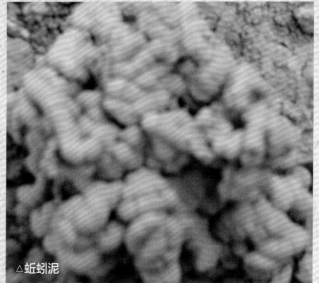

△蚯蚓泥

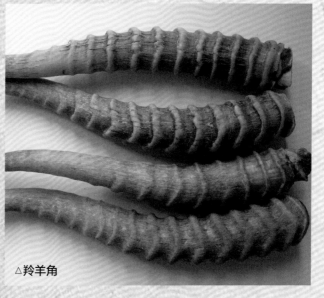

△羚羊角

[病疮] 桃花病疮生手足间，相对生，如茱萸子，疼痒浸淫，久则生虫，有干湿二种，状如蜗牛。同盐捣傅。桃叶同醋。腊饧鲫鱼生捣。蚕蛹 海豚鱼 白犬血 猪髓 牛屎 荆沥 雄黄 硫黄 水银同胡粉。燕窠土并涂病疮及癣。

[手疮] 热汤代指生指甲旁，结脓脱爪，初时刺汤中浸之，或刺热汤七度，冷汤七度，或刺热饭中二七度，皆良。甘草 地榆 蜀椒 葱 盐 芒消并煎汤，渍代指。硇砂唾、面和成。蜜蜡 梅核仁和醋。人尿和醋。鱼鲊和乌梅杵。猪膏和白垩土。羊胆并涂代指。蓝汁服之，主瘭疽喜著十指，状如代指，根深至肌，肿痛应心，能烂筋骨，毒散入脏，能杀人，宜灸百壮，或烙令焦，俗名天蛇毒，南人多病之。葵根汁。升麻汁。芸薹汁。竹沥 犀角汁。青黛并温服，主瘭疽。盐汤 醋汤 腊饧并浸瘭疽。大麻仁炒。麻油滓 黑大豆生。蔓菁子 酸模 无心草 车脂同梁上尘。灶突土同梁上尘。土蜂窠同乳香、醋。燕窠土同胎儿屎。白狗屎灰。虎屎灰。马骨灰。猪胆 牛耳垢 蜈蚣焙研，猪胆调。皂荚灰。田螺 鲫鱼同乱发、猪脂熬膏。并傅瘭疽。水蛇皮裹天蛇毒，数日当有虫出，如蛇状。海苔 麦醋糟炒末，并傅手背肿痛。生蒾苦酒煮，涂手指赤色，随月生死。羊脂涂脾横爪赤。猪胰 青琅玕 真珠并涂手足逆胪。艾叶 牛屎并熏鹅掌风。椒根 烧酒 灰汤并洗鹅掌风。油胡桃擦鹅掌疮。鳖甲烧，傅人咬指烂。

[足疮] 绿矾甲疽，因甲长侵肉，或割甲伤汤水，肿溃出水，甚则浸淫趾跌，经年不愈，盐汤洗净，煅研，厚傅之，即日汁止，十日痂落。女人甲疽肉突，煎汤洗之，并同雄黄、硫黄、乳香、没药掺之。石胆煅。硇砂同矾。乳香同石胆。血竭 熏黄同蛇皮灰。牡蛎生研服，并傅。虎骨橘皮汤洗后，油和傅。蛇皮烧，同雄黄傅。黄芪同蔺茹、猪脂、苦酒，熬膏涂。知母 麋衔 乌头 鬼针 胡桃树皮灰。马齿苋并傅甲疽。黑木耳贴肉刺，自腐。莨菪子根汁。血见愁 红花同地骨皮。没石子同皂荚灰，醋和。皂矾煅。白矾同黄丹、朴消。羊脑同新酒糟。人虱黑白各一枚。并涂肉刺。焠鸡汤洗鸡眼。茶末 荆芥叶捣，或烧灰。蚌粉 滑石同石膏、矾。花乳石同黄丹、水粉。白矾同黄丹。鹅掌皮灰并傅足趾丫湿烂疮。粪桶箍灰傅脚缝疮血出不止。生面 半夏并涂远行足跰，一夜平。草乌头远行足肿，同细辛、防风掺鞋内。茄根洗夏月趾肿不能行。草鞋远行足肿，尿浸湿，置烧热砖上

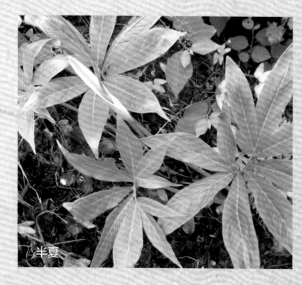
△半夏

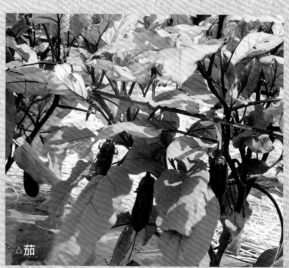
△茄

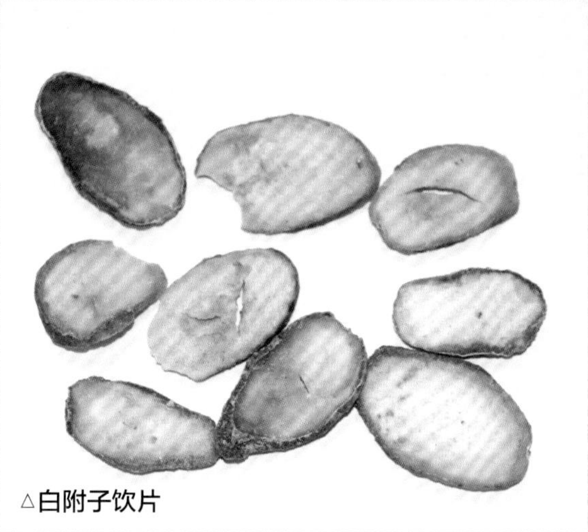

△白附子饮片

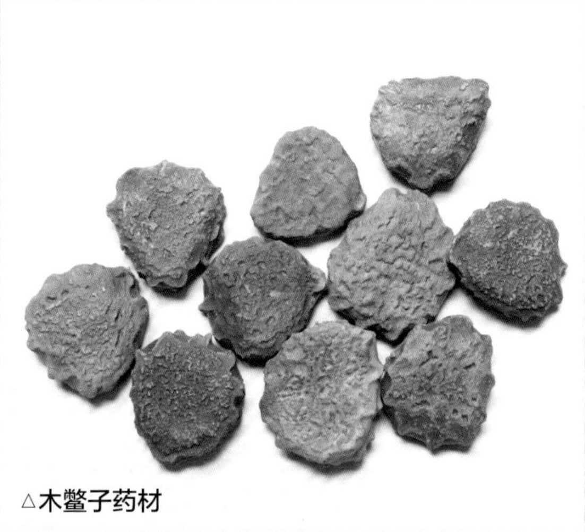

△木鳖子药材

踏之，即消。**黄牛屎**足跟肿痛，入盐炒盦。**牛皮胶**足底木硬，同姜汁、南星末调涂，烘之。**朴消**女人扎足，同杏仁、桑白皮、乳香煎汤浸之，即软。**黄檗**猪胆浸晒，研末。**白附子**末。**烟胶**油调。**轻粉**并傅。**银朱**同黄蜡作隔纸膏。**蚯蚓粪**同芒消傅。**皂荚**　**乌桕根**末傅。并主足上风疮湿痒。**男子头垢**女人足上裙风疮，和桐油作隔纸膏贴。**木鳖子**湿疮足肿，同甘遂入猪肾煮食，下之。**食盐**手足心毒，同椒末，醋涂。

[胻疮] 即臁疮。**艾叶**烧烟熏出恶水，或同雄黄、布烧。或同荆叶、鸡屎，坑中烧熏，引虫出。**翻白草**煎洗。**菝葜叶**椒、盐水煮贴。**野园荽**同轻粉、桐油贴。**金星草**刮星。**覆盆叶**浆水洗傅。**马勃**葱汤洗傅。**乌头**同黄檗末傅。**悬钩子叶**同地薰叶、食盐作贴。**桑耳**同楮耳、牛屎菇、发灰傅。**楮叶**一日三贴。**冬青叶**醋煮贴。**黄檗**同轻粉、猪胆贴。**柿霜**同柿蒂灰傅。**桐油**日涂。或入轻粉，或入发熬化。脚肚风疮如癞，同人乳扫之。**地骨皮**同甘草节、白蜡、黄丹、香油，熬膏贴。**左脚草鞋**烧灰，同轻粉傅。**陈枣核**烧。**老杉节**烧。**白棘叶**末。**白胶**　**血竭**　**白垩土**煅。**蚯蚓泥**同轻粉。**伏龙肝**同黄檗、黄丹、轻粉、赤石脂贴。**胡粉**炒，同桐油。**黄丹**同黄蜡、香油熬膏。**密陀僧**同香油。**银朱**同黄蜡摊膏。同古石灰、松香、麻油，化膏贴。**古石灰**鸡子油和煅过，桐油调，作夹纸膏贴。**无名异**同黄丹。**盐中黑泥**煅。**铜绿**黄蜡化，拖隔纸。**舱船灰**煅，同轻粉末。**蜜蜡**五枝汤洗后，摊贴千层。**生龟壳**烧灰，入轻粉、麝香涂。**鸡子黄**同黄蜡煎。**鸡内金**贴，十日愈。**羊屎**烧，同轻粉末。**牛包衣**烧。**虎骨**末傅，齑汁先洗。**马颊骨**烧。**鹿角**烧。**人骨**烧。**人顶骨**同龙骨、硫黄。**头垢**作饼贴，或入轻粉。又同枯矾、猪胆涂。**乱发**桐油炙干，同水龙骨煅，桐油和。**牛蹄甲灰**冷臁口深，同发灰、轻粉、黄蜡、京墨，作膏贴。**百草霜**热臁口厚，同轻粉、麻油，作隔纸膏贴。**豭猪屎**胻疽深败，百方不效，蚀去恶肉，烧末填之，取效。**白蔄茹**同雄、硫、矾末，傅蚀恶肉尽，乃用上方。**酸榴皮**煎洗。**百药煎**脚肚细疮，久则包脚出水，唾涂四围。**马齿苋**臁疮生虫，蜜调傅，一夜虫出。同葱白、石灰捣团，阴干研傅。**泥矾**同牛羊肚傅。**生鲤鱼**　**鳢鱼肠**　**鲫鱼**同皂荚、穿山甲末。**鳝鱼虾**同糯饭。**蛤蟆**同乱发、猪脂煎化，入盐涂。并引虫出。**乌鸡骨**同三家棓木，三家甑单，烧，导疮中碎骨自出。**牛膝**久成漏疮，酒服。

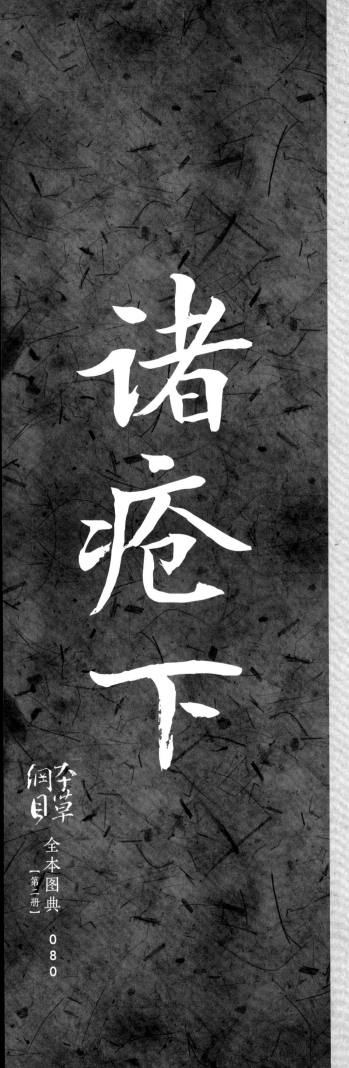

头疮　软疖　秃疮　炼眉　月蚀　疳疮　蠚
疮　阴疳　阴疮

[头疮] 菖蒲生涂。艾灰　蓼子同鸡子白、蜜。镜面草同轻粉、麻油。鸡肠草烧灰，同盐。蒺藜　苦参　木耳蜜和。小麦烧傅。红曲嚼涂。胡麻嚼涂。糯饭入轻粉。豆油　豆豉薄汁，和泥包烧，研涂。乌梅烧。杏仁烧。桃枭烧，入轻粉。槟榔磨粉。黄蘗　枳实烧研，同醋。肥皂烧，同轻粉、麻油。木芙蓉油和。乌桕根同雄黄。鬼齿烧，同轻粉。百草霜同轻粉。灶下土同十字道上土，等分。燕窠土同麝香。轻粉葱汁调。白矾半生半枯，酒调。雄黄　皮鞋底煮烂涂。或烧灰，入轻粉。草鞋鼻灰　尿桶上垢炒。蜂房灰脂和。蚕退纸灰入轻粉。蛇退灰同上。象肉灰。牛屎灰。五倍子同白芷。桑蛀屑同轻粉、麻油。地龙同轻粉。蜜蜂研涂。鲫鱼酿附子炙，和蒜研。或酿发灰。咸鱼油煎取滓。海螵蛸同轻粉、白胶香。鳖甲烧。甲香　甲煎　猪肾掺轻粉、五倍子，烧研。猪𦟎髓入轻粉。熊脂并涂肥疮、烂疮。古松薄皮小儿胎风头疮，入豉少许，烧，同轻粉，油涂。榆白皮晒研，醋和绵上，贴头面疮，引虫。菟丝苗　何首乌　马齿并煎汤洗。桃花头上肥疮，为末水服。

[软疖] 苍耳叶同生姜杵。胡麻烧焦，热嚼。芸薹子同狗头骨灰，醋和。白梅烧，同轻粉。松香同蓖麻、铜青。白胶香同蓖麻，入少油，煎膏。石灰鸡子白傅。茄半个，合之。五倍子熬香油。蜂房烧，同巴豆熬香油。桑螵蛸炙研，油和。鸡子壳烧，入轻粉。猪鬐同猫颈毛烧，入鼠屎一粒，研。线香　益母草末。葛蔓灰。大芋研。鼠粘叶贴。天仙莲叶杵。赤小豆末。糯饭烧。桃奴烧。肥皂研。山黄杨子研。枯矾油和。木芙蓉末。白瓷末。水龙骨烧。蚯蚓泥油和。蛤蟆灰。鳜鱼尾贴。雀屎水和。男子屎腊猪脂和。

[秃疮] 皂荚　蓝　苦瓠藤　盐并煎汤洗。火炭淬水。酸泔马肉煎汁。马屎绞汁。马尿并洗头。羊屎煎水洗，仍末涂。羊蹄根擦。蒜擦。桃皮汁日服，

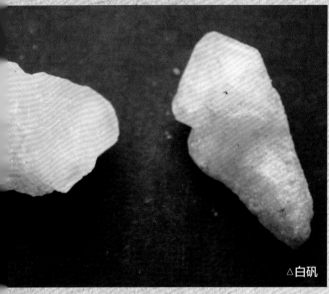
△白矾

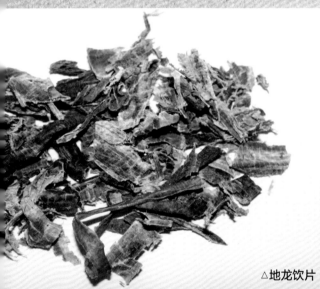
△地龙饮片

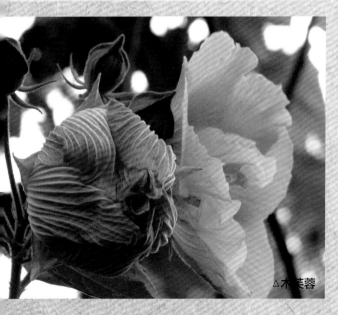
△木芙蓉

并涂。**桑椹汁**日服，治赤秃，先以桑灰汁洗。**香薷汁**，和胡粉。**贯众**烧研，或入白芷。**黄葵花**同黄芩、大黄末。**鸡窠草**同白头翁花、猪脂和。**麦面**同豆豉、醋。**豆豉**同屋尘煅，入轻粉。**桃花**末，或同楂。**桃奴**同黑豆末。**杏仁**七个，青钱一个，捣烂，灯油调涂。**甘蔗**烧，同柏油。**茱萸**炒焦，同轻粉。**楸叶**捣，或入椿、桃叶。**樟脑**同花椒、脂麻涂，先以退猪汤洗。**松脂**同黄蜡、麻油、石绿，熬膏贴。**燕窠土**同蠼螋窠。**百草霜**入轻粉。**烟胶**同矾。**胆矾**同朱砂、猪脂，入硇砂少许。**轻粉**同黄蜡、鹅油涂。同烟胶，油调。同葱汁。**绿矾**同苦楝子烧傅。同轻粉、淡豉傅。**慈竹虫**同水泉研涂。**鲫鱼灰**酱汁和，或入雄黄末。**雄鸡屎**和酱汁、醋。**羊髓**入轻粉。**人髑髅**同大豆炒研。**人屎灰**。**赤马皮灰**。**马蹄灰**。**马骨灰**。**牛角灰**。**牛屎灰**。**猪屎灰**。**猪悬蹄灰**。**鼠屎灰**。**虎骨末**。**葶苈末**。**藜芦末**。**莽草** **芫花末**。**苇灰** **大豆**炒焦。**大麻子**炒焦。**芜菁叶灰**。**皂荚灰** **慈竹箨灰**。**苦竹叶灰**。**苦参末**。**蛇衔末**。**荩草末**。**蜀羊泉** **银朱** **雄黄** **雌黄** **鹅掌皮灰**。**鸽屎**并用猪脂或香油调涂。**胡荽子** **土细辛** **梁上尘**并用香油调涂。**山豆根**水调。**马齿苋灰**，或熬膏。**瓜蒂**熬膏。**葱**入蜜。**紫草**煎汁。**陈油滓** **鸡子黄**熬油。**榆白皮**醋和，引虫。**蕺菜**竹筒煨捣。**木绵子**烧油。**猪胆**筒盛香油煨沸，下胆涂。**猪肚** **猪脬** **羊脬** **羊脯** **熊脑** **猯脂** **牛脂** **羊脂** **白马脂** **小儿胎屎**并揻秃，引虫。**猫屎**烧灰，傅鬼舐头。**丝瓜叶汁**，涂头疮生蛆。

[炼眉] 即炼银癣。**黄连**研末，油调涂。碗内艾烟熏过，入皂矾一粒，轻粉少许涂之。**菟丝子**炒研。**小麦**烧黑。**栀子**炒研。**百药煎**同生矾末。**穿山甲**炙焦研，入轻粉。**猪胘髓**入轻粉、白胶香。**黑驴屎灰**。**坩锅末**同轻粉。并油调涂。**麦麸**炒黑，酒调。

[月蚀] 生于耳、鼻、面及下部窍侧，随月盛衰，久则成疳。小儿多在两耳。**黄连**末，或加轻粉、蛇床子。**青黛**末，或加黄檗。**蔷薇根**同地榆、轻粉。**土马骔**同井苔。**马齿苋**同黄檗。**肥皂荚**灰，同枯矾。**苦竹叶**灰，同猪脂。**绿豆粉**同枯矾、黄丹。**东壁土**同胡粉。**轻粉**枣包，煅。**白矾**同黄丹。**曾青**同雄黄、黄芩。**硫黄**同斑蝥，蒖茹。**蛤蟆**灰，同猪膏。同硫黄、枯矾。**兔屎**入蛤蟆腹中，煅研。**虎骨**生研，同猪脂。**蛇蜕**灰。**鳔胶**灰。**龟甲**灰。甲煎 **鸡屎白**炒。**马骨**灰。**败鼓皮**灰。**角蒿**灰。**救月杖**灰。**救月鼓椎**灰。**月桂子** **寡妇床头土** **蚯蚓泥** **胡粉** **屠几垢** **寒食泔淀**。**生白米**嚼。**薤**醋煮。**鸡子黄**炒油。**天鹅油**调草乌、龙脑。**醍醐** **羊脂** **熊胆** **猪胆** **鸡胆**并涂耳面月蚀疳疮。**醋**同油煎沸，傅之，二日一易。**羚羊须**小儿耳面香瓣疮，同白矾、荆芥、小枣，入轻粉傅之。**茱萸根**同蔷薇根、地榆煎水洗。**地骨皮**洗并掺。**蜡烛**照之，使热气相及。

[疳疮] **黄连**同卢会、蟾灰，同款冬花。**桔梗**同茴香烧灰。**黄矾**同白矾、青黛烧。**马悬蹄**灰，入麝香。**蓝淀**并涂口鼻急疳。**甘松**同轻粉、卢会掺猪肾，贴急疳。**雄黄**同铜绿，同荜茏，同天南星，同枣烧，并涂走马急疳。**铜青**同人中白，傅走马疳。同枯矾，同蜘蛛、麝香，并傅牙疳。**砒霜**同石绿。**绿矾**煅，入麝香。**五倍子**烧研。同枯矾、青黛。**百药煎**同五倍、青黛煅，入铜青。**人中白**煅，入麝。同铜青、枯矾，同壁钱烧，并涂走马疳。**鲫鱼**酿砒烧，傅急疳。酿当归烧，掺牙疳，胆，滴小儿鼻，治脑疳。**鸡内金**烧。**魁蛤**灰。**贝子** **海螵蛸** **猪䏶髓** **海桐皮** **熊胆** **牛骨**灰。**牛耳垢** **轻粉** **白矾** **石硷**并主口鼻疳疮。**人屎**疳蚀口鼻，绵裹末贴，引虫。**罗勒**同轻粉、铜青，涂鼻䘌赤烂。同轻粉、密陀僧，主牙疳。**黄檗**同铜青。同大枣煅研。**柳华**烧，入麝。**橄榄**烧，入麝。**橡斗**入盐烧。**大麻仁**嚼。**蒲公英** **鸡肠草** **繁缕** **蔷薇根** **胡桐泪** **樗根皮** **青黛** **杏仁油**并涂口鼻疳䘌。**飞廉**烧，傅口疳，下疳。**角蒿**灰，涂口齿疳绝胜。**鼠李根皮**同蔷薇根熬膏，日含，治口疳，万不失一。疳蚀口鼻及脊骨，煮汁灌之。**乌叠泥**同雄黄、贝母。同蓬砂。**铅白霜**同铜青，入少矾。**蓬砂** **蚕茧**同白矾。同矾、鸡内金、锅盖垢。**蝮蛇胆**入麝。**鼍甲**灰，并涂口齿疳。**蚕退纸**灰，同麝香，傅牙疳。同乳香、轻粉，傅一切疳疮。**紫荆皮**涂鼻疳。**盐**同面煅。**卢会**并吹鼻疳。**丁香**吹鼻，杀脑疳。含汁，治齿疳。**马屎**汁。**驴屎**汁。**马尿** **驴尿**并漱口鼻疳

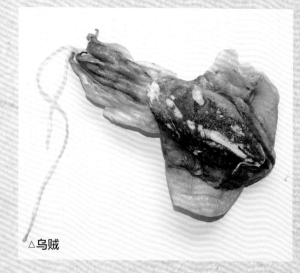
△乌贼

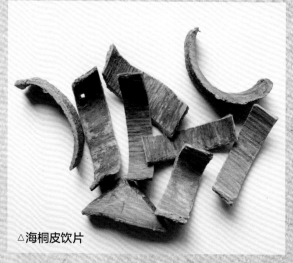
△海桐皮饮片

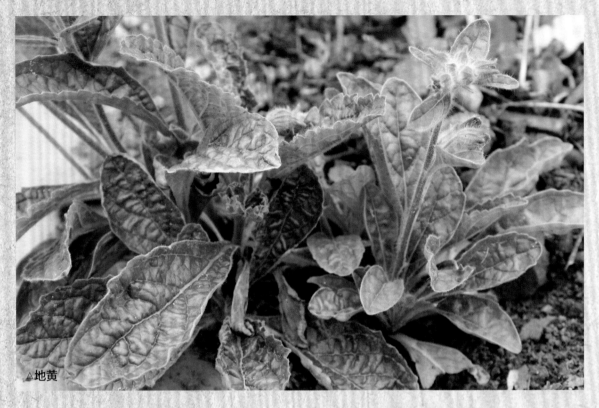

△地黄

蚀。**银屑** 生地黄并煎水，入盐，洗口鼻疳蚀。**胡粉** **葵根灰**。蒸糯米气水并涂身面疳疮。**白僵蚕**炒研；和蜜。**晚蚕蛾**入麝。并傅风疳。**地骨皮**作捻，纤年久疳瘘，自然生肉。**羊羔骨**灰，同雄黄、麝香，填疳疮成漏。**羖羊脂**同莨菪子烧烟，熏疳孔。**马夜眼**末，纳孔中永断。亦烧研塞。**羊胆**小儿疳疮，和酱汁灌入肛内。**没食子**末，吹肛内，主口鼻疳。**猪肝**牙疳危急，煮蘸赤芍药任意食之，后服平胃药。**羯羊肝**同赤石脂点食。**猫头**灰酒服。**升麻**煎汁。**艾叶**煎汁。**浮石**火煅醋淬，同金银花末服。**鳗鲡**煮食。并主疳蟨。

[**蟨疮**] **蕙草**狐惑食肛，默卧汗出，同黄连、酸浆煎服。**赤小豆**生芽，为末。**萹蓄**煮汁。**蛇莓**汁。**乌梅**炒丸。**桃仁**盐、醋煎服。**升麻** **云实**末。**马鞭草**汁。**蒜**并主下部蟨疮。**牡丹**下部生疮已洞决者，研末，汤服。**生漆**一合，入鸡子连白吞之，吐下虫出。**猪胆**醋熬，饮三口，虫死便愈。亦灌肛内，利出虫物。同蜜熬调，作挺纳入。**茱萸**下部痔蟨，掘坑烧赤，以酒沃之，内萸于中，坐熏，不过三次。**桃叶**同梅叶蒸熏。**艾叶**烧烟熏。**食盐**炒熨。**槲皮**同櫸皮熬膏。**桃白皮**煎膏。**木鳖子**磨水。**大枣**和水银研。**苦叶**杵。**楝皮** **苦参** **豨莶** **青蒿叶** **樗白皮** **牡荆子** **皂荚**灰。**飞廉**灰。**角蒿**灰。**青蛙**同鸡骨烧灰。**蝮蛇**灰。**马悬蹄**灰。**猪脂** **犬脂** **犬心**并导纳下部。**蜣螂**同牛屎、羊肉杵纳，引虫。**鸡内金** **鲫鱼骨** **雄黄** **雌黄** **硫黄**并傅。

[**阴疮**] **甘草**同槐枝、赤皮葱、大豆煎汁，日洗三次。**槐皮**煎汁。**浆水** **肥猪肠** **沟中恶水**并洗后傅药。**黄连**同黄檗，傅阴疮欲断。**黄檗**猪胆汁炙研，入轻粉。**苦参**同蜡茶、蛤粉、密陀僧、猪脂涂。**蒲黄**同水银。**灯草**灰，同轻粉、麝香。**胡黄连**同孩儿茶。**绿豆粉**同蟾灰、胭脂。**枣核**同发烧。**橄榄**烧。**银杏**嚼。**胡麻**嚼。**杏仁**油。**诃子**同麝。**故网巾**灰，同孩儿茶。**黄蔷薇叶**，焙。**飞廉**末。**地骨皮**末。**桐油伞纸**灰。**蚯蚓泥**同豉，作饼。同繁缕

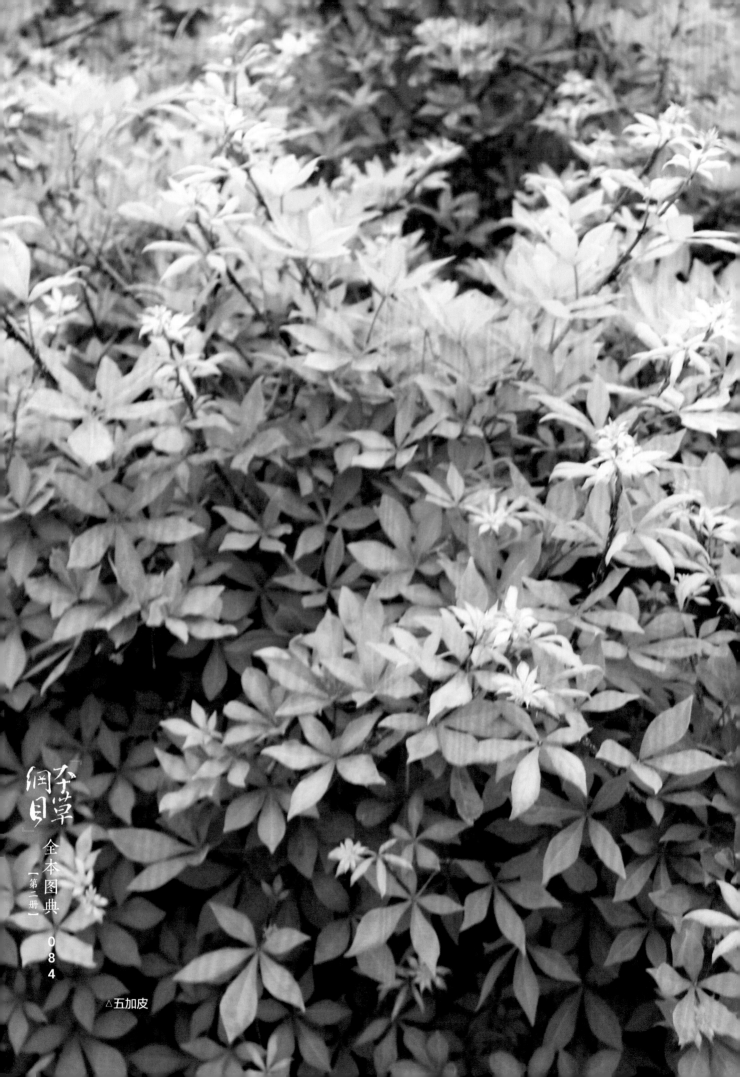

△五加皮

灰，作饼贴。**乌叠泥**同轻粉、片脑。或加真珠。**轻粉**末。**炉甘石**煅，同孩儿茶。同黄丹、轻粉。**矾石**同麻仁末。**黄丹**同枯矾。**密陀僧**同青黛、海粉、黄连。**五倍子**同枯矾，同花椒、茶，同镜锈。**田螺**烧，同轻粉、脑、麝。**鸡内金**烧。或同蚕茧、白矾、锅盖垢烧。**抱出鸡子壳**烧，或入轻粉。外肾痈疮，同黄连、轻粉。**蛤蟆**灰，同兔屎。**驼绒**灰，同黄丹。**人中白**同枯矾、铜青，煅研，入蜜炙黄檗、冰片。**天灵盖**煅。或入红枣、红褐同烧。**头垢**蚕茧内烧。**鬼眼睛**烧。**烂蚬壳**烧。**贝子**烧。**海螵蛸** **龙骨** **百药煎** **鲫鱼胆** **象皮**灰。**猫骨**灰。**虎牙**生。**猬皮**灰。**鼬鼠**灰。**发**灰 **硫黄** **赤石脂** **铜青**并涂下疳阴疮。**鼠李根皮**同蔷薇根煮汁。膏涂。**母猪屎**烧，傅男女下疳。**室女血衲**烧，傅男子阴疮溃烂。

[阴疮] **甘草**煎蜜，涂阴头粟疮，神妙。**青黛**地骨汤洗，同款冬、麝末涂。**胡粉**杏仁或白果炒过，研涂。阴疮浸淫，同枯矾。**白矾**同麻仁、猪脂。**黄矾**同麝。**没石子**烧。**荷叶**灰，同茶。**田螺**灰，同轻粉。**鳖甲**灰。**油发**灰涂，亦可米汤服。**烂蚬壳**烧。**蚌粉**烧。**鲤鱼骨**烧。**鳔胶**烧。**海螵蛸** **鲤胆** **鲫胆**并涂阴头妒精疮。**蚯蚓泥**同豉。外肾生疮，同绿豆粉涂。**蜂蜜**先以黄檗水洗，乃涂。**猪胏**煅，入黄丹。**牛蹄甲**灰。**马骨**灰。并傅玉茎疮。**木香**同黄连、密陀僧。**鸡肠草**烧，同蚯蚓泥，并涂阴疮坏烂。**黄檗**同黄连煎水洗，仍研末，同猪胆搽。**松香**同椒烧油。**五倍子**同蜡茶、轻粉。**紫梢花** **孔公蘖** **蒲黄**并涂阴囊疮湿痒。**黄连**同胡粉。**大豆皮** **狗骨**灰 **狗屎**灰。**人屎**灰。并傅小儿阴疮。**青纸**贴。**皂荚**烧熏。**麦面**小儿歧股生疮，连囊湿痒。**蛇床子**同浮萍、荷叶煎汁洗。**狼牙草** **越瓜** **蜀椒** **茱萸** **五加皮** **槐枝**并煎水洗。

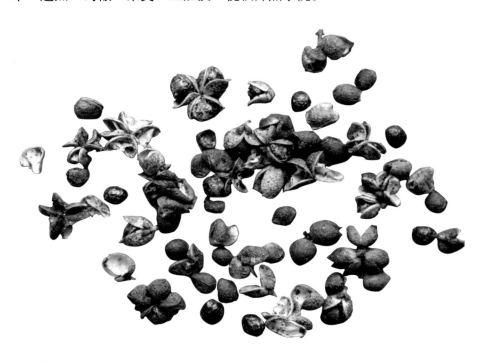

△蜀椒

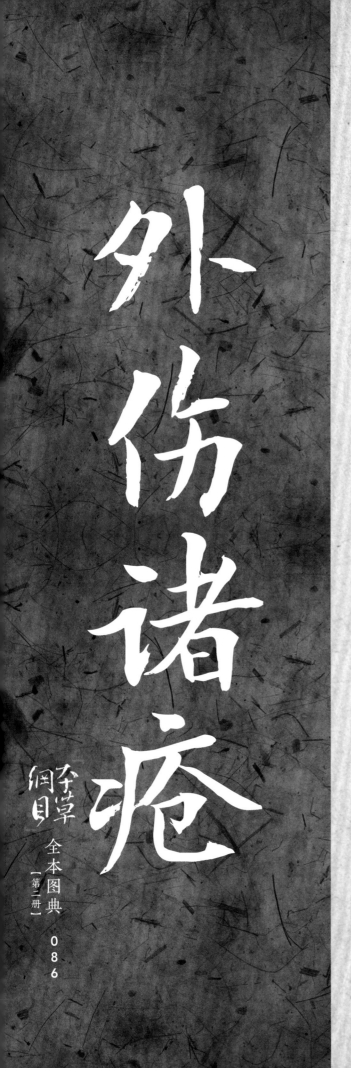

外伤诸疮

本草纲目 全本图典

[第三册]

漆疮　冻疮　皱疮　灸疮　汤火疮

[漆疮] 蜀椒洗。涂鼻孔，近漆亦不生疮。

芥苨　薄荷　山楂　茱萸　荷叶　杉材　黄栌　柳叶　铁浆　新汲水并洗。韭汁。白菘汁。鸡肠草汁。蜀羊泉汁。井中苔、萍、蓝汁。贯众末。苦芙末。秫米末。无名异末。白矾化汤。石蟹磨汁。芒消化。蟹黄化。猪脂　羊乳并涂。猪肉内食肉，外嚼穄米涂。

[冻疮] 甘草煎水洗，涂以三黄末。麦苗煮汁。茄根、茎、叶煮汁。马屎煮汁。酒糟浸水。米醋　热汤并浸洗。姜汁熬膏。桐油熬发。鼠熬猪脂。附子面调。大黄水调。黄檗乳调，或加白敛。藕蒸杵。柏叶炙研。松叶炙研。橄榄烧。老丝瓜灰。蟹壳灰。鹅掌黄皮灰。原蚕蛾　蜜蜡化。鸭脑　鸡脑　雀脑　蒿雀脑　豚脑并涂抹皱裂。腊酒糟同猪脂、姜汁、盐，炒热掺之。五倍子同牛髓，或同牛鼻绳灰填之。银杏嚼。白及嚼。铁熟　獭足灰。白鹅膏　猪膏　牛脑　马鬐膏　狼膏　鹝鸪膏并涂。牛皮胶涂尸脚裂。鸡屎煮汁，浸尸脚裂。蜀椒煮洗。含水藤汁洗。酒化猪脑或膏洗。

[灸疮] 黄芩灸疮血出不止，酒服二钱即止。白鱼灸疮不发，作脍食。青布灰。鳢肠并贴灸疮。薤白煎猪脂涂。蕺菜　茅花　瓦松　木芙蓉　楸根皮、叶　车脂　海螵蛸　牛屎灰。兔皮及毛并涂灸疮不瘥。鹰屎白灸疮肿痛，和人精涂。灶中黄土煮汁淋洗。

[汤火伤疮] 柳叶汤火毒入腹热闷，煎服。皮，烧傅。人尿火烧，不识人，发热，顿饮一二升。生萝卜烟熏欲死，嚼汁咽。又嚼，涂火疮。当归煎麻油、黄蜡。丹参同羊脂。地黄同油、蜡熬膏。甘草蜜煎。大黄蜜调。蓖麻仁同蛤粉。苦参油调。白及油调。黄葵花浸油。赤地利灭痕。蛇莓止痛。大麦炒黑。小麦炒黑。麦面同栀子研。荞麦炒研。胡麻生研。绿豆粉　黍米炒。粟米炒。蒸饼烧。白饧烧。胡桃烧。杨梅树皮烧，和油。乌柿木皮灰。榆白皮嚼。黄栌木烧。杉皮烧。松皮烧。柏根白皮煎

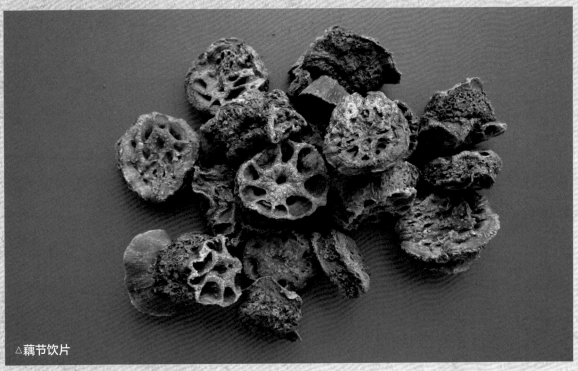

△藕节饮片

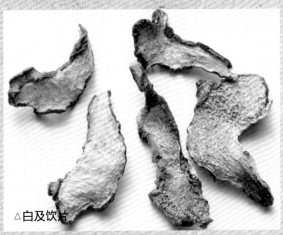

△白及饮片

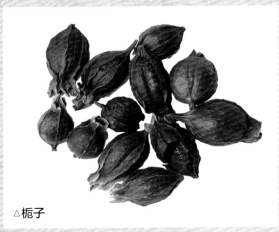

△栀子

猪脂。柏叶止痛，灭痕。栀子鸡子白调。木芙蓉油调。山茶花油调。经霜桑叶烧。木炭磨汁。坩锅入轻粉。饼炉灰油调。铁锈竹油调。银朱菜油调。赤石脂同寒水石、大黄，水调。云母石同羊髓。金刚石磨水。赤土磨水。蚯蚓泥菜油调。井底泥　乌古瓦　胡粉　青琅玕　寒水石烧。石膏　古石灰炒。甘蔗油　刘寄奴　蜀葵花　葵菜　白敛　浮萍　景天　龙舌草　佛甲草　垣衣灰。石苔灰。井中苔、蓝菔根　稻草灰。生姜　败瓢灰。黄瓜化水。茄花　丝瓜叶汁。榉叶　槐实　荆茎灰。桐油　鸡子黄熬油。鲋鱼蒸油埋土中，七日收。蜂蜜同薤白杵。猪胆调黄檗。牡鼠煎油。虎骨炙研。屎中骨同。猪毛尾同烧灰，和胶。鹿角胶化。黄明胶　牛屎湿涂。乌毡灰。蜀水花　蚕蛾　海螵蛸　鲤鱼　烂螺壳烧。蛤粉　人精和鹰屎白，或女人精涂。人中白并涂。食盐但汤火伤，先以盐掺护肉，乃用涂药。海姹贴。梨贴之，免烂。皂矾化水洗，疼即止。酱汁米醋并洗，以滓傅。薄荷汁。黄檗末。并涂冬月向火，两股生疮湿痒。

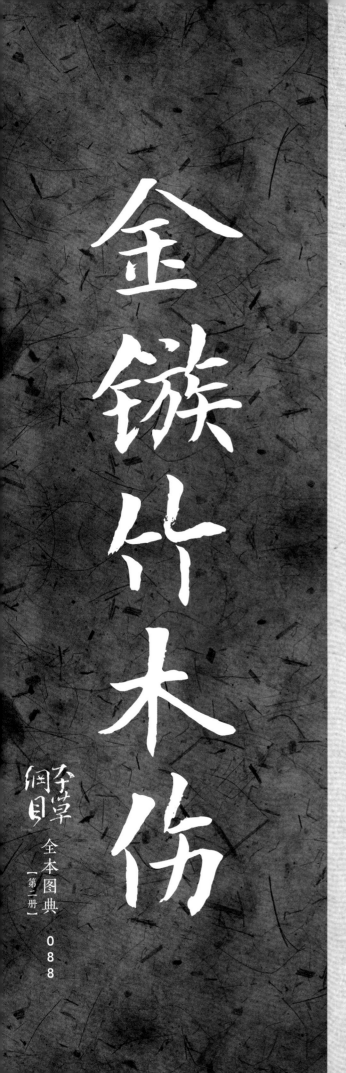

[内治] 大黄金疮烦痛，同黄芩丸服。甘草　三七　当归　芎䓖　藁本　白芍药　羌活　红蓝花　牛膝　郁金并酒服，活血止痛。木通煮汁酿酒。乌韭　垣衣并渍酒服。紫葛　每始王木　桑寄生　故绵　黑大豆并煎水服。赤小豆醋渍炒研。炒盐酒服，主血出多。童尿热服，止血。所出血和水服。没药未透膜者，同乳香、童尿，酒煎服。牡丹皮末服，立尿出血。葱汁同麻子煮服，吐败血。薤白生肌。蕉子生食，合口。五子实宜食。槟榔金疮恶心，同橘皮末服。蔷薇根为末日服，生肌止痛。金疮小草捣服，破血生肌。杨白皮水服，并涂，止痛。棘刺花金疮内漏。雄黄金疮内漏，同童尿服五钱，血化为水也。花蕊石童尿、酒服，并掺之，血化为水，不作脓。杏仁金疮中风，蒸绞汁服，并涂之。大蒜金疮中风，煮酒服，取汗。米醋金疮昏运。琥珀金疮闷绝，尿服一钱。蝙蝠烧末水服，当下血水。女人中衣带金疮犯内，血出不止，五寸烧灰，水服。人势下蚕室人，疮口不合，取本势烧存性，研末，水服。玳瑁甲，煎汁。或刺血热饮。龟筒煎汁。贝子烧研，水服。白鸭通汁。人屎汁。月经衣烧灰，酒服。裈裆汁并解药箭毒。牡鼠肉箭镞入肉，烧研酒服，疮痒即出。生地黄毒箭入肉，丸服，百日自出。猪腰子毒箭伤，磨酒服，并涂。半夏金刃箭镞入骨肉，同白敛末服。王不留行　瞿麦并主竹木入肉，研末，水服并傅。酸枣仁刺入肉中，烧末，水服，立出。

[外治] 石灰傅金疮吐血，定痛神品。或同大黄末，或同槐花末，或同苎麻叶捣收，或同麻叶、青蒿捣收，或同韭汁收，或同晚蚕蛾捣收，或同牡鼠捣收。松烟墨　釜底墨　百草霜　石炭　门臼灰　寒水石同沥青。云母粉　香炉灰　无名异　石蚕　蜜栗子　乌叠泥　黄丹或入白矾。铜屑或入松脂。铜青　石青　石胆　磁石　硇砂　白矾　皂矾　蜜蜡　壁钱窠贴。五倍子　紫钾　白僵蚕　牡蛎粉。蜘蛛网。鸡血破生鸡搨之。牛血伤重者，破牛腹纳入，食久即苏也。象皮灰，合创口。犬

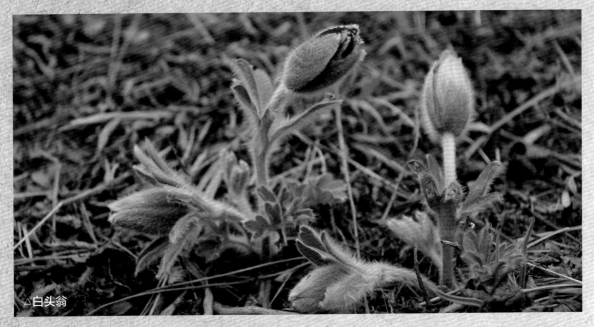

△白头翁

胆　狗头骨　白马通　马屎中粟　天鹅绒灰。人精　人屎灰傅金疮肠出。三七内服外傅。白及同石膏。芑叶　金星草消肿。紫参　白头翁　地榆　白芷　白微　刘寄奴　马蔺子　马兰　贯众　夏枯草　泽兰　大小蓟　苦芙　狼牙草　艾叶　续断　天南星　地菘　马鞭草　漏卢　车前草　青黛　天雄　鹿蹄草　钩吻　野葛叶　蛇衔　蜀葵花　白敛　石韦　白药子　地锦　萝摩子　冬葵　王不留行　金疮小草　葱白炒封。或同蜜捣封，或煎汁洗之。糯米浸七七日，炒研。稗根生面　胡麻　干梅烧。槟榔同黄连末。独栗嚼。乌柿　荷叶　藕节　乳香　没药　血竭　元慈勒　降真香或入五倍子。柽乳质汗　琥珀　紫檀香　地骨皮并止血神妙。刺桐花　桑白皮灰，和马屎涂。亦煮汁服。缝金疮肠出。桑叶同苧叶、金樱叶。军中名一捻金。桑皮汁　桑柴灰。杉皮灰。棕皮灰。柳花　楮实　钓樟　绯帛灰。绵纸灰。拨火杖灰。败船茹灰。甑带灰。灯花并止血定痛。枫香傅金疮筋断。旋花根金疮筋断，杵汁滴入，并贴。日三易，半月愈。苏方木刀斧伤指，或断者，末傅。茧裹，数日如故。鸡子白皮误割舌断，先以套之。牛蒡根、叶傅之，永不畏风。铁燕涂金疮，风水不入。朱鳖佩之，刃剑不能伤。女人裈裆炙熨，止血。热汤故帛染揾。冷水浸之，并止血。人气吹之，断血。栝楼根箭镞针刺入肉，捣涂，日三易之。茛菪根箭头不出，为丸贴脐。恶刺伤人，煮汁滴之。巴豆箭镞入肉，同蜣螂涂之，拔出。雄黄　盐药　山獭屎并傅药箭毒。蔷薇根　蓖麻子　双杏仁　独栗子　黑豆并嚼涂镞刃针刺入肉不出。桑灰汁　鳞蛇胆　羊屎同猪脂。车脂　石油并涂针箭竹刺入肉。松脂针入肉中，傅裹，五日根出，不痛不痒。鼠脑针刺竹木入肉，捣涂即出。箭镝针刀在咽喉胸膈诸处，同肝捣涂之。象牙诸铁及杂骨鱼刺入肉，刮末厚傅，其刺自软，箭物自出也。人爪针折及竹木刺入肉，并刮末，同酸枣仁涂之，次日出也。齿垢涂竹木入肉，令不烂。或加黑虱一枚。牛膝　白茅根　白梅并嚼。铁华粉　晚蚕蛾　蠼螋　马肉蛆　鱼鳔并捣。鸦炙研，醋调。鸡毛灰。乌雄鸡肉捣。陈熏肉切片。鹿角　鹿脑　狐唇　狐屎并涂竹木刺入肉。人尿刺入肉，温渍之。

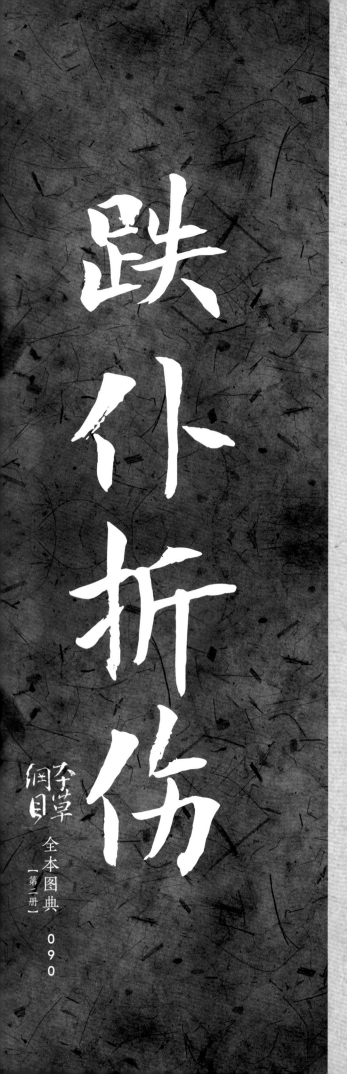

跌仆折伤

肠出　杖疮

[内治活血] **大黄**同当归煎服。或同桃仁。**玄胡索**豆淋酒服。**刘寄奴**同玄胡索、骨碎补，水煎服。**土当归**煎酒服。或同葱白、荆芥，水煎服。**三七**磨酒。**虎杖**煎酒。**蒲黄**酒服。**黄葵子**酒服。**五瓜龙**汁，和童尿、酒服。**婆婆针袋儿**擂水服，并傅。即萝摩。**何首乌**同黑豆、皂角等丸服，治损宽筋。**黑大豆**煮汁频饮。**豆豉**水煎。**寒食蒸饼**酒服。**红曲**酒服。**生姜**汁，同香油，入酒。**补骨脂**同茴香、辣桂末，酒服。**干藕**同茴香末，日服。**荷叶**烧研，童尿服，利血甚效。**白莴苣子**同乳香、乌梅、白术服，止痛。**胡桃**擂酒。**杏枝　松节　白杨皮**并煎酒服。**甜瓜叶　琥珀　没药　桂**并调酒服。**枳枸木皮**浸酒。**夜合树皮**擂酒服，并封之，和血消肿。松杨破恶血，养好血。**当归　蓬莪茂　三棱　赤芍药　牡丹皮　苏方木　马兰　泽兰　败蒲灰**。童尿酒服，不拘有无瘀血，推陈致新，胜于他药。**白马蹄**烧研，酒服，化血为水。**羊角**沙糖水炒焦，酒服，止痛。**鹿角**恶血骨痛，酒服，日三。**黄明胶**同冬瓜皮炒焦，酒服，取汗。亦治多年损痛。**雄鸡血**和酒热饮至醉，痛立止也。**鸦右翅**瘀血攻心，面青气短。七枚，烧研酒服，当吐血愈。**鲍鱼**煎服，主损伤，瘀血在四肢不收者。**水蛭**酒服，行血。或加大黄、牵牛取利。**麻油**入酒服，烧热地卧之，觉即疼肿俱

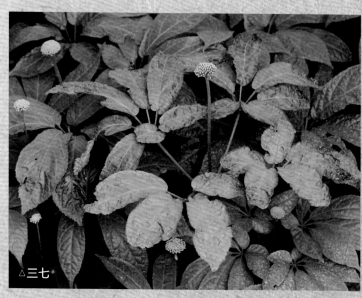

△三七

消。**黄茄种**消青肿，焙末酒服二钱，一夜平。重阳收，化为水服，散恶血。**猪肉**伤损血在胸膈不食者，生剉，温水送下一钱，即思食。

[内治接骨] **骨碎补**研汁和酒服，以滓傅之。或研入黄米粥裹之。**地黄**折臂断筋损骨，研汁和酒服，一月即连续，仍炒热贴。**白及**酒服二钱，不减自然铜也。**黄麻灰**同发灰、乳香，酒服。**接骨木**煎服。**卖子木**去血中留饮，续绝补髓。**自然铜**散血止痛，乃接骨要药。**铜屑**酒服。**古文钱**同真珠、甜瓜子末，酒服。**铜钴鉧**水飞，酒服二钱，不过再服。**生铁**煎酒，散血。**铁浆粉**闪胂脱臼，同黍米、葱白炒焦，酒服，仍水、醋调傅。**无名异**酒服，散血。入乳、没，接骨。**乌古瓦**煅研酒服，接骨神方。**胡粉**同当归、莪茂末，苏木汤服。**䗪虫**接骨神药，擂酒服。或焙存性，酒服三钱。或入自然铜末。一用乳、没、龙骨、自然铜等分，麝香少许，每服三分，入干蘆末一个，酒服。又可代杖。秘方。又土鳖炒干，巴豆霜、半夏等分，研末，每黄酒服一二分，接骨如神。**龟血**酒服，捣肉封之。**蟹**擂酒，连饮数碗，以滓封之，半日骨内有声，即接。干者，烧研酒服。**鹗骨**烧研，同煅过古钱等分，每酒服一钱，接骨极效。**鹎骨**烧末，酒服二钱，随病上下。**鹰骨**同上。**人骨**同乳香、红绢灰，酒服。**少妇发**一团，包乳香一块，烧过，酒服一字，妙。

[外治散瘀接骨] **大黄**姜汁调涂，一夜变色。**凤仙花叶**捣涂频上，一夜即平。**半夏**水调涂，一夜即消。**附子**煎猪脂、醋涂。**糯米**寒食浸，至小满酒研，如用，水调涂之。**白杨皮**血沥在骨肉间，痛不可忍，杂五木煎汤服之。**黄土**瘀血凝痛欲死，蒸热布裹，更互熨之，死者亦活也。**白矾**泡汤熨之，止痛。闪出骨窍，同绿豆、蚕沙炒傅。**乌鸡**一切折伤，兽触胸腹者，连毛捣烂醋和，隔布揾之，待振寒欲吐，徐取下，再上。**牛马血**折伤垂死，破牛或马腹纳入，浸热血中，即苏。**苣叶**和石灰捣收。**地黄**炒热杵泥。**灯心**嚼。**牛膝　旋花根　紫苏　三七　莨菪子　蛇床　栝楼根　白敛　土瓜根　茜根　地锦　骨碎补　水萍　威灵仙　何首乌　稻瓤　黍米**烧。**麦麸**醋炒。**麦面**水和，并服。**稗草　绿豆粉**炒紫。**豆黄　豆腐**贴，频易。**酒糟　葱白**煨。**萝卜　生姜**同葱白、面炒。汁，同酒调面。**桃仁　李核仁　肥皂**醋调。**盐杨梅**和核研。**桑白皮**煎膏。**降真香　骐麟竭　水桐皮　乳**

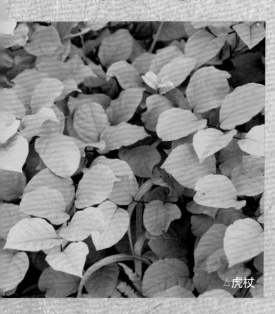

△虎杖

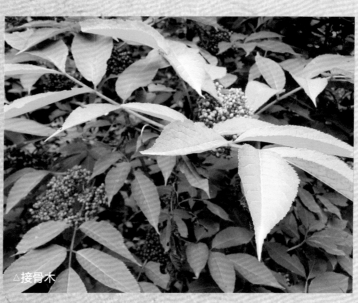

△接骨木

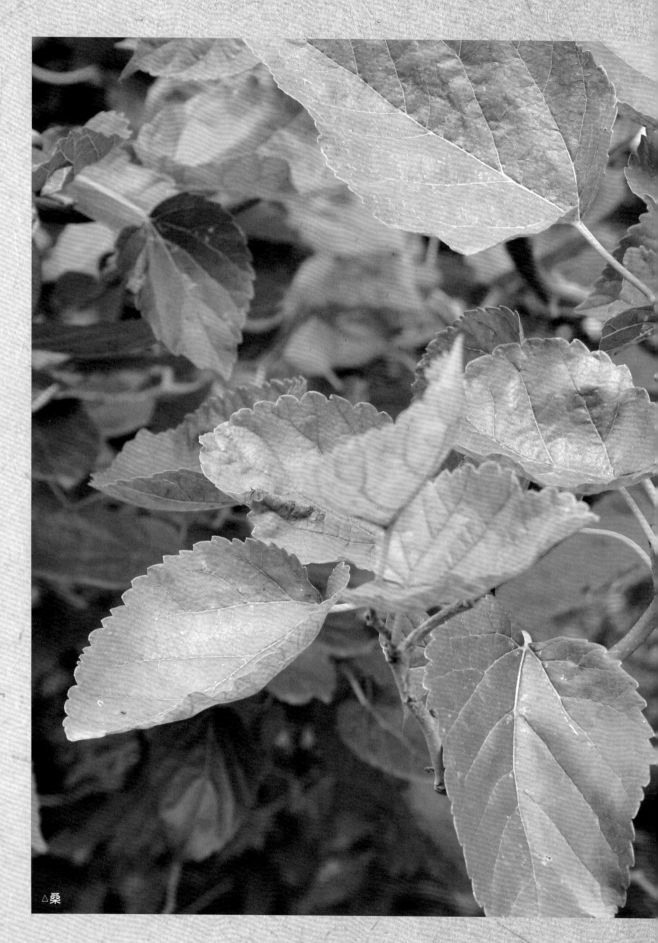

△桑

香　没药　落雁木　质汗　桑叶　栀子同面捣。蜜栗子　石青　故绯　炊单布　蛤蚧　吊脂　海螵蛸　鳔胶水煮。鳖肉生捣。龟肉　摄龟并生捣。熊肉贴。羊脂　野驼脂　氂牛酥　牛髓　猪髓并摩。黄牛屎炒罯。白马屎炒罯。诸朽骨唾磨涂。猪肉炙贴。牛肉炙贴。乌毡盐、醋煮热裹。并消瘀血青肿。紫荆皮伤眼青肿，童尿浸研，和姜、芐汁，涂之。釜底墨涂手搔疮肿。母猪蹄煮，洗伤挞诸败疮。栗子筋骨断碎，瘀血肿痛，生嚼涂之，有效。蟹肉筋骨折伤断绝，连黄捣泥，微纳罯，筋即连也。五灵脂骨折肿痛，同白及、乳、没、油调涂。接骨，同茴香，先傅乳香，次涂小米粥，乃上药，帛裹木夹，三五日效。狗头骨接骨，烧研，热醋调涂。牛蹄甲接骨，同乳、没烧研，黄米糊和傅。芸薹子同黄米、龙骨，接骨。鞋底灰同面和。

[肠出]　热鸡血金疮肠出，干人屎末抹之，桑白皮缝合，以血涂之。磁石金疮肠出，纳入，同滑石末，米饮日服二钱。人参胁腹肠出，急抹油内入，人参、枸杞汁淋之，吃羊肾粥，十日愈。小麦金疮肠出，煮汁喫面。大麦煮汁，洗肠推入，但饮米糜。冷水坠损肠出，喷其身面则入。

[杖疮] [内治]　童尿杖毕，即和酒服，免血攻心。三七酒服三钱，血不冲心，仍嚼涂之。红曲擂酒服。大黄煎酒服，下去瘀血，外以姜汁或童尿调涂，一夜黑者紫，二夜紫者白。无名异临时服之，杖不甚伤。蟅虫方见折伤。白蜡酒服一两。人骨烧末酒服。并杖不痛。

[外治]　半夏末破者，水调涂，一夜血散。凤仙花叶已破者，频涂，一夜血散。冬用干。葱白炒罯。酒糟隔纸罯。豆腐热贴，色淡为度。萝卜捣贴。羊肉热贴。猪肉热贴。芙蓉同皂角、鸡子白。绿豆粉同鸡子白。黄土同鸡子、童尿，不住上。石灰油调。或和猪血，烧三次，研。滑石同大黄、赤石脂。水粉同水银、赤石脂。雄黄同密陀僧，或同无名异。乳香煎油。或入没药、米粉。牛蒡根、叶涂之，永不畏风。大豆黄末。黍米炒焦。马齿苋杵。赤龙皮烧。五倍子醋炒。血竭　密陀僧香油熬膏。松香　黄蜡并熬膏。鸡子黄熬油。猪胆汁扫。未毛鼠同桑椹浸油扫之。黄瓜六月六日瓶收，浸水扫之。猪蹄汤洗。羊皮卧之，消青肿。

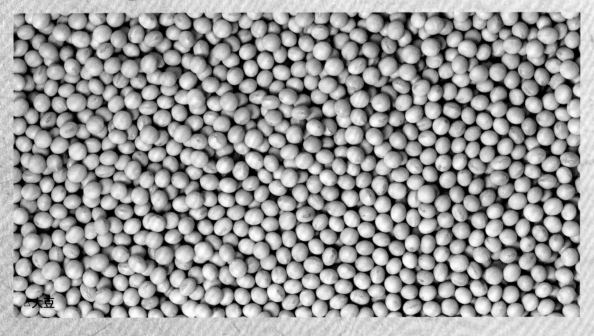

△大豆

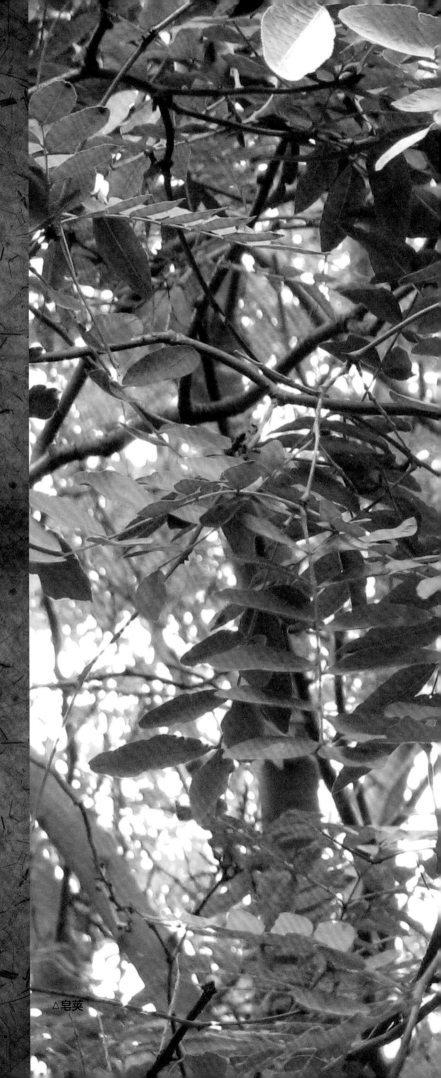

五绝

△皂荚

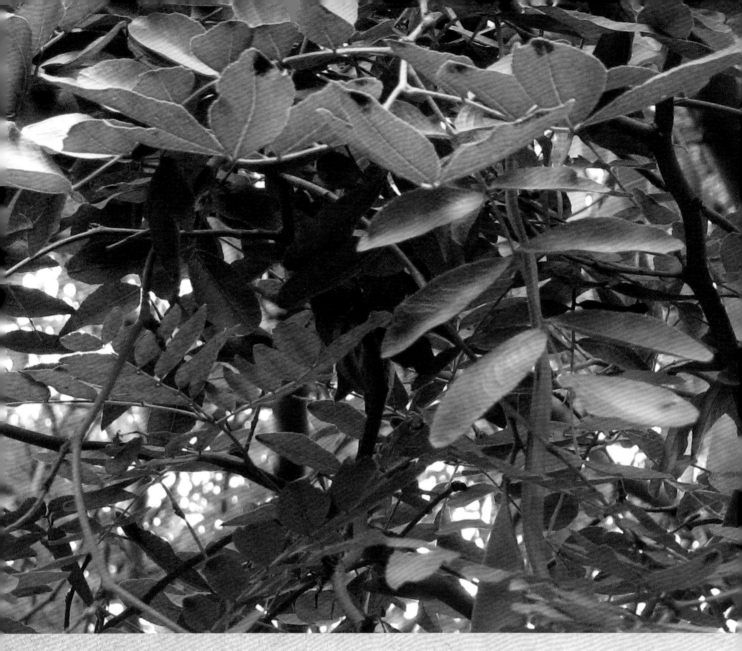

缢死　溺死　压死　冻死　惊死

[缢死] **半夏**五绝死，但心头温者，以末吹鼻，皆可活。**皂荚**末五绝死者，吹其耳鼻。**梁上尘**五绝死，吹耳鼻。**葱心**五绝死，刺其耳鼻出血，即愈。**蓝汁**缢死，灌之。**鸡冠血**缢死者，徐徐抱住，解绳，不得割断，安脚卧之，紧挽其发，一人摩其胸胁，一人屈其臂及足胫，待其气回，刺血滴入口中，即活。或桂汤亦可。**鸡屎白**缢死，心下犹温者，酒服枣许。

[溺死] **皂荚**吹其耳鼻，及绵包纳入下部，出水即活。梁尘亦可。**食盐**溺死，放大凳上，高其后脚，盐擦脐中，待水流出，但心头温者皆活。**石灰**裹纳下部，出水。**灶灰**埋之，露其七孔。白沙亦可。**老姜**溺死人横安牛背上，扶定，牵牛徐行，出水后，以姜擦牙。

[压死] **麻油**墙壁物卒压死，心头温者，将身盘坐，紧提其发，用半夏吹鼻取嚏，以油和姜汁灌之，余同折伤。**豆豉**跌死，煎服。**童尿**热灌。

[冻死] **灶灰**冬月冻死，略有气者，炒灰包熨心上，冷即换，待气回，少与酒、粥。不可近火，即死。

[惊死] **醇酒**惊怖死，俗名吓死，灌之。

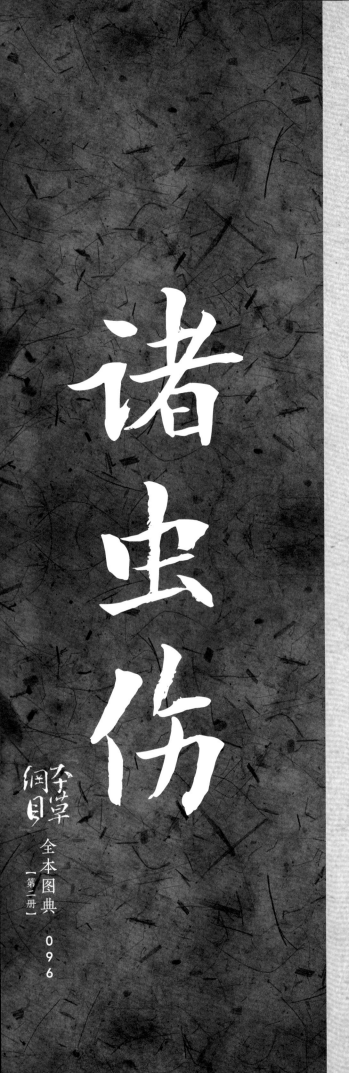

诸虫伤

蛇虺 蜈蚣 蜂虿 蜘蛛 蠼螋 蚕蚝 蚯蚓 蜗牛 射工沙虱 蛭蝼蚁蝇 蚰蜒 辟除诸虫

[蛇、虺伤] [内治] 贝母酒服至醉，毒水自出。丝瓜根擂生酒饮醉，立愈。白芷水服半两，扎定两头，水出即消。或同雄黄、麝香、细辛，酒服。甘草毒蛇伤人，目黑口噤，毒气入腹，同白矾末，冷水服二钱。蒜一升，乳二升，煮食，仍煮童尿热渍之。麻油 米醋并急饮二碗，毒即散。兔葵 茅芘 长松 恶实 辟虺雷 草犀 白兔藿 黄药子 蘘荷 地榆 鬼臼 决明叶 蛇莓 冬葵根、叶 海根 苋菜并主蛇、虫、虺、蝮伤，捣汁或为末服。五叶藤 茴香 半边莲 樱桃叶 小青 大青 水蕨并捣汁服，滓傅。络石服汁并洗。紫荆皮煎服并洗。木香 青黛同雄黄。鬼针 茱萸并水服，外涂之。水苏 小蓟 苎根、叶 金凤花、叶 苍耳并酒服，外涂之。重台酒服，外同续随子涂。磨刀水 铁浆 雄黄 犀角并服之，令毒不攻内。五灵脂同雄黄、酒灌鼻，外涂之。[外治] 艾叶隔蒜灸之。蜀椒涂之。蛇入人口，破尾，纳椒末入内，自出。母猪尾血蛇入人七孔，割血滴之。蛇含草 蛇茴草 马蔺草 天名精 续随子 蜈蚣草 鹿蹄草 益母草 菩萨草 天南星 预知子 鱼腥草 扁豆叶 慈姑叶 山慈姑 山豆根 独行根 赤薜荔 千里及 灰藋叶 乌桕皮 楤木皮 旱菫汁 水芹 马兰 狼牙 荨麻 山漆 薄荷 紫苏 葛根 通草 葟草 蚤休 地菘 豨莶 海芋 荏叶 水莕极效。酸浆 醋草 芋叶 藜叶 甜藤 蕨根 白苣 莴苣 菰根 干姜 姜汁 韭根汁。独蒜 薤白 酒糟 巴豆 楣子 桑汁 楮汁 楮叶同麻叶。桂心同栝楼末。白矾或入雄黄。丹砂 胡粉 食盐 盐药 铁精粉 蚯蚓泥 檐溜下泥 蜜 蜘蛛甲煎 牛酥入盐。生蚕蛾捣。蛤蟆捣。五灵脂 猪齿灰 猪耳垢 牛耳垢 人耳塞同头垢、井泥、蚯蚓泥。人齿垢 梳垢 鼠屎 鼬鼠屎 食蛇鼠屎 双头鹿腹中屎并涂一切蛇伤。秦皮洗，并傅。人尿洗

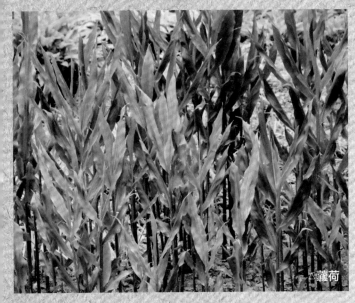

△蘘荷

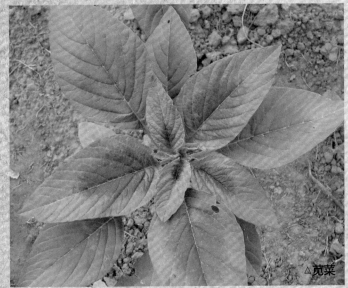

△苋菜

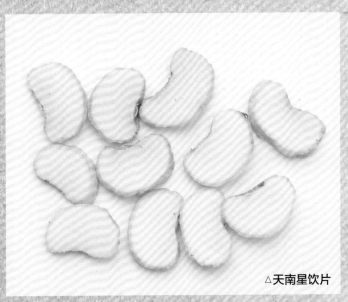

△天南星饮片

之，抹以口津。蛇缠人足，尿之，或沃以温汤。**男子阴毛蛇伤，以口含之，咽汁。**鸡子合蛇伤处。**鸩喙**刮末傅之。佩之，辟蛇虺。**麝香**傅。**蜈蚣**烧傅。**雄黄**同干姜傅。并佩之，辟蛇虺。

[蜈蚣伤] **蜗牛 蛞蝓 乌鸡屎 五灵脂 独蒜 芸薹子油**。蛇含 香附嚼。苋菜 马齿苋 菩萨草 人参 蚯蚓泥 胡椒 茱萸 楝叶汁。生姜汁调蚌粉。桑根汁 雄黄 井底泥 食盐 生铁磨醋。耳塞 头垢同苦参。地上土 尿坑泥 城东腐木渍汁。并涂之。鸡冠血涂。中蜈蚣毒，舌胀出口者，含满咽汁。鸡子合之。蜘蛛㕮咬处。麻鞋底炙熨。乱发烧熏。灯火照熏。牛血猪血并主误吞蜈蚣，饮之至饱，当吐出也。

[蜂、蚕伤] [内治] **贝母**酒服。[外治] **雄黄**磨醋。菩萨石 梳垢 麝香 牛酥 牛角灰。牛屎灰。蟹壳烧。甲煎 楮汁 苋汁 茱萸 蛇含 葵花 灰藋 人参嚼。白兔藿 五叶藤 尿坑泥 檐溜下泥并涂蜂伤。小蓟 恶实 葵叶 鬼针并涂蝎伤，仍取汁服。芋叶 苦苣 冬瓜叶 马齿苋 胡麻油 韭汁 干姜 薄荷 青蒿 大麻叶 苦李仁 楝叶汁 蓝汁 酒糟 藜叶 蜀椒 食茱萸 木槿叶 齿中残饭 半夏 附子磨醋。黄丹 硇砂 土槟榔 地上土 白矾同南星。丹砂 食盐 蜗牛 蛞蝓 五灵脂 海螵蛸 驴耳垢 守宫涂蝎伤。蜘蛛㕮蝎伤。热酒洗。赤龙浴水 冷水 温汤并浸洗。葱白隔灸。槐枝炮熨。皂荚炙熨。油梳炙熨。鸡子 木碗并合之。拨火杖蝎伤，取横井上，自安。

[蜘蛛伤] [内治] **醇酒**山中草蜘蛛毒人，一身生丝，饮醉并洗之。贝母酒服。苍耳

叶煎酒。小蓟煎糖饮，并傅之。**秦皮**煎服。**鬼针**汁。**蓝青**汁。**羊乳** **牛乳**并饮及傅。**[外治]** **芋叶** **葱** **胡麻油** **山豆根** **通草** **豨莶** **藜叶** **灰藋** **合欢皮** **旧箄灰** **蔓菁汁** **桑汁** **雄黄** **鼠负** **蚯蚓** **土蜂窠** **赤翅蜂** **驴尿泥** **鸡冠血** **麝香** **猴屎** **头垢**并涂之。**驴屎**汁。**人屎**汁。并浸洗。**白矾**傅壁镜毒。

[蠼螋伤] [内治] 醇酒蠼螋，状如小蜈蚣、蚰蜒，八足，觜有二须，能夹人成疮，又能尿人影，成疮累累蠹人，恶寒且热，但饮酒至醉，良。[外治] **米醋** **豆豉** **茶叶** **梨叶** **鸡肠草** **鱼腥草** **马鞭草** **大黄** **豨莶** **蒺藜** **巴豆** **败酱草** **故蓑衣灰**。**旧箄灰**。**鹿角汁**。**犀角汁**。**羊须灰**。**麝香** **乌鸡翅灰**。**燕窠土** **地上土** **食盐** **胡粉** **雄黄** **丹砂**并涂。**槐白皮**浸醋洗。**鸡子**合之。

[蚕蝎伤] **苦苣** **莴苣** **赤薜荔** **苎根** **预知子** **椰桐皮** **百部** **灰藋** **田父** **麝香**并涂蚕咬。**紫荆皮**洗蚕咬。蚕网草诸虫如蚕咬，毒入腹，煮饮。**草犀**服汁，解恶蝎毒。**豉** **�40** **葱** **马齿苋** **食茱萸** **松脂** **青黛** **韭汁** **燕窠土** **雄黄** **牛耳垢** **狐屎**并傅恶蝎虫伤。**丁香**傅桑蝎伤。**麻油**灯熏蝎虫伤。**蛇退**洗恶虫伤。**蒜**同曲。**胡瓜根** **灰藋叶** **马鞭草** **干姜** **葱汁** **韭汁** **茶叶** **杏仁** **巴豆** **桑灰** **雄黄** **丹砂** **蚁蛭** **蜜蜡** **头垢**并傅狐尿蝎疮。**乌鸡**搨狐尿疮。**发**烟熏狐尿疮。**人尿** **驴尿** **白马尿**并浸狐尿刺疮。

[蚯蚓、蜗牛伤] **石灰** **盐汤**并主中蚯蚓咬毒，形如大风，泡汤浸之，良。**葱** **蜀羊泉**同黄丹。**百舌窠中土**同醋。**鸭通**并傅蚯蚓咬。**吹火筒**蚓呵小儿阴肿，吹之即消。**蓼子**浸蜗牛吹。

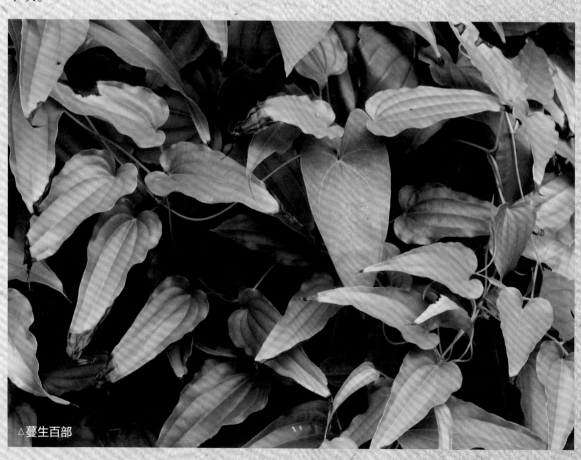

△蔓生百部

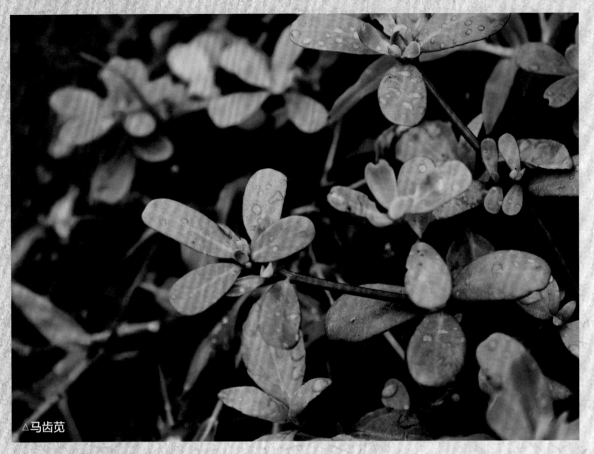

△马齿苋

[射工、沙虱毒][内治]山慈姑吐之。苍耳叶煎酒。雄黄磨酒。牛膝煎水。草犀汁。苋汁。马齿苋汁。梅叶汁。蘘荷汁。狼毒汁。鬼臼汁。悬钩子汁。浮萍末。知母末。射干末。白矾末，同甘草。丹砂末。斑蝥烧。溪狗虫烧。鸂鶒炙食。鹅血　鸭血并主射工、沙虱、溪毒中人，寒热生疮。[外治]莴苣　蒜　白芥子　芥子　葱　茖葱　茱萸同蒜、葱煮汁。鸡肠草　梨叶　皂荚末，和醋。白鸡屎和伤。鸂鶒毛、屎　芫青　鼠负　熊胆　麝香　白矾并涂射工、沙虱、溪毒疮。豉母虫含之，除射工毒。溪鬼虫喙　鹅毛并佩之，辟射工毒。

[蛭、蟆、蚁、蝇伤]黄泥水　浸蓝水　牛血　羊血同猪脂。鸡血　狗涎蒸饼染食。并主误吞水蛭，服之即下出。朱砂傅水蛭伤人疮。灰藋　槲叶　藜叶　盐药　石灰并涂蝼蛄咬。土槟榔　穿山甲　山豆根　檐溜下泥　地上土并涂蚁咬。百部杀蝇蠓咬毒。盐擦黄蝇毒。

[蚰蜒伤]白矾　胡麻并涂蚰蜒咬。

[辟除诸虫][辟蚊蚋]社酒洒壁。蝙蝠血涂帐。腊水浸灯心。荠枝作灯杖。天仙藤同木屑。木鳖同川芎、雄黄。浮萍烧熏，或加羌活。茅香同木鳖、雄黄。菖蒲同楝花、柏子。夜明砂单烧，或同浮萍、苦楝花。鳖甲同夜明砂。并烧熏。[辟壁虱、蚤、虫]樟脑　菖蒲　白菖　木瓜　蒴藋　龙葵　茯苓末。辣蓼　荞麦秸并铺席下。白胶香　百部　牛角　骡蹄　白马蹄　蟹壳并烧烟熏。蟹黄同安息香、松鼠烧。[辟虮、虱]虮建草　大空　藜芦　百部　白矾　水银　银朱　轻粉　铜青　[辟蝇、蛾]绿矾水　腊雪水　[辟蚰蜒]春牛泥　[辟蠹虫]莴苣端午日收。芸香　角蒿叶并安箱中。莽草烧熏。

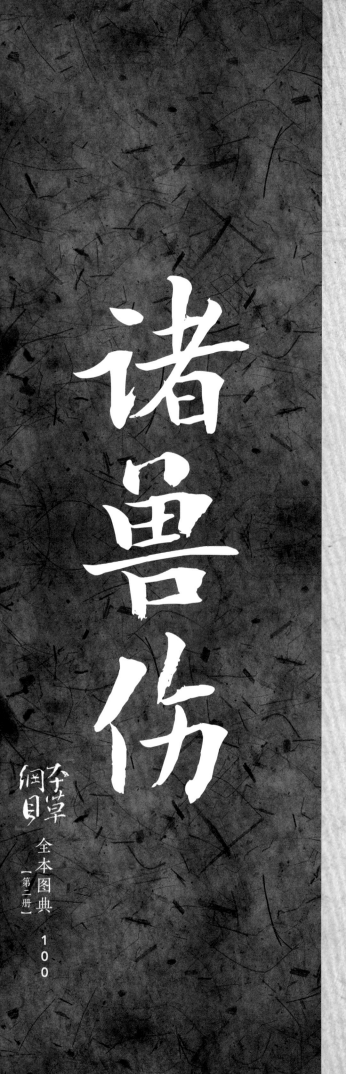

诸兽伤

虎狼　熊罴猪猫　犬狸　驴马　鼠咬　人咬

[虎、狼伤] [内治] 醇酒饮醉。芒茎捣汁，或同葛根煎汁。葛根汁，或研末。兔葵汁。地榆汁。草犀汁。胡麻油　生姜汁。沙糖　铁浆并内饮外涂，则毒不入腹。妇人月经衣烧服，主虎狼伤。[外治] 山漆　豨莶　粟米　干姜　薤白　独栗　白矾　蛴螬　猬脂　菩萨石并涂虎咬爪伤。青布烧熏虎狼咬伤疮。

[熊、罴、猪、猫伤] [内治] 蒴藋汁服。蕺菜汁服，并主熊罴伤，仍外涂。[外治] 独栗烧。粟米嚼。并涂熊兽伤。松脂作饼。龟版灰。鼠屎灰。薄荷　檐溜泥并涂猫咬。射罔杀禽兽毒。

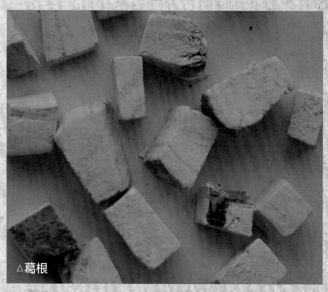

△葛根

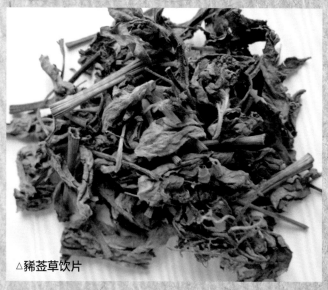

△豨莶草饮片

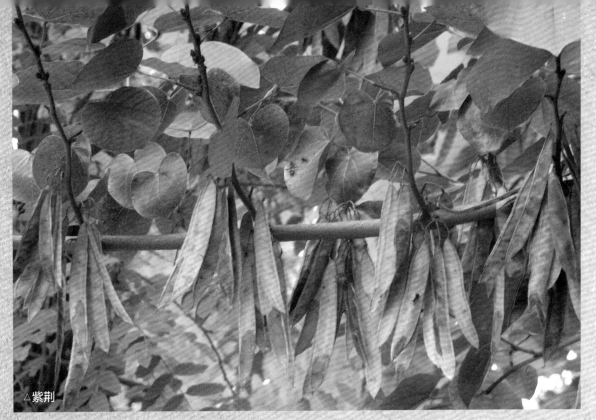
△紫荆

[犬、猘伤] [内治] 雄黄同麝香，酒服。同青黛，水服。苍耳叶煎酒。桃白皮煎水。紫荆皮汁。地黄汁。白兔藿汁。蔓菁根汁。生姜汁。韭根汁。并内饮、外涂百度。故梳同韭根煎。百家箸煎汁。头垢同猬皮灰，水服。猬头烧，同发灰，水服。驴尿 狼牙 草灰水服。芫青米炒，酒服。并主猘犬、恶犬伤。莨菪子狂犬伤，日吞七粒，及捣根涂。铁浆狂犬伤，饮之，毒不入内。斑蝥风狗伤，以三个研细，酒煎服，即下肉狗四十个乃止，末尽再服。用七个，糯米一撮，炒黄，去米，入百草霜一钱，米饮服之，取下肉狗。糯米一勺，斑蝥三七个，分作三次炒，去蝥研末，分作三服，冷水滴油下，取恶物。蛤蟆脍 蚺蛇脯并主狂犬伤，食之不发。[外治] 艾叶猘犬伤，灸七壮，或隔床下土灸之。瓦松同雄黄，贴风狗咬，永不发。栀子烧，入硫黄末。栾荆皮同沙糖。雄黄入麝香。山慈菇 苏叶嚼。蓼叶 莽草 蓖麻子 韭汁 薤白 葱白 胆矾 蚯蚓泥 红娘子 死蛇灰 犬屎 虎骨牙、脂同。人血并涂狂犬、恶犬伤。人参狗咬破伤风，桑柴烧存性，掺之。屋游 地榆 鹿蹄草 黄药子 秫米 干姜 乌柿 赤薜荔 杏仁 马蔺根同杏仁。白果 白矾 菩萨石 竹篮耳灰。冬灰 黄蜡 猪耳垢 鼠屎灰。牛屎 人屎并涂犬伤。人尿 冷水 屋漏水并洗犬伤。

[驴、马伤] [内治] 马齿苋马咬毒入心，煎服之。人屎马汗、马血入疮，欲死，服汁。马屎中粟剥驴马中毒，绞汁服，并涂之，仍以尿洗。柽柳剥驴马毒血入内，浸汁服，并取木片炙之。葶苈马汗毒气入腹，浸汤饮，取下恶血。醇酒马毒气入腹，杀人，多饮令醉。[外治] 益母草和醋。鼠屎并涂马咬。独栗烧。白马通 鸡冠血并涂马咬，及马汗入疮，剥驴马骨刺伤人欲死。月经水涂马血入疮，剥马骨伤人，神效。马头灰。马鞭灰。鸡毛灰。乌梅和醋。雄黄 白矾 石灰并傅马汗或毛入疮肿痛，入腹杀人。水堇汁。冷水 热汤并洗马汗、马毛入疮。

[鼠咬] 狸肉食。狸肝 猫头及毛灰。猫屎 麝香并涂。

[人咬] 龟版灰。摄龟甲灰。并涂之。人尿浸。

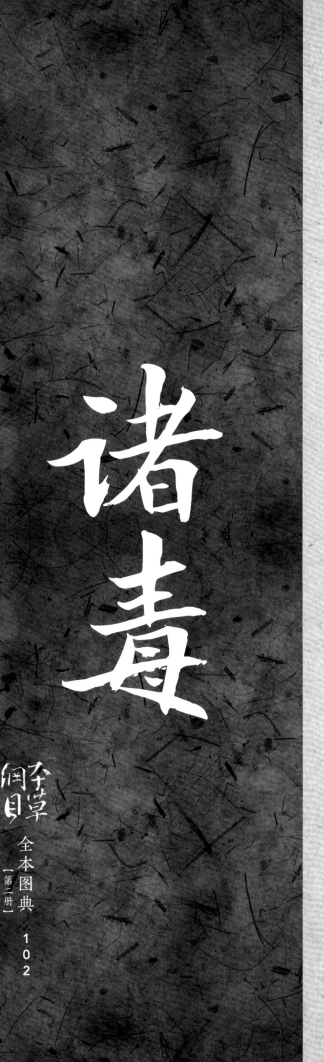

金石　草木　果菜　虫鱼　禽兽

[金石毒] 甘草安和七十二种石，一千二百种草，解百药毒。凡药毒，用麻油浸甘草节嚼之，咽汁良。**大青**　**麦门冬**　**人参汤**　**荠苨汁**　**莼心**　**冬葵子**　**瞿麦**　**蓝汁**。**金星草**　**葳蕤汁**　**苎根汁**　**萱根**　**蕉根汁**　**绿豆**　**胡豆**　**白扁豆**　**黑大豆**　**余甘子**　**冬瓜练**　**乌芋**　**水芹汁**　**寒水石**　**黑铅**溶化淬酒。**魁蛤肉**　**牡蛎肉**　**蚌肉**　**蚬子肉**　**蛏肠**　**石蟹汁**　**鳗鲡鱼**　**田螺**　**雁肪肉**　**鸭肉**　**白鸭通**　**乌肉**　**犀角汁**　**猪膏**　**猪肉**　**猪骨**　**猪血**　**羊血**　**兔血**　**诸血**　**牛腤**　**兔肉**并解一切丹石毒。[砒石毒] **米醋**吐。**乌桕根**下。**白芷**　**郁金**并井水服。**胡粉**地浆服。**白扁豆**水服。**蚤休**磨汁。**黑铅**　**鲎鱼鳂**并磨汁。**蓝汁**　**荠苨汁**　**酱汁**　**绿豆汁**　**豆粉**　**大豆汁**　**杨梅树皮汁**　**冬瓜藤汁**　**早稻秆灰汁**　**地浆**　**井泉水**　**白鸭通汁**　**豭猪屎汁**　**人屎汁**　**鸭血**　**羊血**　**雄鸡血**　**胡麻油**　[礜石毒] **黑大豆**　**白鹅膏**　[硇砂毒] **绿豆汁**　**浮萍**硇砂损阴，同猪蹄煎汁渍洗。[硫黄毒] **金星草**　**胡麻油**　**米醋**　**飞廉**　**细辛**　**余甘子**煎水。**乌梅**煎。**黑铅**煎。**铁浆**　**朴消**　**猪血**　**羊血**　**冷猪肉**　**鸭肉**　**猪脂**　[雄黄毒] **防己**煎汁。[丹砂毒] **蓝青汁**　**咸水**　[水银毒] **黑铅**　**炭末**煎汁。**金器**破口，煮汁服。入耳，熨之、枕之引出。[轻粉毒] **黄连**　**贯众**　**酱汁**　**黑铅**壶浸酒。**斑蝥**　**猪肉**　[石英毒] **麻鞋**煮汁。**石燕**煮汁。**醇酒**服紫石英乍寒乍热者，饮之良。**鸡子**　**猪肉**　[钟乳毒] **鸡子清**　**猪肉**　[石炭毒] 冷水中石炭毒，昏瞀，饮之即解。[生金毒] **白药子**　**余甘子**　**翡翠石**　**鹧鸪肉**　**鸭血**　**白鸭通汁**。**鸡屎淋汁**。**金蛇**煮汁。[生银毒] **葱汁**　**鸡子汁**。**鸭血**　**鸭通汁**。**银蛇**煮汁。**水银**服之即出。[锡毒] **杏仁**　[铜毒] **慈姑**　**胡桃**　**鸭通汁**　[铁毒] **磁石**　**皂荚**　**猪、犬脂**　**乳香**　**貘屎**　[土坑毒气] **猪肉**。

[草木毒] **防风**诸药毒已死，只心头温者，擂水冷灌之。**葛根**诸药毒吐下欲死，煮汁服。**甘草**　**荠苨**　**蓝汁**。**蓝实**　**承露仙**　**欓藤子**　**淡竹叶**同甘

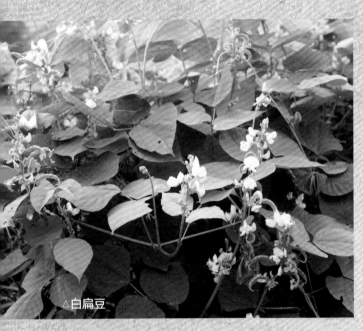
△白扁豆

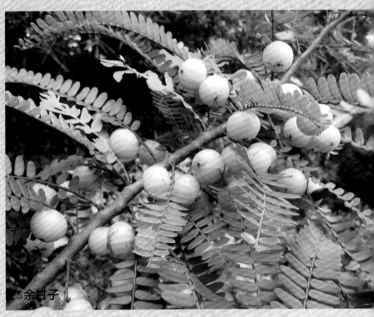
△余甘子

草、黑豆同煎服。粟米绞汁。土芋取吐。绿豆汁。黑豆汁。白扁豆汁。生姜　葱汁。芽茶同白矾。地浆　黄土煮汁。蚕故纸灰水服。鼍甲　玳瑁　车渠　龟筒　白鹇　白鸽血　鹧鸪　孔雀脯　牛腽　犀角汁。猪屎汁。人屎汁并解百药毒。[钩吻毒] 荠苨汁　蕹菜汁　葛根汁　葱汁　桂汁　白鸭血　白鹅血　羊血并热饮。鸡子清　鸡翵雏同麻油研烂灌之，取吐。犀角汁　猪膏　人屎汁　[射罔毒] 蓝汁　葛根　大麻子汁　大小豆汁　饴糖　藕汁　芰汁　竹沥　冷水　蚯蚓粪　贝齿　六畜血　人屎汁　[乌头、附子、天雄毒] 防风汁　远志汁　甘草汁　人参汁　黄芪　乌韭　绿豆　黑豆　寒食饧　大枣肉　井华水　陈壁土泡汤服。[蒙汗毒] 冷水　[鼠莽毒] 蚤休磨水。镜面草　豇豆汁　黑豆汁　乌桕根　明矾入少茶，水服。鸡血　鸭血　羊血并热饮。[羊踯躅毒] 栀子汁　[狼毒毒] 蓝汁　盐汁　白敛　杏仁　木占斯　[防葵毒] 葵根汁　[莨菪毒] 荠苨　甘草　升麻汁。蟹汁。犀角汁。[山芋毒] 地浆　人屎汁。[苦瓠毒] 穄米汁。黍瓤汁。[大戟毒] 菖蒲汁。[甘遂毒] 黑豆汁　[芫花毒] 防风汁。防己　甘草　桂汁　[仙茅毒] 大黄　[藜芦毒] 葱汁　雄黄　温汤　[瓜蒂毒] 麝香　[半夏、南星毒] 生姜汁　干姜煮汁。防风　[桔梗毒] 白粥　[巴豆毒] 黄连汁　菖蒲汁　甘草汁　葛根汁　白药子　黑豆汁　生藿汁　卢会　冷水　寒水石　[桂毒] 葱汁　[漆毒] 贯众　紫苏蟹　[桐油毒] 热酒　甘草　干柿。

[果菜毒] 麝香　猪骨灰水服。米醋　头垢　童尿并解诸果菜毒。山鹊肉解诸果毒。甘草　酱汁　酒糟　葛汁　白兔藿　白花藤　鸡屎灰并解诸菜毒。同贝齿、胡粉为末。酒服。杏根煎汁。[蜀椒毒] 葵子汁　豉汁　桂汁　蒜汁　大枣　冷水　地浆　黄土　雄鸡毛灰水服。童尿　[烧酒毒] 冷水　绿豆粉　蚕豆苗　[面毒] 萝卜　枸杞苗　贝子烧。胡桐泪　[豆粉毒] 杏仁　豆腐　萝卜　[莴苣毒] 姜汁　[水芹毒] 硬糖　杏仁同乳饼、粳米煮粥食。[水茛菪毒] 甘草汁　[野芋毒] 地浆　人屎汁　[野菌毒] 甘草煎麻油服。防风汁。忍冬汁。蠡实　酱汁　生姜　胡椒　绿豆汁。梨叶汁。荷叶煎。阿魏　地浆　黄土煮。鹧鸪　石首鱼枕　童尿　人屎汁。

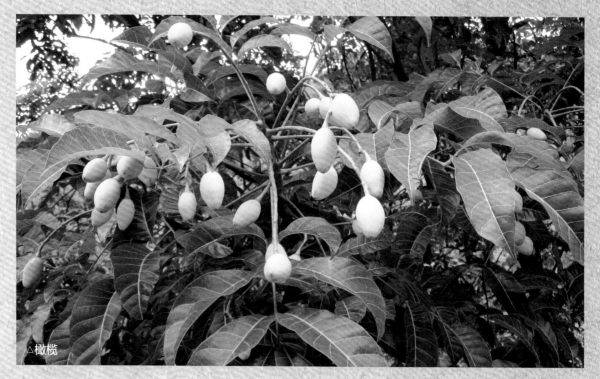

△橄榄

[虫鱼毒] 紫苏　荏叶　水苏　芦根　芦花　菩萨草酒服。大黄汁　马鞭草汁。苦参煎醋。缩砂仁　草豆蔻　酱汁　米醋　胡麻油　黑豆汁　冬瓜汁　橘皮煎。乌梅　橄榄　蜀椒　胡椒　莳萝　茴香　胡葱　大蒜　朴消　蓬砂同甘草，浸香油。鱼皮烧。鱼鳞烧。鲛鱼皮烧。獭皮煮汁。并解一切鱼肉、虾、蟹毒。[河豚毒] 荻芽　芦花　蒌蒿　胡麻油　白扁豆　大豆汁　橄榄　五倍子同白矾，水服。槐花水服。橘皮煮。黑豆汁　紫苏汁　青黛汁　蓝汁　蜈蚣解虫、鱼毒。羊蹄叶捣汁或煎，解胡夷鱼、檀胡鱼、鲑鱼毒。[黄鳝鱼] 地浆黄鳝及无鳞诸鱼，反荆芥，服此解之。[鳝鱼毒] 蟹食之即解。[蟹毒] 苏汁　藕汁　冬瓜汁　干蒜汁　芦根汁　蟹、柿相反，令人吐血，服此解。橙皮　丁香　[鳖毒] 橄榄　胡椒　[马刀毒] 新汲水　[虾毒] 鸂鶒炙食。[斑蝥、芫青、地胆、樗鸡毒] 蓝汁　玉簪根　桂汁　黑豆汁　糯米　猪肉　猪胰　[蛅蟖毒] 栀子　[蓝蛇头毒] 蓝蛇尾食之即解。[水虫毒] 秃鹙毛。

[禽兽毒] 白兔藿诸肉菜大毒不可入口者，饮汁即解。白花藤　黄藤　黑豆汁　酱汁　米醋　山楂　阿魏　草豆蔻　犀角汁并解一切肉食鱼菜果蕈诸毒。[诸鸟肉毒] 生姜　白扁豆　狸头骨灰水服。[雉毒] 姜汁　犀角汁　[鸡子毒] 米醋　[鸱毒] 葛粉水服。绿豆粉　[六畜肉毒] 乌桕叶汁食牛马六畜肉生疔欲死，顿服三碗取利。白扁豆　小豆汁　豉汁　葱子煮汁。猪屎灰水服。并解六畜肉毒。甘草汁　兰草汁　阿魏　绿豆汁　黄檗汁　麻鞋底煮汁。黄土煮汁。东壁土水服。地浆　头垢并解六畜牛马诸肉毒。[牛肉毒] 狼牙烧。圣齑　[独肝牛毒] 牛肚啮蛇牛独肝，毛发向后，有毒，汁饮。人乳汁和豉汁服。[马肝毒] 猪骨灰水服。鼠屎末服。头垢　[猪肉毒] 猪屎灰水服。[狗毒] 杏仁　芦根　[猪肝毒] 猪脂顿服五升。垢头巾泡汤服。[肉脯毒] 韭汁　黄土煮服。地浆　贝子烧，水服。猪骨灰水服。犬屎灰酒服。人屎灰酒服。头垢含咽。

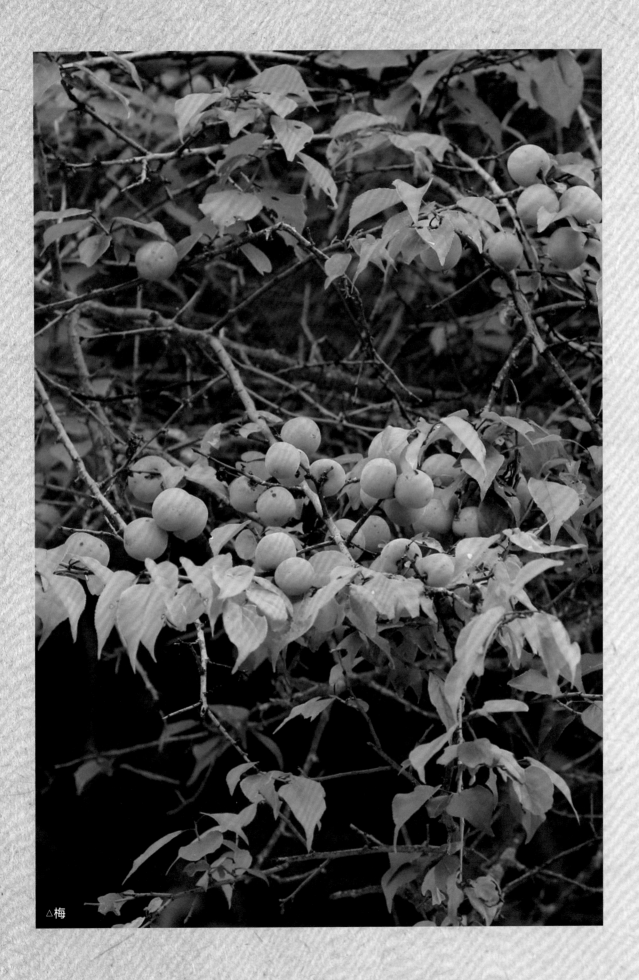

△梅

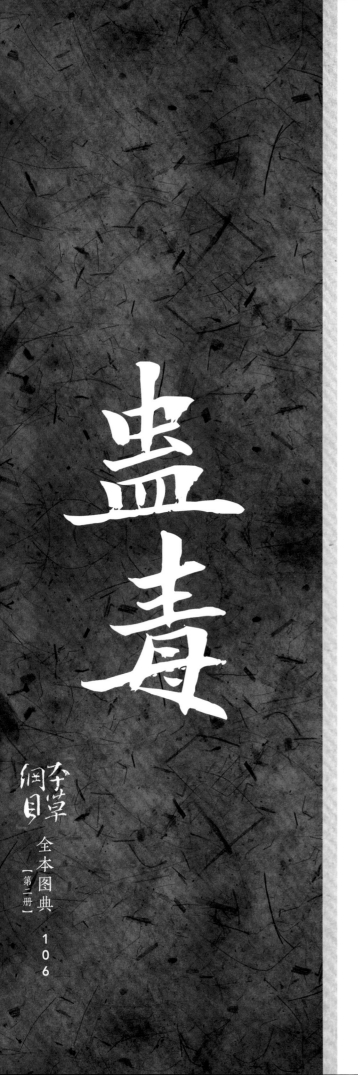

蛊毒

[解毒] 荠苨解蛊毒、百药毒，饮其汁。蘘荷服汁，蛊立出。卧其叶，即自呼蛊主姓名。山慈姑同大戟、五倍子为紫金丹，服。徐长卿　天麻　钗子股　甘草吐。避虺雷　升麻吐。锦地罗　吉利草　蘼芜　紫金牛　木香　龙胆草　草犀　格注草吐。独行根　紫菀　马兜铃　郁金下。郁金香　钩吻　金丝草　合子草　芫花下。预知子　莞花下。牵牛子下。鸢尾下。土瓜根吐、下。山豆根　桔梗下。解毒子　鬼臼　白兔藿　连翘　千里及吐、下。羊蹄根　泽漆吐。慎火草　常山吐。藜芦　莼　赤车使者　茜根汁　胡麻油吐。糯谷颖煎汁。麦苗汁。小麦面水服。豆豉　胡荽根擂酒。马齿苋汁。大蒜　苦瓠汁吐。鹿藿　百合根　槟榔　大腹皮　桃白皮下。椑子　枣木心吐。龙眼　食茱萸　蜀椒　盐麸子　甜瓜蒂吐。地椒　榴根皮　皂荚　槲树皮　巴豆　檽根皮　苏合香　生漆　相思子　雷丸　桃寄生　猪苓　石南实　桑木心　鬼箭羽　琥珀　半天河　车脂　猪槽水　故锦汁　釜墨　伏龙肝　古镜　朱砂　银　铁精　菩萨石　金牙石　雄黄　方解石　长石　代赭石　石胆　黄矾石　白矾石　石蟹　诸盐水　石硷　霹雳砧　斑蝥　蚕蜕纸　五倍子　芫青　露蜂房　蜂子　鲮鲤甲　龙齿　蚺蛇胆及肉。自死蛇　蝮蛇　蛇蜕皮　蛇婆　鲩鱼胆　鱼枕　青鱼枕　鲞鱼枕　龟筒　鲛鱼皮　玳瑁　贝齿子　鹳骨　鹳脰中砂子磨水服。鸧鸡　白鸡血　鸠血　鸊鸡子　鸡头　鸡屎白　白鸽血　鹧鸪　白鸭血　鸢血　孔雀血　白鹇　胡燕屎　鹊脑髓　猪肝　猪屎汁　豚卵　羊肝、肺　羊胆　羖羊角　羖羊皮　犀角　鹿角　灵猫阴　麝香　猫头骨及屎。狐五脏　獭肝　败鼓皮　猬皮　貒膏脑　六畜毛、蹄甲　人牙　头垢　人屎。

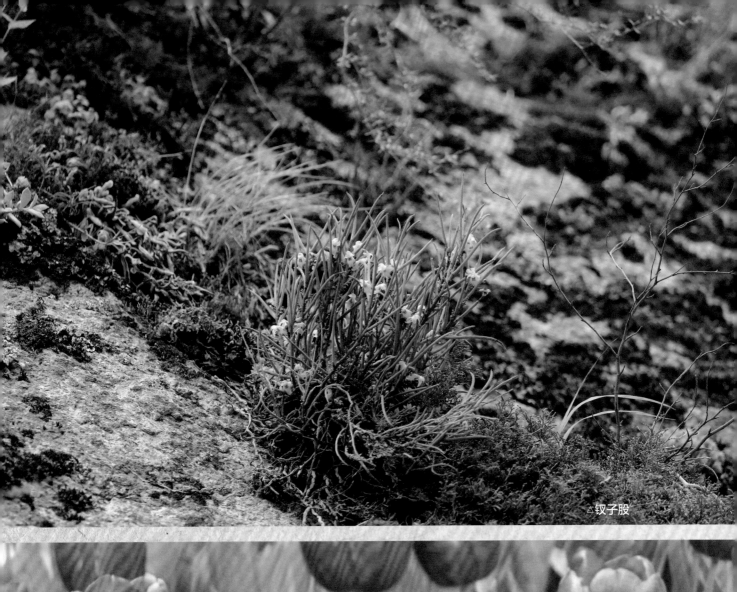

△钗子股

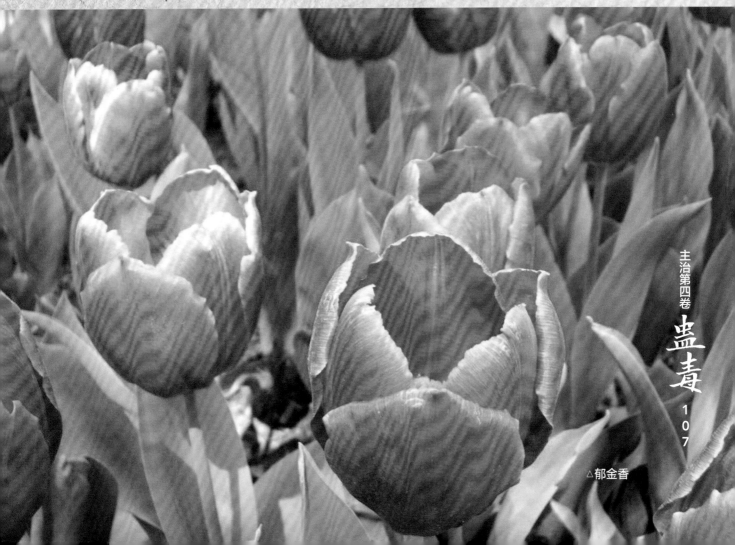

△郁金香

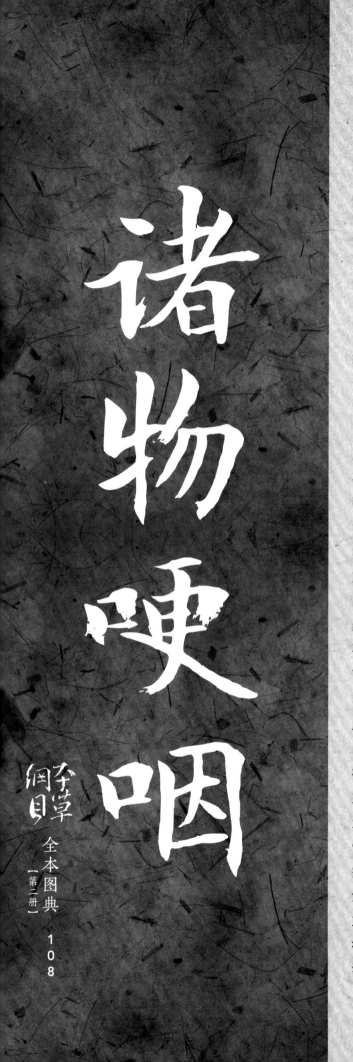

诸物哽咽

本草纲目

全本图典

[第二册]

108

[诸骨哽]缩砂蔤诸骨哽，浓煎咽。艾叶煎酒。地菘同白矾、马鞭草、白梅，丸噙。凤仙子研，水咽。根、叶煎醋。半夏同白芷水服，取吐。云实根研汁咽。瞿麦水服。蔷薇根水服。白敛同白芷，水服。白药煎醋。威灵仙醋浸，丸噙。同砂仁，煎服。鸡苏同朴消，丸噙。丝瓜根烧服。栗莍烧吹。乳香水研。桑椹嚼咽。金樱根煎醋。浆水脚同磁石、橘红，丸咽。蚯蚓泥擦喉外。蓬砂含咽。桑螵蛸煎醋。蜂蜜噙。鲩鱼胆酒化，取吐。鳜鱼胆取吐。鲫鱼胆点咽。鲇鱼肝同栗子皮、乳香丸，线绵包吞，钓出。乌贼骨同橘红、寒食面，丸吞。鸭肫衣炙研，水服。雕粪诸鸟兽骨哽，烧灰，酒服。猪膏含咽。羊胫骨灰饮服。狗涎频滴。虎骨诸兽骨哽，末，水服。虎屎烧，酒服。狼屎兽骨哽，烧服。鹿角末，咽。筋，吞钓出。[鸡骨哽]贯众同缩砂、甘草末，包含。白芷同半夏末服，呕出。缩砂　芦根捣丸，鸡汤化下。凤仙根煎酒。水仙根　玉簪花根汁。蓖麻子同百药煎，研服。盐麸子根煎醋，吐。乳香水研。金樱根煎醋。茯苓同楮实末，乳香汤下。五倍子末，掺之，即下。鸡内金烧吹。鸡足距烧水服，翻翎同。[鱼骨哽]贯众同前。缩砂浓煎。芦根捣泥，鱼汤下。蓖麻子同百药煎，研咽。水仙根　玉簪根并捣汁服。醉鱼草吐。白芍药嚼。马勃蜜丸噙。饴糖含咽。百合涂项外。橘皮噙。橄榄嚼咽。茱萸鱼骨入腹，煎水服，软出。白胶香　木兰皮　皂荚吹鼻。椿子捣酒服，吐之。楮叶汁啜之。嫩皮捣丸，水下二三十丸。桑椹嚼。金樱根煎醋。琥珀珠推之。仙人杖煮汁。鬼齿煮汁，或丸含。青鱼胆吐。鲩鱼胆吐。乌贼骨　诸鱼鳞灰水服。鱼筒须烧服。鱼网烧服，或煮汁。鸬鹚头及骨、嗉、喙、翅、屎并烧服。鱼狗烧服，亦煮服。秃鹙喙烧服。獭肝及骨、爪烧服。獭爪项下爬之。海獭皮煮汁。[金、银、铜、铁哽]缩砂蔤浓煎服。或加甘草。凤仙子及根捣汁，下铜铁物哽。王不留行误吞铁石，同黄檗，丸服。艾叶煎酒。百部浸酒。木贼为末。并主误吞铜钱。葵汁　薤白并主误

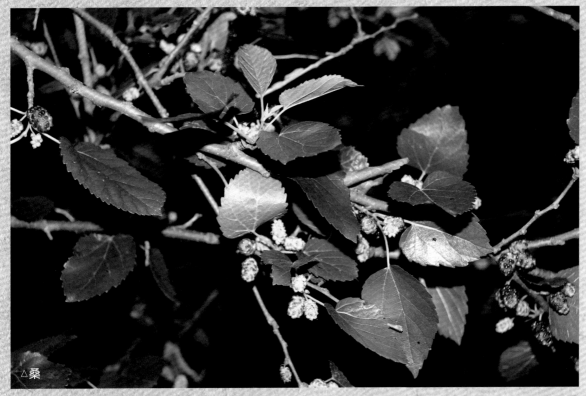

△桑

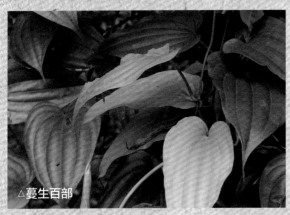

△蔓生百部

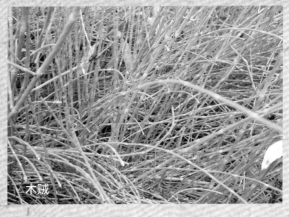

△木贼

吞钱物钗镮，频食取利。**饴糖　慈姑汁　凫茈　胡桃**并主误吞铜钱，多食之。**南烛根**水服。**白炭**烧红研末，水服。**石灰**同硫黄少许，酒服。**胡粉**同猪脂服一两。并主误吞金银铜钱在腹。**水银**误吞金银，服半两即出。**铜弩牙**误吞珠钱，烧淬水饮。**慈石**误吞铁物，线穿拽之。**古文钱**误吞铁物，用白梅淹烂，捣服一丸，即吐出。**蜂蜜**吞铜钱，服之即出。**鹅羽**误吞金银，烧服。**猪、羊脂**误吞铜钱诸物，多食之，利出。**鸵鸟屎　貘屎**误吞铜钱砂石入腹，水化服之，即消。[竹、木哽]**半夏**服取吐。**蓖麻子**同凝水石嚼，自不见也。**秤锤　铁锯**并烧，淬酒饮。**鲩鱼胆**酒服，取吐。**鳜鱼胆**一切骨哽竹木入咽，日久不出，痛刺黄瘦，以一皂子煎酒服，取吐。**鲫鱼胆**点。**象牙**为末，水服。[芒刺、谷贼]**春杵头细糠**含咽。**胡麻**误吞谷麦芒刺，名谷贼，炒研，白汤服。**饴糖**含咽。**鹅涎**下谷贼。**象牙**诸物刺咽，磨水服，即吐。**瓠带**灰水服，主草哽。[桃李哽]**狗骨**煮汁，摩头上。**麝香**酒服。[发哽]**木梳**烧灰酒服。**自己发**灰水服一钱。[食哽]**鹰屎**烧，水服。

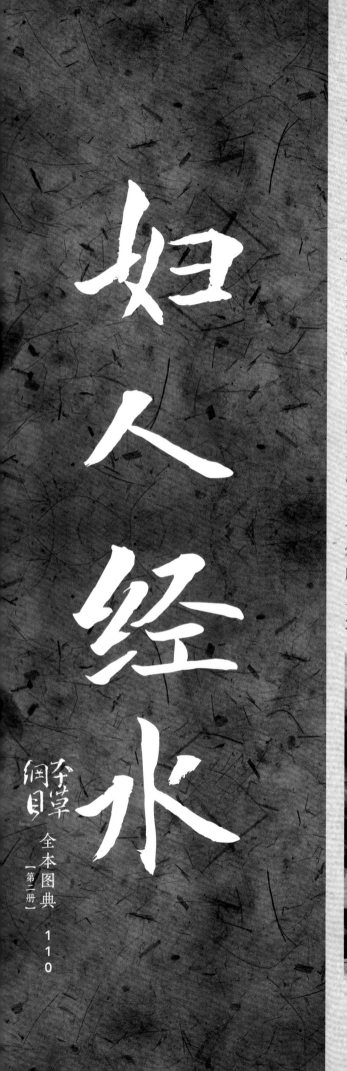

经闭，有血滞，血枯；不调，有血虚者过期，血热者先期，血气滞者作痛。

[活血流气] **香附**血中之气药。生用上行，熟用下行，炒黑则止血。童尿制，入血分补虚；盐水制，入血分润燥。酒炒行经络，醋炒消积聚，姜炒化痰饮。得参、术，补气；得归、芎，补血；得苍术、芎䓖，解郁；得栀子、黄连，降火；得厚朴、半夏，消胀；得神曲、枳实，化食；得紫苏、葱白，解表邪；得三棱、莪茂，消积磨块；得茴香、破故纸，引气归元；得艾叶，治血气，暖子宫。乃气病之总司，为女科之仙药。**当归**一切气，一切劳。破恶血，养新血，补诸不足。头止血，身养血，尾破血。妇女百病，同地黄丸服。月经逆行，同红花煎服。血气胀痛，同干漆丸服。室女经闭，同没药末，红花酒调服。**丹参**破宿血，生新血，安生胎，落死胎，止血崩带下，调经脉，或前或后，或多或少，兼治冷热劳，腰脊痛，骨节烦疼，晒研，每服二钱，温酒调下。**芎䓖**一切气，一切血，破宿血，养新血，搜肝气，补肝血，润肝燥，女人血闭无子，血中气药也。**芍药**女子寒血闭胀，小腹痛，诸老血留结，月候不调。**生地黄**凉血生血，补真阴，通月水。**兰草**生血和气，养营调经。**泽兰**营气，破宿血，主妇人劳瘦，女科要药也。**茺蔚子**

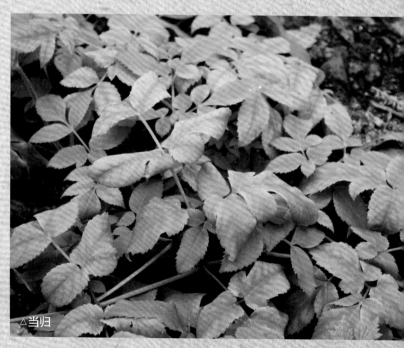

△当归

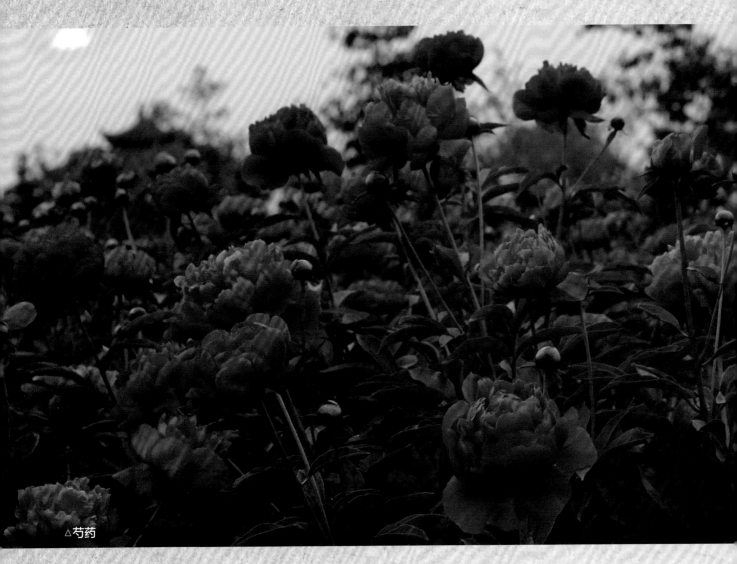

△芍药

调经，令人有子，活血行气，有补阴之功。**庵䕡子**同桃仁浸酒，通月经。**玄胡索**月经不调，结块淋露，利气止痛，破血，同当归、橘红丸服。**柴胡**妇人热入血室，寒热，经水不调。**黄芩**下女子血闭淋漏。**茅根**月水不匀，淋沥，除恶血。**䓞莄根**通经脉，宜妇人。**醍醐菜**擂酒，通经。**茶汤**入沙糖少许，露一夜，服即通，不可轻视。**铅霜**室女经闭，烦热，生地黄汁服。**木香　乳香　乌药　白芷　桑耳**并主血气。**荔枝核**血气痛，同香附末服。**荜茇**血气痛，经不调，同蒲黄丸服。**附子**通经，同当归煎服。**芥子**酒服末，通月水。**韭汁**治经脉逆行，入童尿饮。**丝瓜**为末，酒服，通月经。**土瓜根**经水不利，同芍药、桂枝、蟅虫为末，酒服。**薏苡根**煎服，通经。**牛膝**血结，经病不调，同干漆，地黄汁丸服。**牛蒡根**月水不通，积块欲死，蒸三次，浸酒日饮。**马鞭草**通月经瘕块，熬膏服。**虎杖**通经，同没药、凌霄花，末服。**蒺藜**通经，同当归末，酒服。**木麻**月闭癥瘕，久服令人有子。**硇砂**月水不通，积聚刺痛，破结血，暖子宫，同皂荚、陈橘皮，丸服。**白垩土**女子寒热癥瘕，月闭无子，子宫冷。**铜镜鼻**血闭癥瘕，伏肠绝孕。**乌金石**通月水，煎汤，服巴豆三丸。**蚕沙**月经久闭，炒，煮酒饮一盏即通。**葛上亭长**血闭癥块，米炒研服。**乌鸦**经闭，炙研，同水蛭等药服。**獭胆**通经，同硇砂等药，丸服。爪同。**白狗屎**月水乍多乍少，烧末酒服。**鼠屎**通经，酒服一钱。**童男童女发**通经，同斑蝥、麝香，末服。**人乳**日饮三合，通经。**水蛭 地胆 樗鸡 五灵脂 鳖甲 纳鳖 穿山甲 龙胎 蛤粉 菩萨石 铜弩牙 朴消 紫荆皮 木占斯 桂心 干漆 厚朴**煎酒。**栝楼根 质汗 甜瓜蔓 蓬莪茂 三棱 枣木 紫葳 庵罗果 桃仁 牡丹皮 刘寄奴 紫参 姜黄 郁金 红蓝花 瞿麦 番红花 续随子 蛇莓 瓦松 石帆 赤孙施 蒲黄**并破血通经。**大枣**妇人脏燥，悲哭如祟，同小麦、甘草，水煎服。**葶苈**纳阴中，通月水。

[益气养血] **人参**血虚者益气，阳生则阴长也。**术**利腰脐间血，开胃消食。**熟地黄**伤中胞胎，经候不调，冲任伏热，久而无子，同当归、黄连，丸服。**石菖蒲**女人血海冷败。**补骨脂 泽泻 阳起石 玄石 白玉 青玉 紫石英**并主子宫虚冷，月水不调，绝孕。**阿胶**女人血枯，经水不调，无子，炒研酒服。**雀卵 乌贼鱼骨 鲍鱼汁**并主女子血枯病，伤肝，唾血下血，通经闭。**驴包衣**天癸不通，煅研，入麝，新汲水下，不过三服。

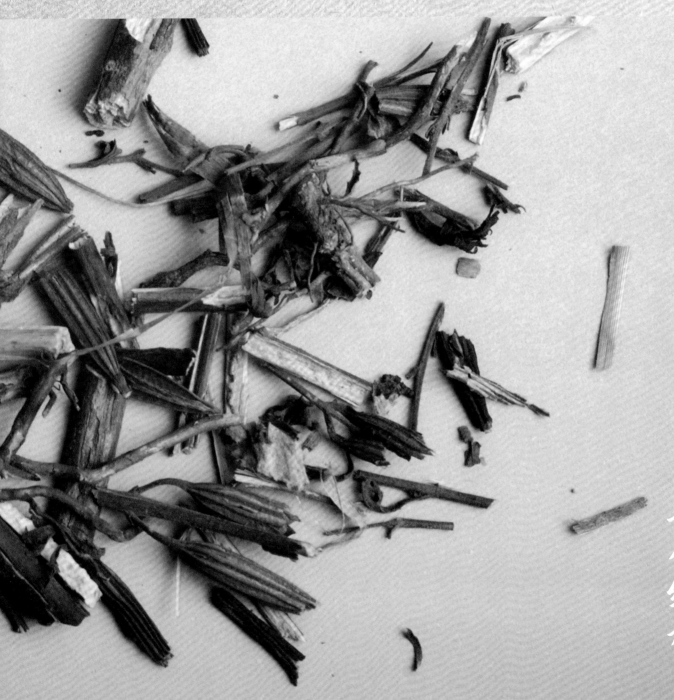

△刘寄奴

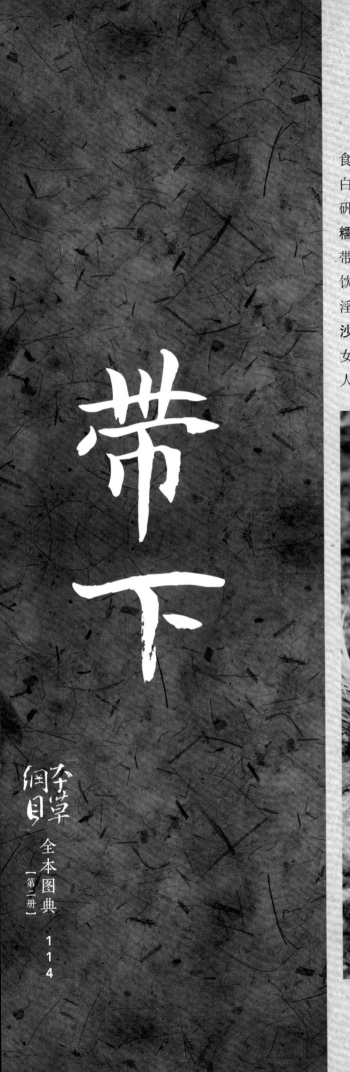

带下

是湿热夹痰，有虚有实。

苍术燥湿强脾，四制丸服。**艾叶**白带，煮鸡子食。**石菖蒲**赤白带下，同破故纸末服。**白芷**漏下赤白，能蚀脓。白带冷痛腥秽，同蜀葵根、白芍、枯矾，丸服。石灰淹过，研末酒服。**草果**同乳香末服。**糯米**女人白淫，同花椒烧研，醋糊丸服。**莲米**赤白带，同江米、胡粉，入乌骨鸡煮食。**白扁豆**炒研，米饮日服。花同。**荞麦**炒焦，鸡子白服。**韭子**白带白淫，醋煮丸服。**芍药**同香附末，煎服。同干姜末服。**沙参**七情内作，或虚冷者，为末，米饮日服。**狗脊**室女白带，冲任虚损，关节重，同鹿茸丸服。亦治妇人。**枸杞根**带下脉数，同地黄，煮酒饮。**椿根白皮**同

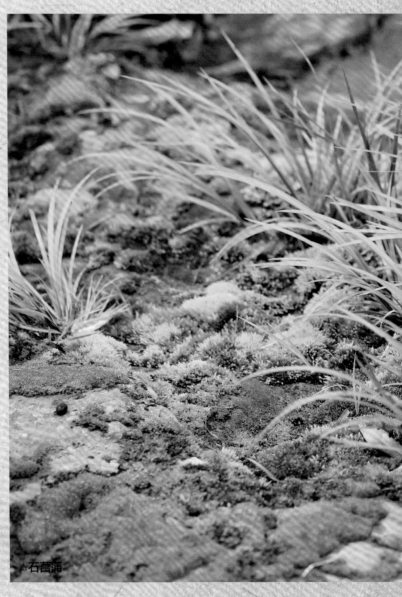

△石菖蒲

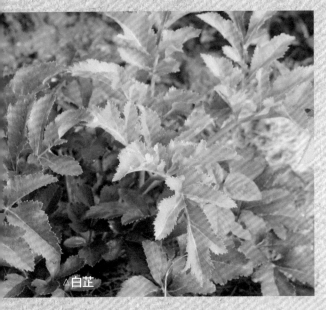
△白芷

滑石丸服。同干姜、芍药、黄檗，丸服。**木槿皮**煎酒，止带下，随赤白用。**榆荚仁**和牛肉作食，止带下。**茯苓**丸服。**松香**酒煮，丸服。**槐花**同牡蛎末，酒服。**冬瓜仁**炒研，汤服。**牡荆子**炒焦，饮服。**益母草**为末，汤服。**夏枯草**为末，饮服。**鸡冠花**浸酒饮，或末服。**马齿苋**绞汁，和鸡子白服。**大蓟根**浸酒饮。**酢浆草**阴干，酒服。**椒目**炒研，水服。**榅子**同石菖蒲，末服。**韭汁**同童尿，露一夜，温服。**葵叶 葵花**治带下，目中溜火，和血润燥，为末酒服，随赤白用。**蜀葵根**散脓血恶汁，治带下，同白芷、芍药、枯矾，化蜡丸服。**败酱**治带下，破

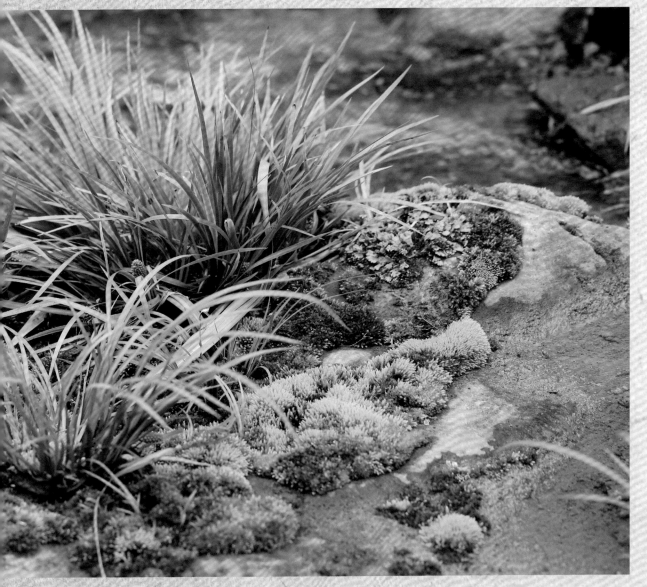

多年凝血，化脓为水。**漏卢**产后带下，同艾叶丸服。**甑带**五色带下，煮汁服。**泽兰子**女人三十六疾。**马矢蒿 蠡实 紫葳 茜根 白敛 土瓜根 赤地利 鬼箭羽 水芹 蒲黄 景天 猪苓 李根白皮 金樱根 酸榴皮 桃毛 白果 石莲 芡实 城东腐木 橡斗 秦皮 人参 黄芪 肉苁蓉 何首乌 葳蕤 当归 芎䓖 升麻**升提。**柴胡**升提。**阳起石 白石脂 五色石脂 玉泉 石胆 代赭石 石硫黄 石硫赤 硇砂**并主赤白带下，无子。**石灰**白带白淫，同茯苓丸服。**云母粉**水服方寸匕，立见效。**禹余粮**赤白带，同干姜丸服。**石燕**月水湛浊，赤带多年，煎饮或末，日服。**白矾**白沃漏下，经水不利，子肠坚僻，中有干血，烧研，同杏仁丸，纳阴户内。**白瓷器**主白崩带。**伏龙肝**炒烟尽，同棕灰、梁上尘服。**秋石**枣肉丸服。**牛角鰓**烧灰，酒服。**狗头骨**同上。**兔皮**灰同上。**猪肾**宜多食。**猪肝**同金墨、百草霜，煨食。**羊胰**酢洗蒸食，数次愈。**羊肉**产后带下赤白，绝孕，豉、蒜煮熟，入酥食。**山羊肉**主赤白带。**狗阴茎**女人带下十二疾。**鹿角**白浊，炒研酒服。**鹿茸**赤白带下，炙末酒服。室女白带，冲任虚寒，同狗脊、白敛，丸服。**白马左蹄**五色带下，烧灰，酒服。**驼毛 乌驴皮 牛骨及蹄甲 阴茎 麋角 鹿血 阿胶 丹雄鸡 乌骨鸡 鸡内金 雀肉 雀卵 雀屎 伏翼 五灵脂 鳗鲡鱼 鲤鱼鳞 龙骨 鼍甲 龟甲 鳖肉 鲨鱼骨 海螵蛸 牡蛎粉 马刀 海蛤 蛤粉 蚌粉 蜜蜂子 土蜂子 蚕蜕纸**灰。**故绵**灰。**淡菜 海蛇 全蝎 丹参 三七 地榆**并主赤白带。**贯众**醋炙，末服，止赤白带。**蛇床子**同枯矾，纳阴户。**古砖**烧赤，安蒸饼坐之。

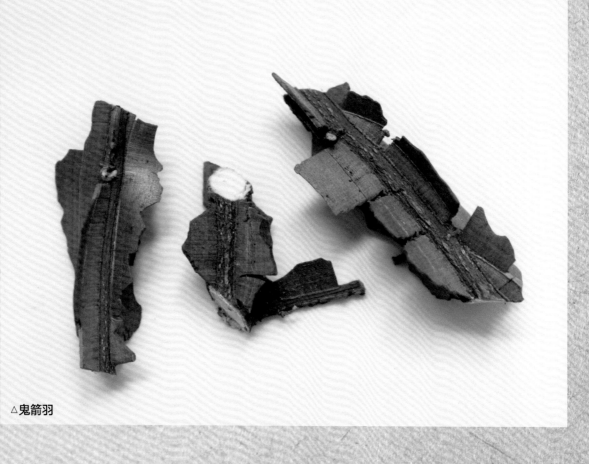

△鬼箭羽

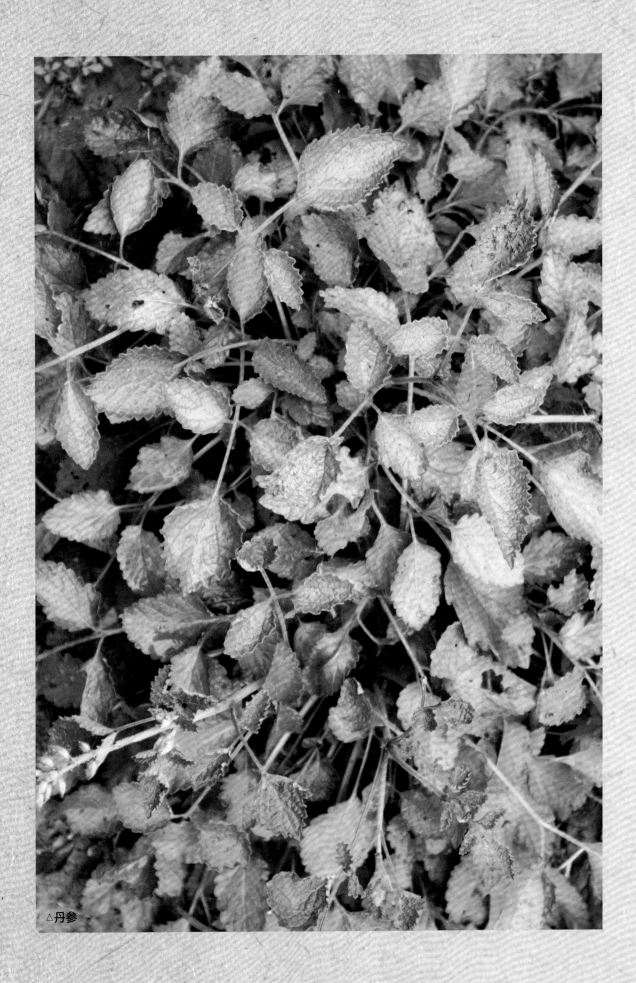

△丹参

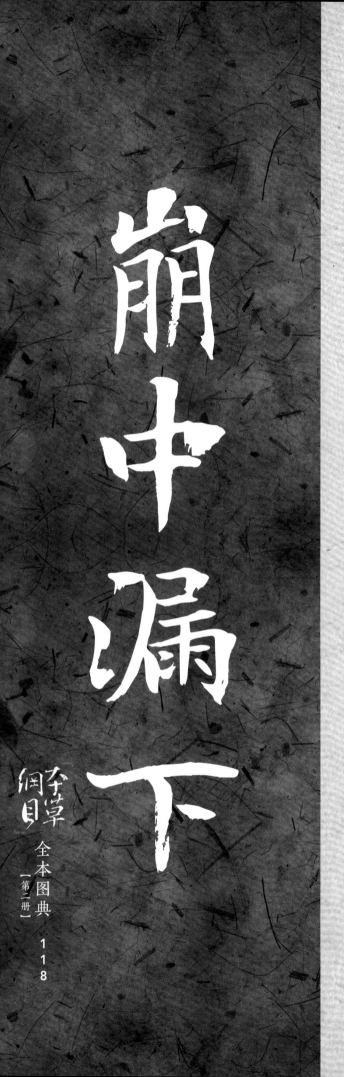

崩中漏下

月水不止，五十行经。

[调营清热] 当归酒下绝孕，崩中诸不足。丹参功同当归。芎劳煎酒。生地黄崩中及经不止，擂汁酒服。芍药崩中痛甚，同柏叶煎服。经水不止，同艾叶煎服。肉苁蓉血崩，绝阴不产。人参血脱益阳，阳生则阴长。升麻升阳明清气。柴胡升少阳清气。防风炙研，面糊煮酒服一钱，经效。白芷主崩漏，入阳明经。香附子炒焦酒服，治血如崩山，或五色漏带，宜常服之。黄芩主淋漏下血，养阴退阳，去脾经湿热。阳乘阴，崩中下血，研末，霹雳酒服一钱。四十九岁，月水不止，条芩醋浸七次，炒研为丸，日服。青囊汁服半升，立愈。鸡冠花及子为末，酒服。大、小蓟煎服。或浸酒饮。菖蒲产后崩中，煎酒服。蒲黄止崩中，消瘀血，同五灵脂末炒，煎酒服。凌霄花为末，酒服。茜根止血内崩，及月经不止。五十后行经，作败血论，同阿胶、柏叶、黄芩、地黄、发灰，煎服。三七酒服二钱。石韦研末，酒服。水苏煎服。柏叶月水不止，同芍药煎服。同木贼炒，末服。槐花漏血，烧研酒服。血崩不止，同黄芩，烧秤锤酒服。淡竹茹崩中，月水不止，微炒，水煎服。黄麻根水煎。甜瓜子月经太过，研末，水服。黑大豆月水不止，炒焦，冲酒。白扁豆花血崩，焙研，饮服。蒸饼烧研，饮服。玄胡索因损血崩，煮酒服。缩砂焙研，汤服。益智子同上。椒目焙研，酒服。胡椒同诸药，丸服。艾叶漏血，崩中不止，同干姜、阿胶，煎服。木莓根皮煎酒，止崩。续断　石莲子　蠡实　茅根　桃毛　小檗　冬瓜仁　松香　椿根白皮　鹿角　鹿茸　鹿血　猪肾　乌骨鸡　丹雄鸡　鸡内金　雀肉　鲎尾　蚌壳　文蛤　海蛤　鲍鱼并主漏下崩中。毛蟹壳崩中腹痛，烧研，饮服。牡蛎崩中及月水不止，煅研，艾煎醋膏，丸服。鳖甲漏下五色，醋炙研，酒服。同干姜、诃黎勒，丸服。紫钾经水不止，末服。鳔胶崩中赤白，焙研，鸡子煎饼食，酒下。阿胶月水不止，炒焦，酒服，和血滋阴。羊肉崩中垂死，煮归、芎、干姜服。

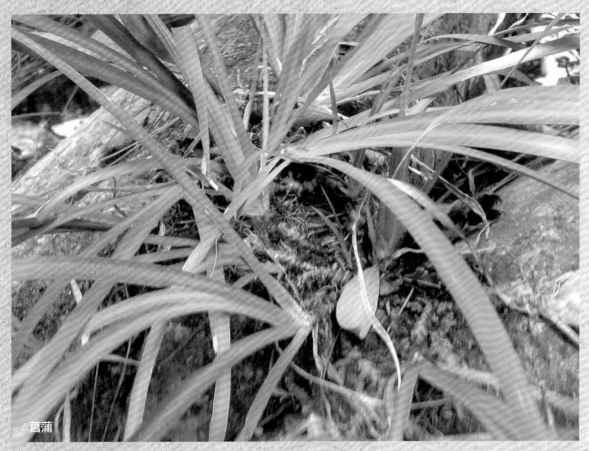

△菖蒲

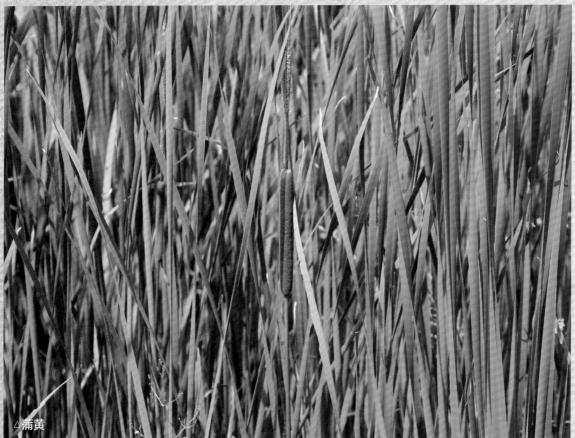

△蒲黄

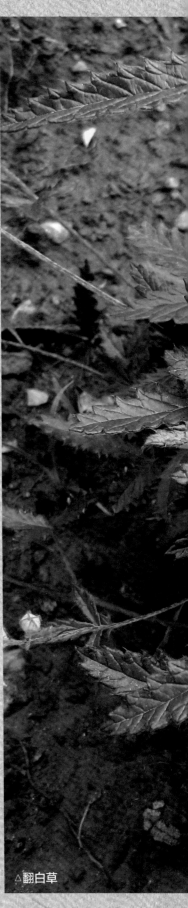

△翻白草

[止涩] 棕灰酒服。莲房经不止，烧研，酒服。血崩，同荆芥烧服。产后崩，同香附烧服。败瓢同莲房烧服。丝瓜同棕烧服。木耳炒黑，同发灰服，取汗。桑耳烧黑，水服。槐耳烧服。乌梅烧服。梅叶同棕灰服。荷叶烧服。桃核烧服。胡桃十五个，烧研，酒服。壳亦可。甜杏仁黄皮烧服。凫茈一岁一个，烧研，酒服。漆器灰同棕灰服。故绵同发烧服。败蒲席灰酒服。木芙蓉花经血不止，同莲房灰，饮服。槐枝灰赤白崩，酒服。幞头灰水服。白纸灰酒服。蚕蜕纸灰同槐子末服。百草霜狗胆汁服。松烟墨漏下五色，水服。乌龙尾月水不止，炒，同荆芥末服。棉花子血崩如泉，烧存性，酒服三钱。贯众煎酒。丁香煎酒。地榆月经不止，血崩，漏下赤白，煎醋服。三七酒服。地锦酒服。木贼崩中赤白，月水不断，同当归、芎䓖服。漏血不止，五钱，煎水服。血崩气痛，同香附、朴消，末服。石花同细茶、漆器末，酒服。桑花煎水。翻白草擂酒。醍醐菜杵汁，煎酒。夏枯草研末，饮服。桂心煅研，饮服二钱。何首乌同甘草，煮酒服。枝杨皮同牡丹、牡蛎煎酒，止白崩。橡斗壳　金樱根　榴皮根同。鬼箭羽　城东腐木　石胆　代赭石　白垩土　玄精石　硇砂　五色石脂　太乙余粮并主赤沃崩中，漏下不止。赤石脂月水过多，同补骨脂末，米饮服二钱。禹余粮崩中漏下五色，同赤石脂、牡蛎、乌贼骨、伏龙肝、桂心，末服。伏龙肝漏下，同阿胶、蚕沙末，酒服。五灵脂血崩不止，及经水过多，半生半炒，酒服，能行血止血。为末熬膏，入神曲，丸服。烧存性，铁锤烧，淬酒服。鹊巢积年漏下，烧研，酒服。牛角䚡烧研，酒服。羊胫骨月水不止，煅，入棕灰，酒服。狗头骨血崩，烧研，糊丸，酒服。乌驴屎血崩，及月水不止，烧研，糊丸，酒服。乌驴皮　羖羊角烧。马悬蹄煅。马鬐毛及尾烧。牛骨及蹄甲煅。孔雀屎煅。龙骨煅。鼍甲煅。海螵蛸　鲤鱼鳞并主崩中下血，漏下五色。

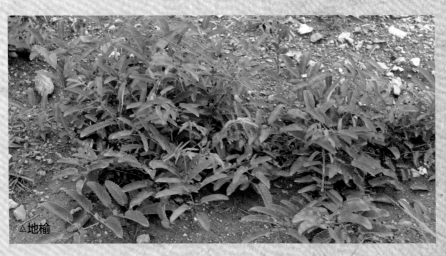

△地榆

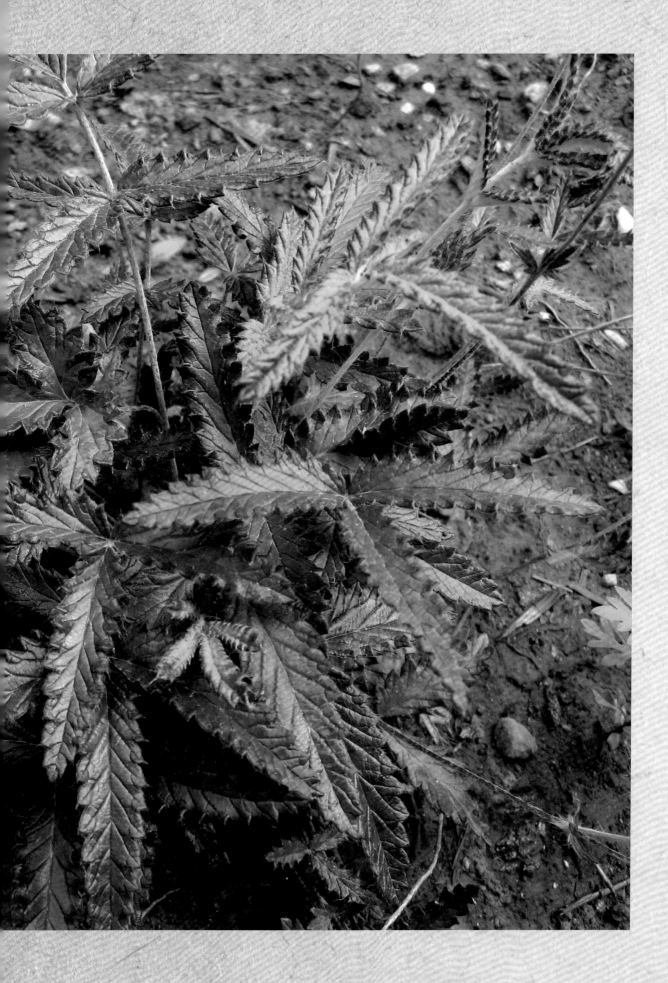

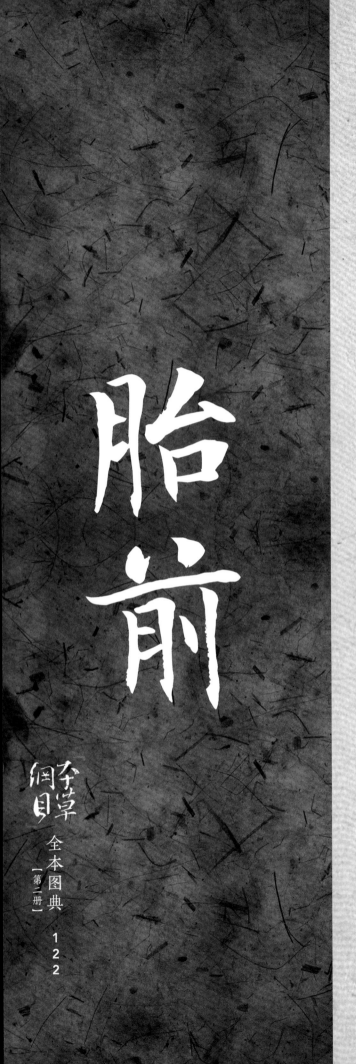

胎前

子烦，胎啼。

[安胎] 黄芩同白术，为安胎清热圣药。白术同枳壳丸服，束胎易生。续断三月孕，防胎堕，同杜仲丸服。益母草子同。胎前宜熬膏服。丹参安生胎，落死胎。青竹茹八九月伤动作痛，煎酒服。竹沥因交接动胎，饮一升。白药子胎热不安，同白芷末服。黄连因惊胎动出血，酒饮。知母月未足，腹痛如欲产状，丸服。枳壳腹痛，同黄芩煎服。同甘草、白术丸服，令胎瘦易生也。大枣腹痛，烧研，小便服。缩砂仁行气止痛。胎气伤动，痛不可忍，炒研，酒服。子痫昏瞀，炒黑，酒下。香附子安胎顺气，为末，紫苏汤服，名铁罩散。恶阻，同藿香、甘草末，入盐汤服。槟榔胎动下血，葱汤服末。益智子漏胎下血，同缩砂末，汤服。大腹皮 椶皮 陈橘皮 藿香 木香 紫苏并行气安胎。芎藭损动胎气，酒服二钱。亦可验胎有无。当归妊娠伤动，或子死腹中，服此，未损即安，已损即下，同芎藭末，水煎服。堕胎下血，同葱白煎

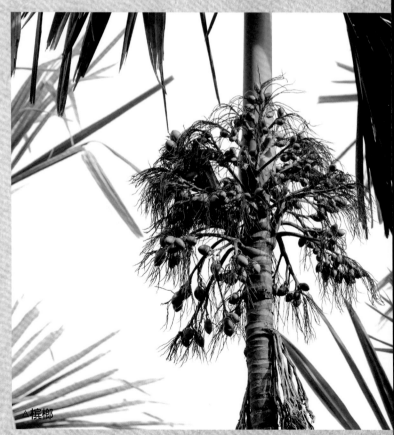

△槟榔

服。**朱砂**上症，用末一钱，鸡子白三枚，和服，未死安，已死出。**葱白**下血抢心困笃，浓煎服，未死安，已死出。**薤白**同当归煎服。**艾叶**妊娠下血，半产下血，仲景胶艾汤主之。胎心痛胀，或下血，或子死腹中，煮酒服。胎迫心，煮醋服。**阿胶**胎动下血，葱豉汤化服。葱、艾，煎服。尿血，饮服。血痢，大便血，煎服。**黄明胶**酒煮。**秦艽**同甘草、白胶、糯米，煎服。同阿胶、艾叶，煎服。**木贼**同川芎末，煎服。**生地黄**捣汁，或末，或渍酒，或煮鸡子。**桑寄生**同阿胶、艾叶煎。**酱豆**炒研，酒服。**赤小豆芽**酒服，日三。亦治漏胎。**桃枭**烧服。**莲房**烧服。**百草霜**同棕灰、伏龙肝、童尿、酒服。**鸡子**二枚，生，和白粉食。**鹿角**同当归煎服。腰痛，烧投酒中七次，饮。**生银**煎水，或同苎根煎酒服。**代赭石** **鹿茸** **麋角** **黑雌鸡** **豉汁** **大蓟** **蒲黄** **蒲蒻** **卖子木**并上血安胎。**菖蒲**半产下血不止，捣汁服。**荷鼻**胎动见黄水，一个，烧研，糯米汤服。**糯米**胎动下黄水，同黄芪、芎䓖，煎服。**秫米**同上。**粳米**同上。**蜜蜡**下血欲死，一两，化投酒半升服，立止。**熟地黄**漏胎不止，血尽则胎死，同生地黄末，白术汤服。腹痛脉虚，同当归丸服。**苎根**同银煎服。**葵根**烧灰，酒服。**五倍子**酒服。**鸡卵黄**酒煮，日食。**鸡肝**切，和酒食。**龙骨** **铁秤锤**并主漏胎，下血不止。**人参** **黄芪**胎前诸虚。[外治]**弩弦**胎动上膈，系腰立下。**蛇蜕**胎动欲产，袋盛系腰下。**伏龙肝**研水服。**井底泥** **犬尿泥**并主妊娠伤寒，涂腹护胎。**嫩卷荷叶**孕妇伤寒，同蚌粉涂腹，并服之。[子烦]**竹沥**胎气上冲，烦躁，日频饮之。**葡萄**煎服。擂汁亦佳。**黄连**酒服一钱。**知母**枣肉丸服。**生银**同葱白、阿胶煎服。**蟹爪**煎服。[胎啼]**黄连**腹中儿哭，煎汁常呷。

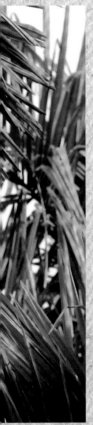

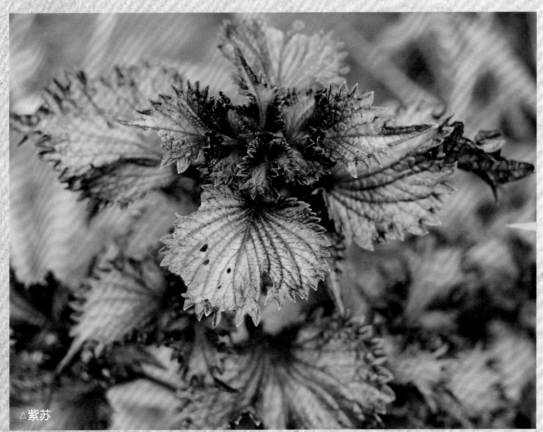

△紫苏

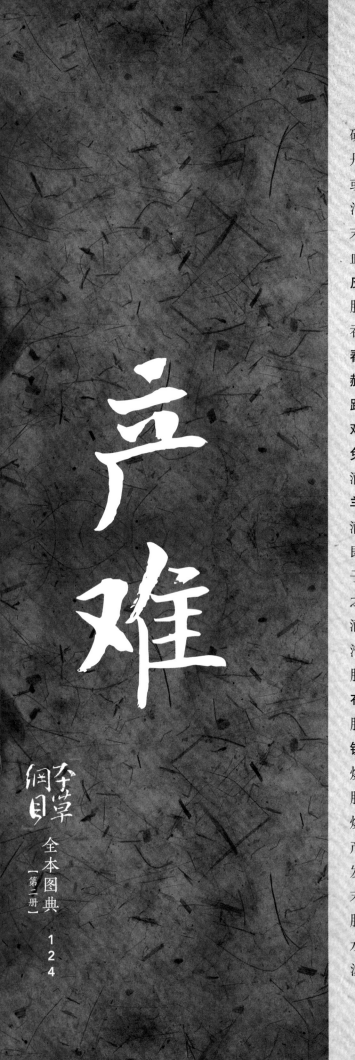

产难

[催生] **香附子**九月十月服此，永无惊恐。同缩砂、甘草末服，名福胎饮。**人参**横生倒产，同乳香、丹砂，以鸡子白、姜汁调服，子母俱安。**白芷**煎服。或同百草霜，童尿、醋汤服。**益母草**难产及子死，捣汁服。**蒺藜子**同贝母末服，催生坠胎，下胞衣。**贝母**末服。**麻子仁**倒产，吞二枚。**黄麻根**煮服，催生破血，下胞衣。**盐豉**烧研，酒服。**皂荚子**吞一枚。**柞木皮**同甘草煎服。**乳香**丸服，末服。同丁香、兔胆，丸服。**龙脑**新水服少许，立下。**凤仙子**水吞。**山楂核**吞，**桃仁**吞。**牛屎中大豆**吞。**槐实**内热难产，吞之。**舂杵糠**烧服。**柑橘瓤**烧服。**莲花** **胡麻** **赤石脂** **代赭石** **禹余粮** **石蟹** **蛇黄**煮。**鳔胶**烧。**蛟髓** **白鸡距**烧，和酒服。**白雄鸡毛**同上。**鸡子白**生吞一枚。**乌鸡冠血** **兔血**同乳香末服。**兔脑**同乳香丸服。头同。**兔皮毛血**上攻心，烧末酒服。**败笔头**灰藕汁服。**鼠**灰酒服。**骡蹄**灰入麝，酒服。**麝香**水服一钱，即下。**羚羊角**尖刮末，酒服。**狗毛**灰酒服。**白狗血**血上攻心，酒服。**猪心血**和乳香、丹砂，丸服。**真珠**酒服一两，即下。**鳖甲**烧末，酒服。**龟甲**烧末，酒服。矮小女子，交骨不开，同发灰、当归，酒服。**生龟**临月佩之，临时烧服。**海马** **文鳐鱼**并同。**本妇爪甲**烧末，酒服。**人尿**煎服。**蚕蜕纸**灰同蛇蜕灰，酒服。**土蜂窠**泡汤服。**弹丸**酒服一钱。**松烟墨**水服。**芒消**童尿、酒服。**云母粉**酒服半两，入口即产。**诸铁器**烧赤淬酒。**布针**二七个，烧淬酒。**铁镬锈**同白芷、童尿，入醋服。**马衔**煮汁服，并持之。**铜弩牙** **古文钱**并淬酒。**铳楔**灰酒服。**箭秆**同弓弦烧，酒服。**弓弩弦**煮汁，或烧灰服。**凿柄木**灰酒服。**破草鞋**灰酒服。**簸箕**淋水服。**车脂**吞二豆许。**夫裩带**烧五寸，酒服。**钟馗左脚**烧末，水服。并主产难，及胞衣不下。**蛇蜕**横生逆产，胎衣不下，炒焦酒服，泡汤浴产门。同蝉蜕、头发，烧研，酒服。**鹿粪**经日不产，干湿各三钱，为末，姜汤下。**猪膏**化酒，多饮。**五灵脂**半生半炒，酒服。**牛膝**酒煎。**地黄**汁，和酢服。**洗儿汤**饮。**井底泥**水服。**灶突后黑土**酒服。并下胎衣。**金箔**七片，磨汤服。

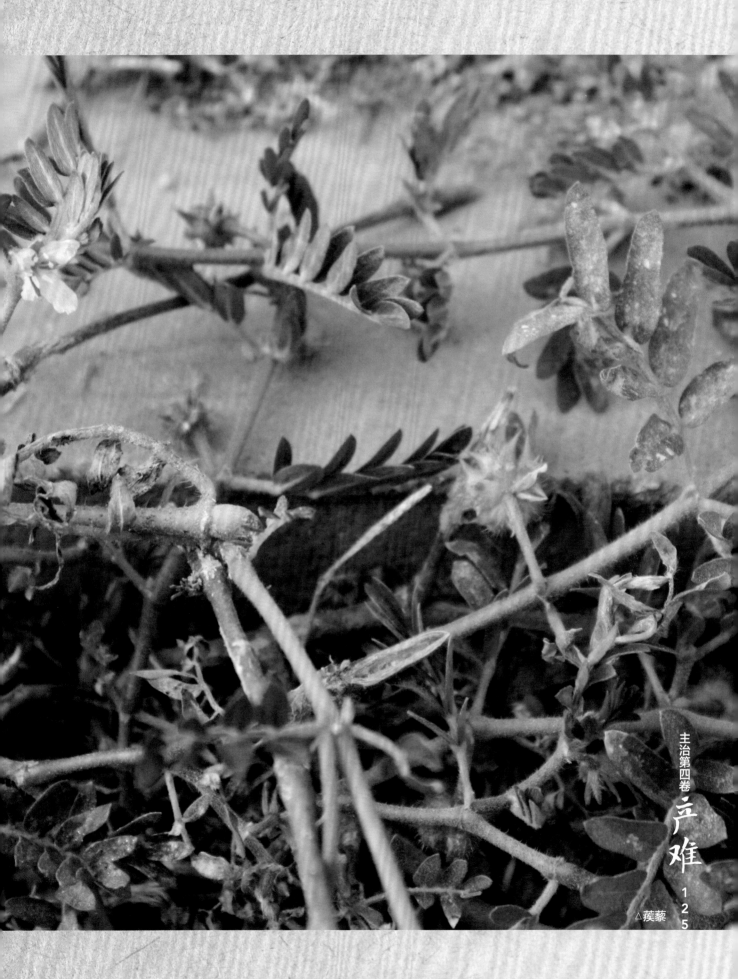

[滑胎] 榆白皮末。牵牛子末服，并临月服之，滑胎易产。冬葵子末服。同牛膝煎服。根同。葵花横生倒产，酒服。黄葵子汤服。车前子酒服。或同菟丝子。蜀黍根酒服。赤小豆吞之，或煮服。生研水服，治产后月闭。马槟榔细嚼数枚，井水下。当归同芎末，大豆、童尿、流水煎服。慈姑汁，服一升。瞿麦煮汁。酸浆子吞。木通　通草　泽泻　预知子水松　马齿苋　黄杨叶　海带　麦蘖　滑石　浆水并主产难，横生逆生，胎衣不下。蜂蜜横生难产，同麻油各半碗服，立下。蒲黄日月未足欲产，及胞衣不下，并水服二钱。同地龙、橘皮末服，甚妙。[外治] 蓖麻仁捣，贴足心。本妇鞋炙，熨腹下。蚁蛭土炒，撮心下。牛屎热涂腹上。并主产难，下生胎、死胎、胞衣。食盐涂儿足，并母腹。釜下墨画儿足。并主逆生。磨刀水盘肠产，摩肠上，内服慈石汤。赤马皮临产坐之。马衔　郎君子　飞生　石燕并临时把之。厕筹烧烟，催生。女中衣覆井上，下胎衣。乳发胎衣不下，撩母口中。市门土八月带之，临产酒服一钱，易产。海马　文鳐鱼　獭皮　生龟并临月佩之。

[胎死] 当归同芎末、童尿、流水煎服。丹参末。黄葵子末。瞿麦煎。益母草汁。贝母末，酒服。鬼臼煎酒。红花煎酒。大麦蘖煎水。麦曲煎水磨胎。紫金藤　苦瓠灰。雀麦煎水。大豆煎醋。胡麻油和蜜。肉桂童尿、酒服末。榆白皮末。皂荚刺灰酒服。木莓根皮破血。炊薂灰水服。松烟墨水服。蓖麻子四枚，同巴豆三枚，入麝香，贴脐。伏龙肝酒服，仍贴脐下。水银吞二两，即下。胡粉水服。硇砂同当归酒服。丹砂水煮过，研末酒服。斑蝥一个，烧末，水服。蟹爪同甘草、阿胶，煎服。夜明砂灰酒服。乌鸡煮汁服，仍摩脐下。鸡卵黄和姜汁服。雌鸡屎三七枚，煎水煮米粥食。鹿角屑葱汤服。羊血热饮。人尿煎服。并下死胎及胎衣。

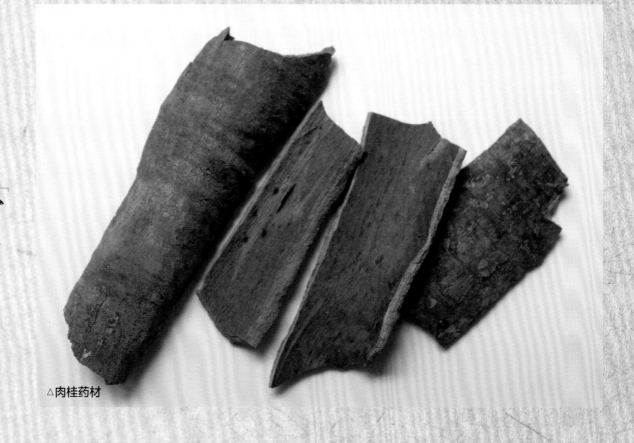
△肉桂药材

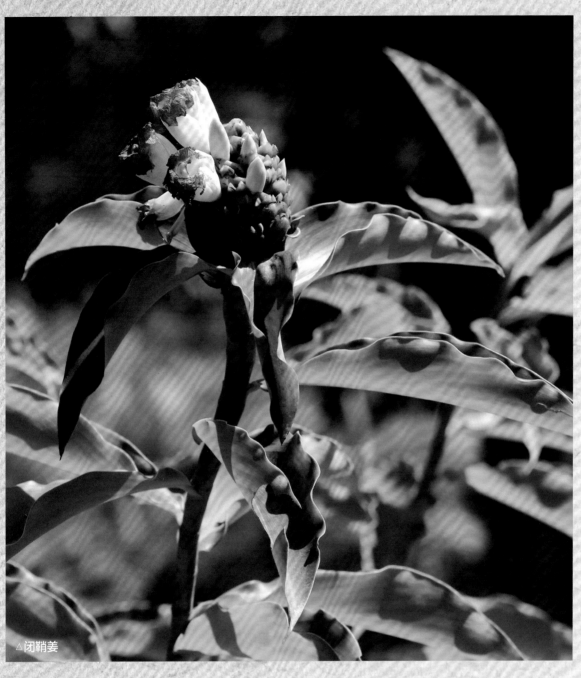

△闭鞘姜

[堕生胎] 附子堕胎，为百药长。天雄　乌喙　侧子　半夏　天南星　玄胡索　补骨脂　莽草　商陆　瞿麦　牛膝　羊踯躅　土瓜根　薏苡根　茜根　蒺藜　红花　茅根　鬼箭羽　牡丹皮　大麦蘖　麦曲　菵茹　大戟　薇衔　黑牵牛　三棱　野葛　藜芦　干姜　桂心　皂荚　干漆　槐实　巴豆　榼根　衣鱼　蝼蛄　虻虫　水蛭　蟅虫　蛴螬　蚱蝉　斑蝥　芫青　地胆　蜈蚣　蛇蜕　石蚕　马刀　飞生　亭长　蜥蜴　蟹爪同桂心、瞿麦、牛膝为末，煎酒服。鸡卵白三家卵，三家盐，三家水，和服。麝香同桂心。石蟹　硇砂　水银　胡粉　琉璃瓶研末，黄酒服。雄黄　雌黄　朴消　代赭　牛黄　茶汤入沙糖少许，露一夜，胎至三月亦下也。安息香下鬼胎。芫花根下鬼胎癥块，研末一钱，桃仁汤下。内产户，下胎。土牛膝根染麝香，内产户，下胎。苦实把豆儿同上。

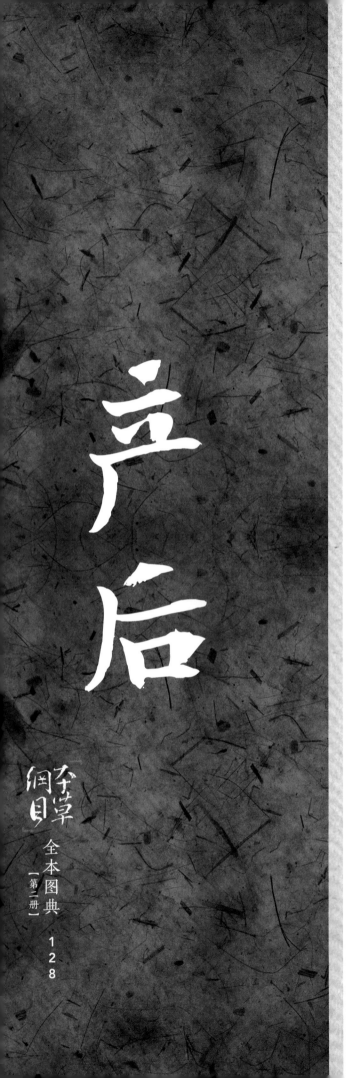

产后

[补虚活血] **人参**血运，同紫苏、童尿，煎酒服。不语，同石菖蒲，煎服。发喘，苏木汤服末二钱。秘塞，同麻仁、枳壳，丸服。诸虚，同当归、猪肾煮食。**当归**血痛，同干姜末服。自汗，同黄芪、白芍药，煎服。**蒲黄**血运、血癥、血烦、血痛、胞衣不下，并水服二钱。或煎服。**苏木**血运、血胀、血噤，及气喘欲死，并煎服。**黄芪**产后一切病。**杜仲**诸病，枣肉丸服。**泽兰**产后百病。根，作菜食。**益母草**熬膏，主胎前产后诸病。**茺蔚子**同上。**地黄**酿酒，治产后百病。酒服，下恶血。**桃仁**煮酒。**薤白** **何首乌**并主产后诸疾。**麻子仁**浸酒，去瘀血，产后余疾。**玄参** **蜀椒** **蚺蛇膏** **蛏** **淡菜** **阿胶**并主产乳余疾。**童尿**和酒，通治产后恶血诸疾。**羊肉**利产妇字乳余疾。腹痛虚弱，腹痛厥逆，同归、芍、甘草，水煎服。**羊脂**上症，同地黄、姜汁，煎食。**黄雌鸡**产后宜食。或同百合、粳米，煮食。**黑雌鸡**同上。**狗头**产后血奔入四肢，煮食。**繁缕**破血，产妇宜食之，或酒炒，或绞汁，或醋糊丸服。**马齿苋**破血，止产后虚汗及血痢。**芸薹子**行滞血，治产后一切心腹痛。

[血运] **红花**煮酒服，下恶血、胎衣。**茜根**煎水。**红曲**擂酒。**神曲**炒研，汤服。**虎杖**煎水。**夏枯草**汁。**松烟墨**磨醋。**白纸**灰酒服。**鳔胶**烧末，童尿、酒服。**鸡子**生吞一枚。**产妇血**一枣大，和醋服之。**接骨木**血运烦热，煎服。**续断**血运寒热，心下硬，煎服。**红药子**血运腹胀厥逆，同红花煎服。**百合**血运狂言。**香附子**血运狂言，生研，姜、枣煎服。**漆器**烧烟熏。**米醋**煅炭淬熏。**韭菜**沃熏。

[血气痛] **丹参**破宿血，生新血。**败芒箔**止好血，去恶血，煮酒服。**三七**酒服。**芎劳** **三棱** **莪茂** **甘蕉根** **玄胡索**酒服。**鸡冠花**煎酒。**大黄**醋丸。**虎杖**水煎。**蓥菜** **蒟蒻**水煎。**红蓝花**酒煎。**赤小豆** **羊蹄实** **败酱** **牛**

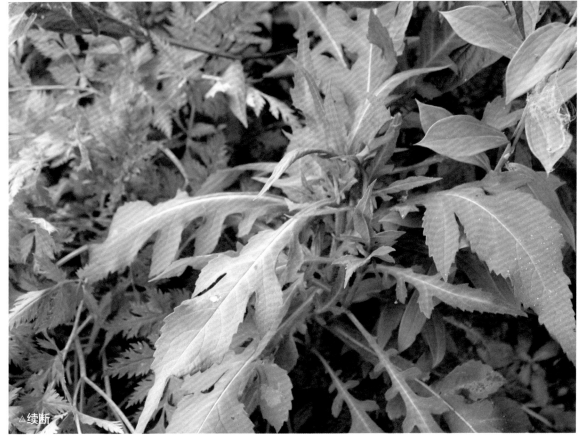

△续断

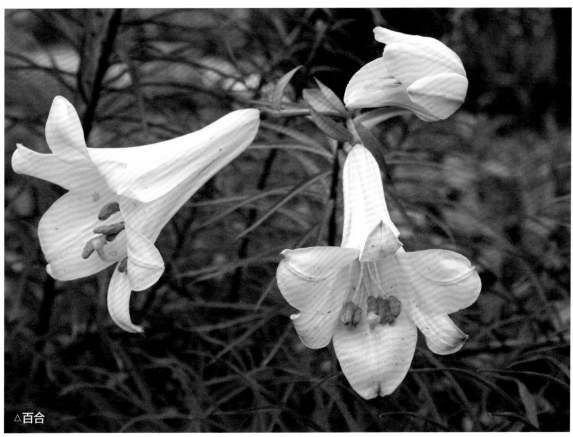

△百合

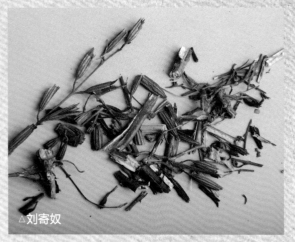
△刘寄奴

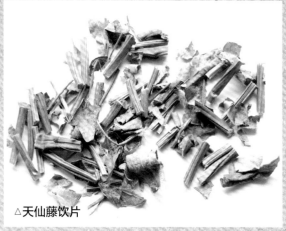
△天仙藤饮片

膝　红曲擂酒。槐耳酒服。姜黄同桂，酒服。郁金烧研，醋服。莲薏生研，饮服。生姜水煎。三岁陈枣核烧。山楂水煎。秦椒　桂心酒服。天竺桂　橙木水煎。质汗　芫花同当归末服。椆木水煎。庵䕡苗或子，童尿、酒煎。刘寄奴煎或末。天仙藤炒研，童尿、酒服。没药同血竭、童尿、酒。慈姑汁，服一升，主血闷攻心欲死。荷叶炒香，童尿服。枳实同酒炒苟药，煎服。石刺木煎汁。紫荆皮醋糊丸服。鬼箭羽同当归、红花煎。或同四物汤。琥珀入丸、散。茱萸根白皮　升麻煎酒。麻黄煎酒。布包盐煅服。釜下墨酒服。伏龙肝酒服立下。户限下土酒服。自然铜煅，淬醋饮之。铁斧烧，淬酒饮。铁秤锤同上。石琅玕磨水。乌金石烧赤淬酒，同煅过寒水石，末服。姜石同代赭石丸服。蟹爪酒、醋煎服。血不下，煮蟹食之。鸡子白醋吞一枚。羊血血闷欲绝，热饮一升。鹿角烧末，豉汁服。羚羊角烧末，酒服。海马　白僵蚕　五灵脂　伏翼　龙胎　兔头炙热，摩腹痛。干漆产后青肿疼痛，及血气水疾，同麦芽煅研，酒服。

[下血过多] 贯众心腹痛，醋炙，研末服。艾叶血不止，同老姜煎服，立止。感寒腹痛，焙熨脐上。紫菀水服。石菖蒲煎酒。樗木皮煎水。椿白皮　桑白皮炙，煎水。百草霜同白芷末服。乌毡皮酒服，并止血。鳝鱼宜食。凌霄花并主产后恶漏淋沥。旋覆花同葱煎服。紫背金盘酒服。小蓟同益母草煎服。代赭石地黄汁和服。松烟墨煅研酒服。并主堕胎下血不止。

[风痉] 荆芥产后中风，痉直口噤，寒热不识人，水煎入童尿、酒服。或加当归。白术同泽泻煮服。羌活研末，水煎。黑大豆炒焦冲酒。稽豆同上。鸡屎炒焦冲酒。白鲜皮余痛，中风，水煎服。竹沥　地榆并主产乳痉疾。鸡苏产后中风，恶血不止，煎服。井泉石产后搦搐。鹿肉产后风虚邪僻。

[寒热] 柴胡　白马通灰水服。羖羊角灰酒服。并主产后寒热闷胀。苦参主产后烦热。甘竹根烦热，煮汁。松花壮热，同芎、归、蒲黄、红花、石膏，煎服。知母　猪肾煮食。狗肾煮食。并主产后蓐劳寒热。

[血渴] 黄芩产后血渴，同麦门冬煎服。紫葛烦渴，煎呷。芋根产妇宜食之，破血。饮汁，止渴。

[咳逆] 石莲子产后咳逆，呕吐心忡，同黄芩末，水煎服。壁钱窠产后咳逆，三五日欲

死，煎汁呷之。

[下乳汁] 母猪蹄同通草煮食，饮汁。牛鼻作羹食，不过三日，乳大下。羊肉作臛食。鹿肉作臛食。鼠肉作羹臛食。死鼠烧末，酒服。鲤鱼烧服二钱。鳞灰亦可。鲍鱼汁同麻仁、葱豉，煮羹食。虾汁煮汁或羹。胡麻炒研，入盐食。麻子仁煮汁。赤小豆煮汁。豌豆煮汁。丝瓜烧存性，研，酒服取汗。莴苣煎汁服。子，研，酒服。白苣同上。木馒头同猪蹄煮食。通草同上。贝母同知母、牡蛎粉，以猪蹄汤日服。土瓜根研末，酒服，日二。栝楼根烧研酒服，或酒、水煎服。栝楼子炒研，酒服二钱。胡荽煮汁或酒。繁缕 泽泻 细辛 殷蘖并下乳汁。石钟乳粉漏芦汤调服一钱，乳下止。石膏煮汁服。王不留行通血脉，下乳汁之神品也。穿山甲炮研，酒服二钱，名涌泉散。蜜蜂子炒治食。漏芦 飞廉 荆三棱并煎水洗乳。

[回乳] 神曲产后无子饮乳，欲回转者，炒研，酒服二钱，此李濒湖自制神方也。大麦蘖炒研，白汤服二钱。缴脚布勒乳一夜，即回。

[断产] 零陵香酒服二钱，尽一两，绝孕。薇衔食之令人绝孕。凤仙子产后吞之，即不受胎。玉簪花根产后同凤仙子、紫葳、丹砂作丸服，不复孕。马槟榔经水后常嚼二枚，井水下，久则子宫冷不孕也。白面每经行后，以一升浸酒，三日服尽。印纸灰产后以水服二钱，令人断产。水银 黑铅并冷子宫。牛膝 麝香 凌霄花。

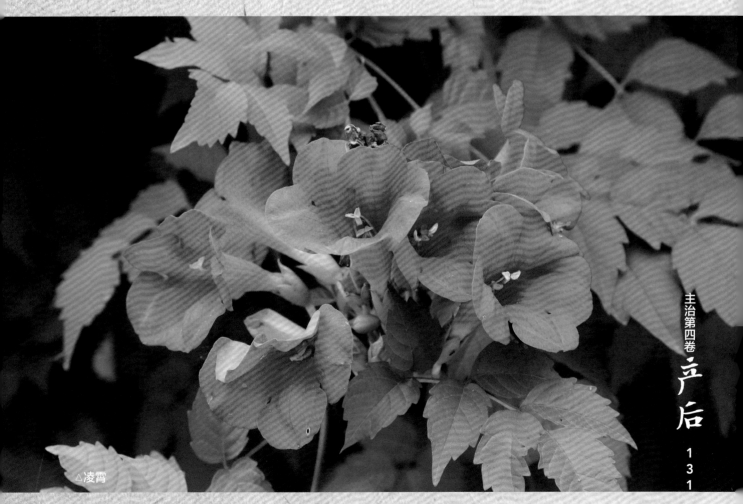

△凌霄

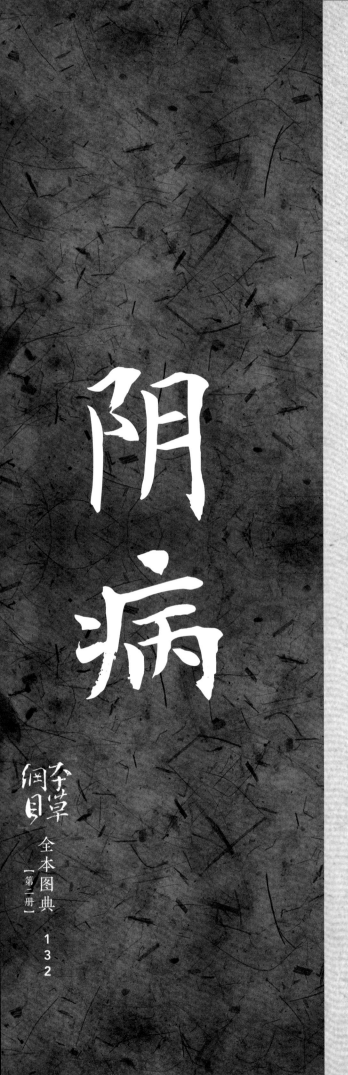

阴病

[阴寒] 吴茱萸同椒。丁香 蛇床子并塞。硫黄煎洗。

[阴吹] 乱发妇人胃气下泄，阴吹甚喧，宜猪膏煎乱发化服，病从小便出。

[阴肿痛] 白敛 白垩土并主女阴肿痛。肉苁蓉 牛膝煮酒服。蛇床子洗。卷柏洗。枸杞根洗。诃黎勒和蜡烧熏。枳实炒煎。炒盐熨。并主女人阴痛。黄芪主妇人子脏风邪气。防风得当归、芍药、阳起石，主妇人子脏风。黄连 菊苗 羌活 白芷 藁本 荜茇 白鲜皮 地锦 干漆 槐实 阳起石并主女人疝瘕痛。蜀羊泉女人阴中内伤，皮间积实。泽兰洗。大豆和饭杵，纳。桃仁烧傅。并主产后阴肿。青布灰同发灰服。五倍子末傅。并主交接后血出不止。

[阴痒、阴蚀] 蛇床子 小蓟 狼牙 瞿麦 荆芥同牙皂、墙头腐草，煎洗。五加皮 槐白皮 槐耳 桑耳 芜荑 胡麻 枸杞根 椿白皮同落雁木煎汤。城东腐木 猪胆并煎汤熏洗。鲤鱼骨 桃仁并烧烟熏。桃叶杵。杏仁烧研。羊蹄根末，和鲤鱼脑。鳗鲡 雄鸡肝 猪肝 羊肝 狗阴茎 狐阴茎并捣内阴中，主阴痒、阴蚀有虫。石胆 黑石脂 孔公蘗 土殷蘖 白矾 硫黄 龟甲烧。鲫胆骨灰同。鲤骨灰。鸡子同光粉炒。乌鲗骨并主女人阴痒、阴蚀、阴疮。箭筈 针线袋并主产后肠痒，密安席下。

[阴脱] 土瓜根妇人阴癫，同桂枝、芍药、䗪虫为末，酒服。磁石子宫不收，名瘨疾，煅，酒淬丸服。穿山甲妇人阴癫，硬如卵状，炙研酒服。升麻 柴胡并升提。羌活煎酒服。枯矾阴脱作痒，酒服，日三。车脂煮酒。景天酒服。鳖头灰水服。人屎炒赤，酒服，日三。狐阴茎并主产后子肠脱下。蓖麻子贴顶心及脐。蝎吹鼻。半夏生产，子肠先下，产后不收，以末嗒鼻则上。白及同乌头末，纳之。铁炉中紫尘同羊脂熨纳之。茄根灰纳之。铁胤粉同龙脑少许，研水刷之。羊脂频涂。鲫鱼头烧傅。兔头烧傅。五倍子矾汤洗后傅之。石灰炒，淬

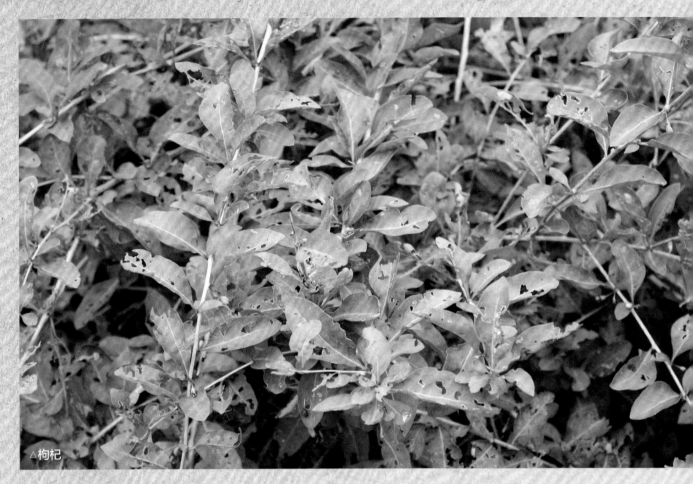

△枸杞

水洗。**皂荚根皮、子同楝皮、石莲子**，煎汤熏洗。**蛇床子　老鸦蒜　老鸦眼睛草　篁竹根**并煎水熏洗。**胡麻油**煎热熏洗，皂角末吹鼻。**枳壳**煎，浴产后肠出。**铁精**和羊脂炙熨。**五灵脂　白鸡翎　鼠屎**并烧烟熏。

[产门不合]　石灰炒热，淬水洗。

[产门生合]　铅作铤日纴。石灰铜钱割开，傅之止血。

[脬损]　黄绢女人交接及生产损脬，小便淋沥不断，以炭灰淋汁煮烂，入蜜蜡、茅根、马勃，煎汤日服。一同白牡丹皮、白及末，水煎日服。

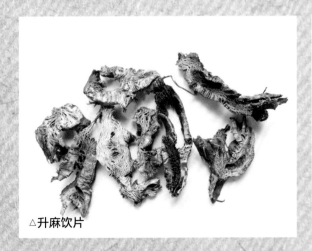

△升麻饮片

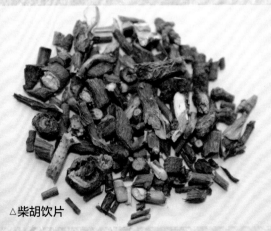

△柴胡饮片

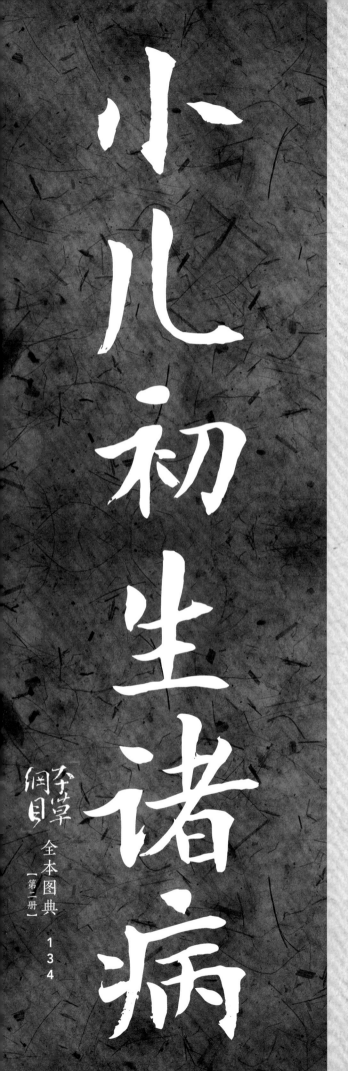

小儿初生诸病

野菜纲目 全本图典 [第二册]

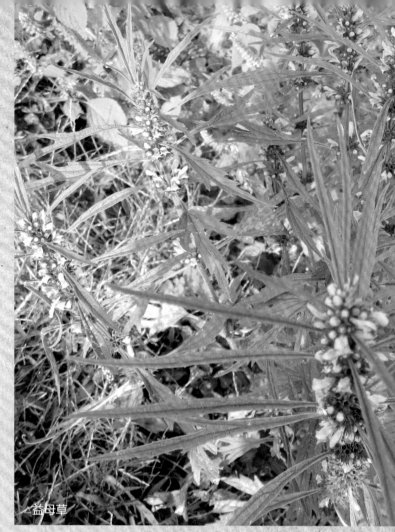

△益母草

沐浴　解毒　便闭　无皮　不啼　不乳　吐乳　目闭　血眼　肾缩　解颅　囟陷　囟肿　项软　龟背　语迟　行迟　流涎　夜啼　脐肿　脐风

[沐浴] 猪胆　黄连　梅叶同桃叶、李叶。益母草　虎骨并煎汤浴儿，不生疮疥诸病。轻粉浴讫，以少许摩身，不畏风，又解诸毒。

[解毒] 甘草汁。韭汁并灌少许，吐出恶水、恶血，永无诸疾。豆豉浓煎，喂三五口，胎毒自散。胡麻生嚼，绢包与咂，其毒自下。粟米粥日嚼少许，助谷神。朱砂蜜和豆许。牛黄蜜和豆许。黄连灌一匙。并解胎毒及痘毒。脐带初生十三日，以本带烧灰乳服，可免痘患。

[便闭] 胡麻油初生大小便不通，入芒消少许，煎沸，徐灌即通。甘草同枳壳煎水灌。葱白尿不通，煎乳灌之。轻粉先咂胸、背、手足心并脐七处，以蜜化三分，与服即通。

[无皮] 白米粉　车辇土　密陀僧初生无皮，并扑之，三日即生。

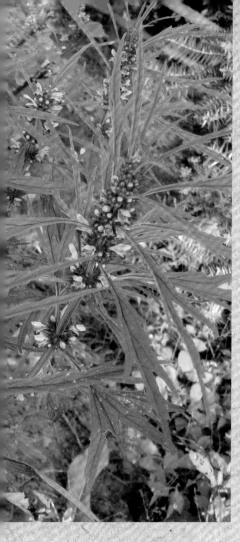
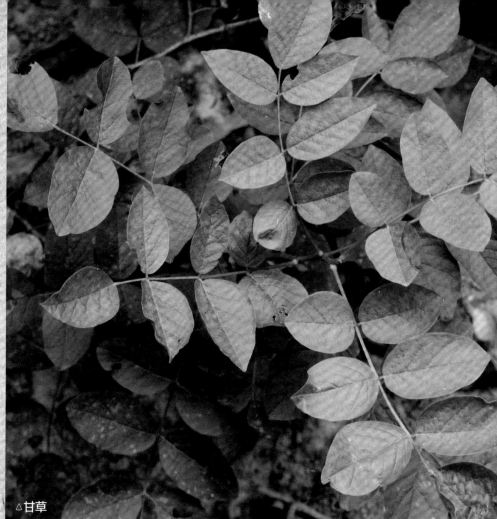
△甘草

[不啼]冷水灌少许，外以葱鞭之。

[不乳]**水银**吞米粒大，下咽即乳，咽中有物如麻子也。**凌霄花**百日儿忽不乳，同蓝汁、消、黄，丸服。

[吐乳]**蓬莪茂**同绿豆煎乳，调牛黄服。**籧篨**同牛黄、食盐少许，煎人乳服。

[目闭]**甘草**月内目闭不开，或肿涩，或出血，名慢肝风，猪胆汁炙，研末灌之。**苍术**上症，用二钱，入猪胆汁中，煮热熏之，嚼汁哺之。**芎䓖**小儿好闭目，或赤肿，脑热也，同朴消、薄荷末，吹鼻中。**熊胆**蒸水频点之，内服四物加天花粉、甘草。

[血眼]**杏仁**嚼乳汁点之。

[肾缩]**吴茱萸**同大蒜、硫黄涂其腹，仍用蛇床子烧烟熏之。

[解颅]**防风**同白及、柏子仁末，乳和。**天南星**醋和。**漆花 椰榆皮 蟹螯灰**同白及末。**鼠脑 猪颊车髓 黄狗头**炙研，鸡子白和。**驴头骨及悬蹄**灰油和。并日涂。**丹雄鸡冠血**滴上，以赤芍末粉之。

[囟陷]**乌鸡骨**同地黄末服。**乌头**同附子、雄黄末贴。**半夏**涂足心。

[囟肿]**黄檗**水和，贴足心。

[项软]**附子**同南星贴。**蓖麻子**病后天柱骨倒，同木鳖子仁贴之。

[龟背]**红内消**龟尿调涂，久久自愈。

[语迟]**百舌鸟**炙食。**伯劳**踏枝鞭之。

[行迟]**五加皮**同木瓜末服。**木占斯**。

[流涎] 半夏同皂荚子仁，姜汁丸服。牛噍草服。鹿角末，米饮服。白羊屎频纳口中。东行牛涎涂。桑白皮汁涂。天南星水调贴足。

[夜啼] [内治] 当归胎寒好啼，日夜不止，焙研，乳和灌。前胡蜜丸服。刘寄奴同地龙为末服。伏龙肝丹砂、麝香丸服。灯花抹乳头吮。胡粉水服三豆。硫黄同黄丹煅，埋过，丸服。白花蛇睛研，竹沥灌。虎睛研，竹沥灌。牛黄乳汁化豆许灌。狼屎中骨烧灰，水服。或加豽皮灰。缚猪绳灰水服。巴豆 [时珍曰] 小儿夜啼，多是停乳腹痛，余每以蜡匮巴豆药一二丸服之，屡效。[外治] 牵牛子 五倍子 牛蹄甲 马蹄 马骨并贴脐。狗毛绛袋盛，系儿臂。鸡屎浴儿，并服少许。猪窠草 鸡窠草 井口边草 白雄鸡翎 牛屎并密安席下。土拨鼠头骨 烧尸场土并安枕旁。仙人杖安身畔。树孔中草著户中。古槵板点灯照之。

[脐肿] 荆芥煎汤洗后，煨葱贴之，即消。桂心炙熨。东壁土 伏龙肝 白石脂 枯矾 车脂 龙骨 海螵蛸 猪颊车髓同杏仁捣。脐带灰同当归、麝。油发灰 当归 甑带灰 绯帛灰 锦灰 绵灰并傅脐湿或肿。

[脐风] 独蒜安脐上，灸至口出蒜气，仍以汁嗜鼻。盐豉贴脐灸之。枣猫同诸药贴灸。鲫鱼先以艾灸人中、承浆，烧研酒服。全蝎酒炙研，入麝服。白僵蚕二枚，炒研，蜜服。守宫以丹砂养赤，为末，薄荷汤服。猴屎烧研蜜服。牛黄竹沥化服。白牛屎涂口中。鸡屎白口噤，面赤属心，白属肺，酒研，或水煮汁服。猪脂百日内噤风，口中有物如蜗牛、白虫也，擦之令消。驴毛入麝炒焦，乳汁和服。乌驴乳 猪乳 牛涎 牛齝草汁 大豆黄卷汁并灌之。钓藤同甘草煎服。夜合花枝煮汁，拭小儿撮口。葛蔓烧灰点咽。天浆子同僵蚕、轻粉灌之。同蜈蚣烧服。甘草浓煎。蛇莓汁并灌之，吐痰涎。

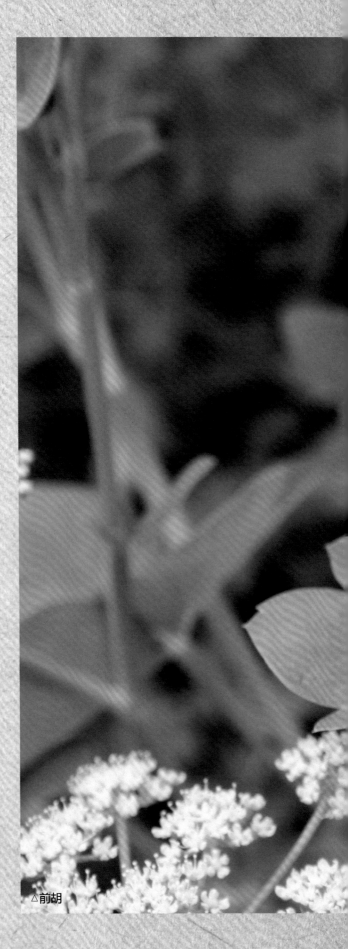

△前胡

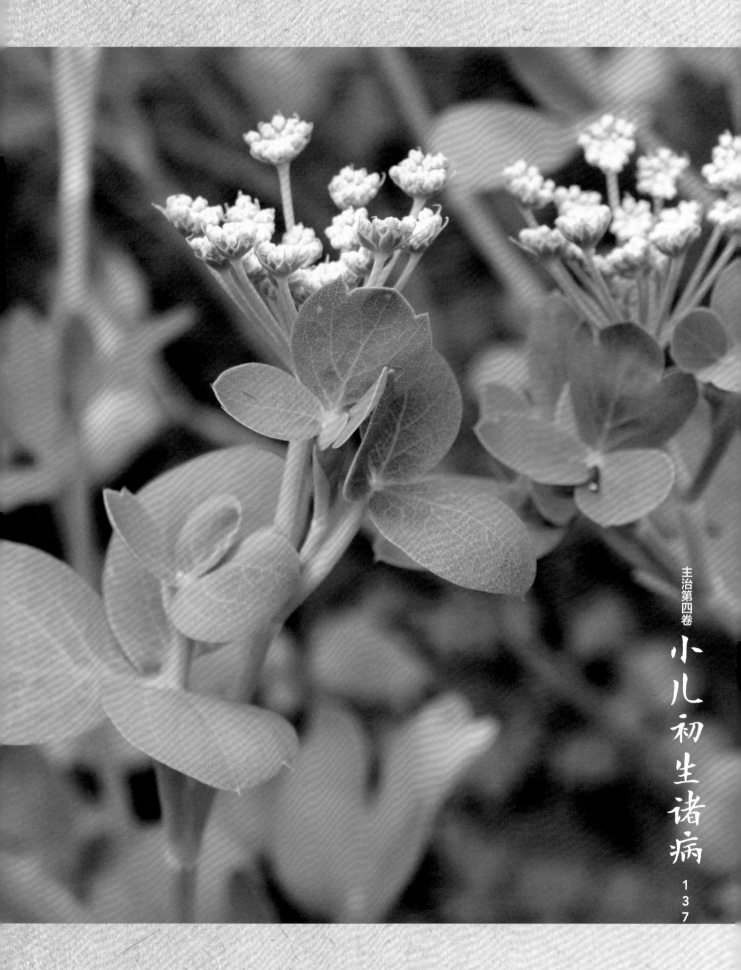

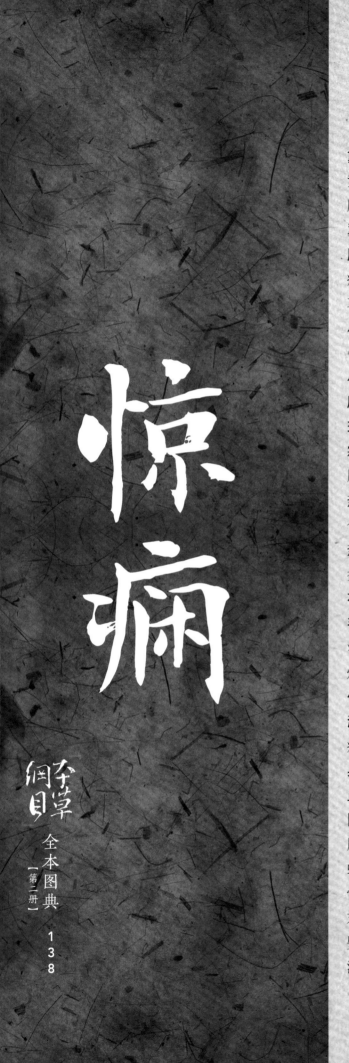

惊痫

有阴阳二证。

[阳证] 黄连平肝胆心风热。羌活 龙胆草 青黛 金银薄 铁粉 剪刀股 马衔 铁精 铜镜鼻 雄黄 代赭石 鳖甲 鲮鲤甲 全蝎 守宫 龙骨齿、脑、角同。真珠 牡蛎粉 蛇蜕 白花蛇 乌蛇 伏翼 五灵脂 牛胆 牛黄竹沥化服。驼黄 野猪黄 熊胆 鲊答 羚羊角 狐肝、胆 蛇黄并平肝风，定惊痫。甘草泄心火，补元气。煎汁吐撮口风痰。钓藤同甘草煎服，主小儿寒热，十二惊痫，胎风。丹砂色赤入心，安神除热。月内惊风欲死，涂五心。惊热多啼，同牛黄服。客忤卒死，同蜜服。惊忤不语，血入心窍，猪心血丸服。急惊搐搦，同天南星、全蝎末服。卢会 龙脑引经。石菖蒲 柏子仁 茯神 茯苓 牡丹皮 琥珀 荆沥 淡竹沥 淡竹叶 竹茹 木通 天竹黄 铅霜 黄丹 紫石英 菩萨石 玳瑁 象牙 犀角磨汁服。天浆子研汁服。同全蝎、丹砂丸。田螺并主心经痰热惊痫。腊雪止儿热啼。油发灰乳服，止儿惊啼。发髲合鸡子黄煎，消为水服，主小儿惊热百病。月经惊痫发热，和青黛水服二钱，入口即定。黄芩肺虚惊啼，同人参末服。桔梗 薄荷 荆芥 防风 藁本 紫菀 款冬花并主惊痫，上焦风热。桑根白皮汁。细辛 驴乳 驴毛 牛鼻津 白狗屎 马屎中粟并主客忤惊热。磁石炼汁。地黄 玄石并主养肾定惊。乳香同没药服。阿魏同炮蒜丸服，并主盘肠痛惊。半夏 天南星 枳壳 杏仁 神曲 僵蚕 青礞石 金牙石 白矾 石绿 石油 水银 粉霜 轻粉 银朱 雷墨并主惊痫，风痰热痰。薇衔 女萎 女菀 莽草 芫黄 白鲜皮 蜀羊泉 鲤鱼脂 蜂房 鹳屎 鸭血 鸡子 雄鸡血 鸡冠血 鸡屎白 猪心 猪卵 猬皮灰。虎睛魄、鼻、瓜并同。猴头骨 狗屎屎中骨同。六畜毛、蹄甲 牛拳木煎服。车脂纳口中。胡燕窠土并主惊痫。蜥蜴同蜈蚣、螳螂嗜鼻，定搐。蓝叶同凝水石傅头上。厕筹烧贴囟，治惊窜。白玉同寒水石涂足心。止惊啼。老鸦蒜同车前子末，水调贴手足心，主急惊。牡鼠煎油，摩惊痫。黄土熨惊风遍身乌色。灯火焠。李叶 榆叶 马绊绳并煎水浴。安息香烧之，辟惊。鹅毛 雁毛并主小儿辟惊痫。

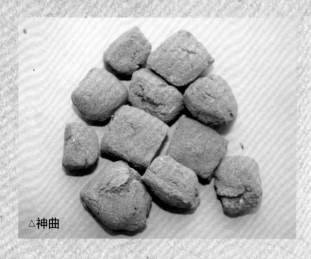

△神曲

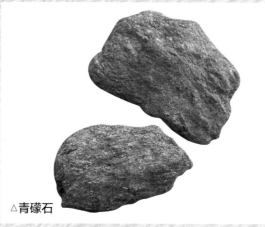

△青礞石

[阴证] **黄芪** **人参**同黄芪、甘草，治小儿胃虚而成慢惊，乃泄火补金、益土平木之神品。**天麻**定风神药。**天南星**慢惊，同天麻、麝香服，或丸服，坠痰。暑毒入心，昏迷搐搦，同白附子、半夏生研，猪胆丸服。**附子**慢惊，同全蝎煎服。尘，吐风痰。吹鼻，治脐风。**乌头**同上。**蜀椒**同牡蛎煎醋服。**胡椒**慢脾风，同丁香、羊屎末服。**蚤休**惊痫，摇头弄舌，热在腹中，慢惊带阳症，同栝楼根末服。**乌药**磨汤服。**开元钱**慢脾惊风，利痰奇妙，以一个烧出珠子，研末，木香汤下。**骐麟竭**同乳香丸服。**麻黄**吐泄后慢惊脾风，同白术、全蝎、薄荷末服。**桂心**平肝。**焰消** **硫黄**金液丹。**升麻** **远志** **蛇床子** **缩砂** **曼陀罗花**并主慢惊阴痫。**羊肉**头、蹄、头骨并同。**羊乳** **鹿茸** **马阴茎**及鬐毛并主阴痫。**独头蒜**灸脐及汁嗜鼻。**芸薹子**同川乌末，涂顶。

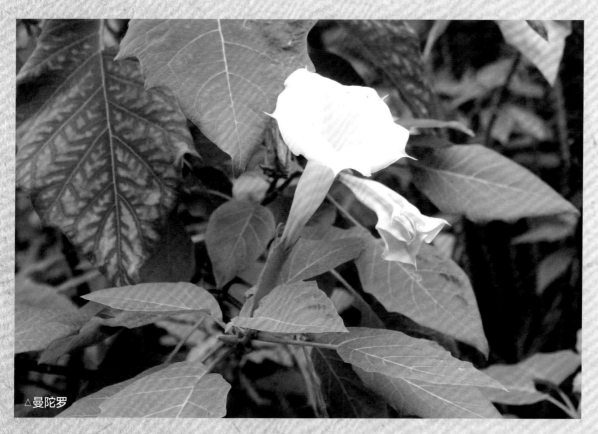

△曼陀罗

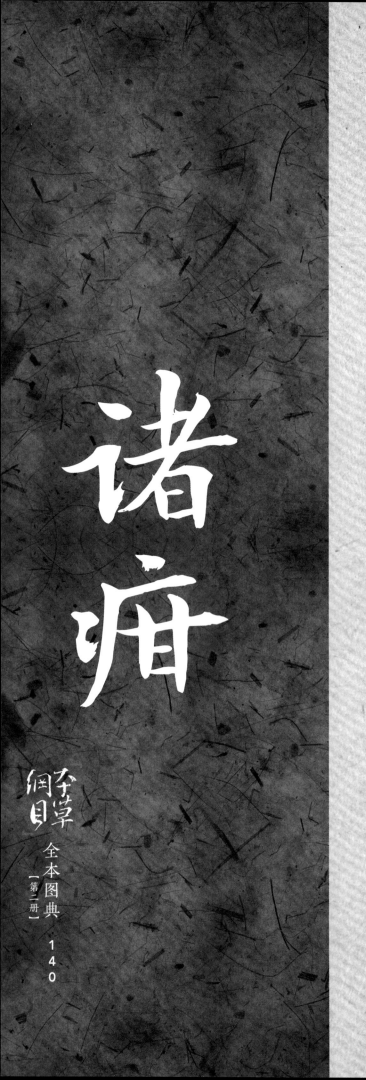

诸疳

虚热有虫。

黄连猪肚蒸丸，治疳杀虫。小儿食土，以汁拌土晒，与之。**胡黄连**主骨蒸疳痢。潮热，同柴胡服。疳热肚胀，同五灵脂丸服。肥热疳，同黄连、朱砂安猪胆内煮熟，入卢会、麝香丸服。**青黛**水服，主疳热疳痢，杀虫。**使君子**主五疳虚热，杀虫健脾胃，治小儿百病。**卢会**上症，同使君子丸服。**大黄**熬膏丸服，主无辜闪癖瘰疬。**黑牵牛**疳气浮肿，同白牵牛半生半炒、陈皮、青皮等分，丸服。**橘皮**疳瘦，同黄连、麝香、猪胆丸服。**楝实**五疳，同川芎、猪胆丸服。**轻粉**吃泥肚大，沙糖丸服。**绿矾**疳气，火煅醋淬，枣肉丸服。**蚕蛹**煮食，治疳气，退热杀虫。**白僵蚕**久疳，天柱骨倒，炒研，薄荷汤每服半钱。**粪蛆**主一切疳，研末，麝香汤服。或入甘草末。或烧灰拌食物。蛤蟆生蛆尤妙。**蜘蛛**烧啖，主大腹疳。**夜明砂**一切疳病，研末，猪肉汁服，取下胎毒。无辜疳，末拌饭食之。魃病，绛袋佩之。**五灵脂**五疳潮热有虫，同胡黄连、猪胆丸服。**野猪黄**水研日服。胆同。**牡鼠**炙食，主寒热诸疳。作羹，甚瘦人。哺露大腹，炙食之。**鼠屎**疳病大腹，同葱、豉煎服。**柴胡 前胡 甜瓜叶 阿勃勒**并主疳热。**萹蓄**魃病。**漏芦**煮猪肝食。**苦耽 离鬲草 白矾**并主无辜疳疾。**益母草**煮粥。**樗根皮**丸服。**胡粉**同鸡子蒸，或炒。鸡子入轻粉、巴豆蒸食。**大枣 狼把草 鳖血 鳗鲡 狸头骨猫骨**同。**豹皮 兔屎 獾肉 鹑**并主疳痢。**葛蕈**疳痢，吹肛。**鹈鹕觜**久痢成疳，烧末水服。**蔷薇根 芫荑 羊蹄根 虎胆 熊胆 猪胆**并杀疳虫。**蚺蛇胆**灌鼻，治脑疳。灌肛，治疳痢。**鲫鱼胆**灌鼻，治脑疳。**白棘针**研末，同瓜丁，嗜鼻，主诸疳。**菖蒲 冬瓜 柳枝及白皮 郁李根 楮叶**并煎汤浴儿。**伯劳 白马眼**并小儿魃病佩之。

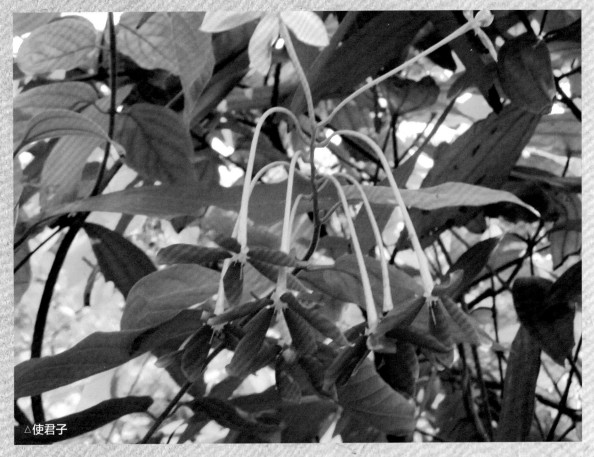

△使君子

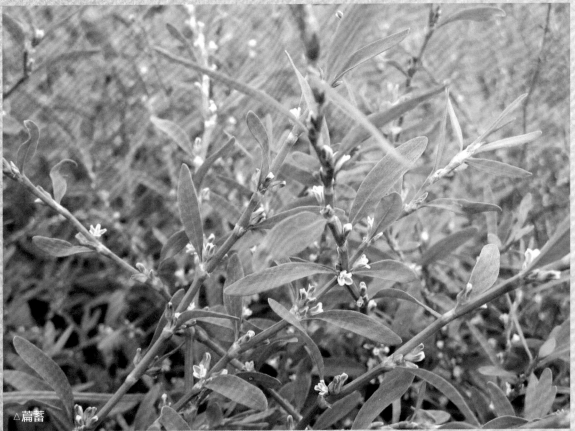

△萹蓄

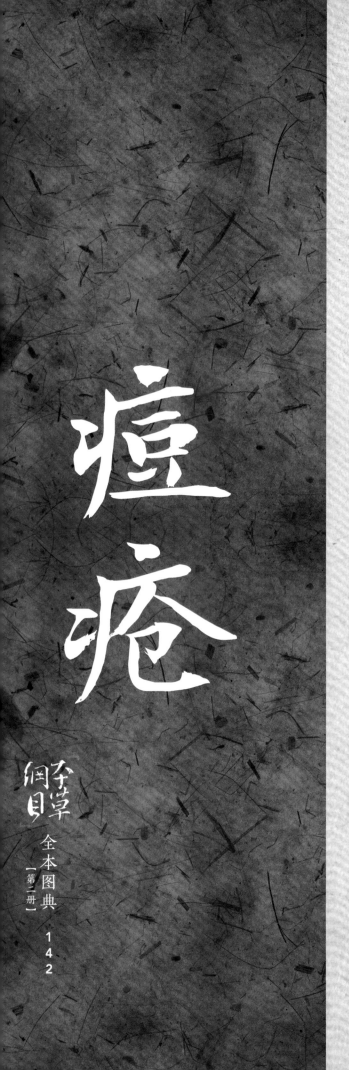

痘疮

[预解] **黄连** 脐带并见初生下。**葵根**煮食。**黑大豆**同绿豆、赤小豆、甘草煮食饮汁。**胡麻油**煎浓食，外同葱涎掺周身。**朱砂**蜜调服。**白水牛虱**焙研，作面饼食。**生玳瑁**同生犀磨汁，日服。**兔肉**腊月作酱食。**兔血**同朱砂或雄黄作丸服。**白鸽**除夕食之，以毛煎水浴儿。**卵**，入厕中半日，取白和丹砂丸服，毒从二便出。**鸡卵**入蚯蚓蒸熟，立春日食。童尿或厕坑中浸七日，洗净煮食。**鹤卵**煮食。**鹳卵**煮食。**丝瓜蔓** **壶卢须** **兔头** **鳢鱼**并除夕煎汤浴儿，令出痘多者少，少者无。

[内托] **升麻**解毒，散痘疹前热。**柴胡**退痘后热。**牛蒡子**痘出不快，便闭，咽不利，同荆芥、甘草煎服。**贯众**同升麻、芍药煎。**老丝瓜**烧研，沙糖水服。**山楂**水煎。干陷，酒煎。**荔枝**浸酒。壳，煎汤。**葡萄**擂酒服。**橄榄**研。**胡桃**烧研，胡荽酒服。**胡荽**浸酒服。**泰和老鸡**五味煮食。**竹笋**汤。**虾汤** **鱼汤** **生蚬水**并主痘出不快。**黄芪**主气虚色白不起。**人参**同上。**甘草**初出干淡不长，色白不行浆，不光泽，既痂而胃弱不食，痘后生痈肿，或溃后不收，皆元气不足也，并宜参、芪、甘草三味主

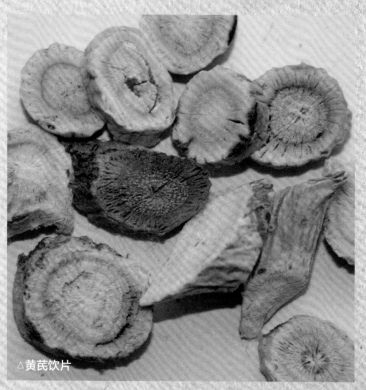
△黄芪饮片

之，以固营卫，生气血。或加糯米助肺，芎䓖行气，芍药止痛，肉桂引血化脓。**芎䓖 芍药 肉桂 糯米 肉豆蔻**止泻。**丁香**灰白不起，脾胃虚弱。**麻黄**风寒倒陷，蜜炒酒服。**猪心血**痘疮倒靥，同片脑酒服。引入心经，同乳香丸服。**猪齿 猫头 猫牙**同人、猪、犬牙烧灰，水服。**猫屎**同人、狗、猪屎烧灰，水服。**狗屎**中粟末服一钱。**人牙**烧，入麝香酒服。**人中白**烧研，汤服。**天灵盖**烧研，酒服三分。或加雄黄。**白丁香**研末，入麝，酒服。**鸮头**烧研，水服。**老鸦左翅**烧灰，猪血丸服。并主陷下。**大戟**变黑归肾，研末水服。**威灵仙**上症，同片脑服。**紫草**血热紫赤便闭者宜之。同红花、蝉蜕煎服。**红花**和血。**胭脂**干红，同胡桃服。点痘疗。点目，令疮不入目。**犀角**磨汁。**玳瑁**磨汁。**桦皮**煮汁。并主紫赤干红。**抱过鸡子壳**倒陷便血昏睡，焙研，汤服五分，仍涂胸、背、风池。**猪膘**便闭，煮食。**灯心草**烦喘，小便不利，同鳖甲煎服。**牛黄**紫黑，谵语发狂，同丹砂、蜜服。**丹砂**人心狂乱，同益元散、片脑水服。**山豆根**咽痛不利。**白柿**痘入目，日食之。**真珠**痘疗，研末，水服。**桃胶**痘后发搐，酒化服。**象牙**痘不收，磨水服。**黄明胶**瘢痕，水化服。

外治 **沉香**同乳香、檀香烧烟，辟恶气，托痘。**稻草 猪爪壳**并烧烟，辟恶气。**胡荽**煎酒喷儿，并洒床帐席下。**水杨柳根**风寒出不快，煎汤浴。**茱萸**口噤，嚼一二粒抹之。**茶叶**烧熏痘痒。**马齿苋**灰。**败茅黄绢**灰。**海螵蛸**末。**黄牛屎**灰。**荞麦 大豆 赤小豆 豌豆 绿豆**并研傅烂痘及痈。**枇杷叶**洗烂痘。**青羊脂**摩豆疮如疥。**姜石 芒消**并涂豆毒。**雄黄**痘疗，同紫草末，燕脂水涂。**蚕茧**同白矾煅，傅痘痈。**蜂蜜 酥油**并润痘痂欲落不落，且无瘢痕。**白僵蚕**用雄鸡尾浸酒，和涂豆瘢。**密陀僧**人乳调涂豆瘢。**猪肉汁 马肉汁**并洗痘瘢。**柳叶**暑月生蛆，铺卧引之。**毕澄茄**嗜鼻，治痘入目。

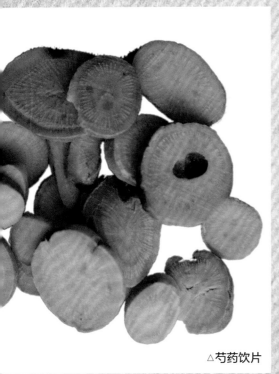

△芍药饮片

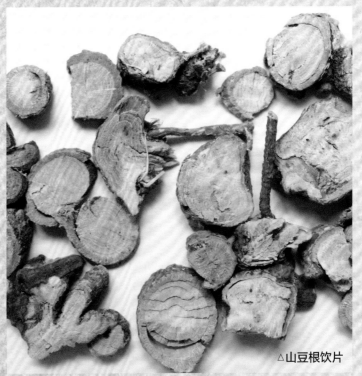

△山豆根饮片

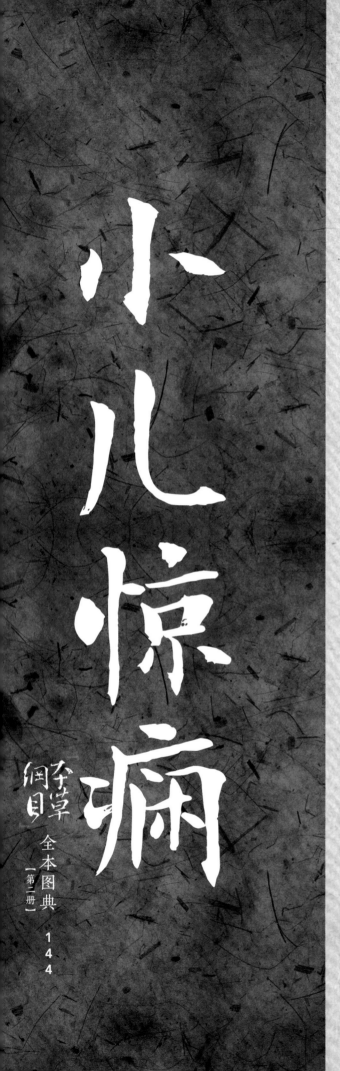

小儿惊痫

《本草纲目》全本图典【第二册】

有阴阳二证。

[阳证] **甘草**补元气，泻心火。小儿撮口发噤，煎汁灌之。吐去痰涎。**黄连**平肝胆心火。**胡黄连　黄芩**小儿惊啼，同人参末服。**防风**治上焦风邪，四肢挛急。**羌活**诸风痫痉，去肾间风，搜肝风。**白鲜皮**小儿惊痫。**老鸦蒜**主急惊，同车前贴手足。**龙胆**骨间寒热，惊痫入心。**细辛**小儿客忤，同桂心纳口中。**薇衔**惊痫吐舌。**薄荷**去风热。**荆芥**一百二十惊，同白矾丸服。**牡丹**惊痫瘛疭。**藁本**痫疾脊强而强。**莽草**摩风痫，日数十发。**半夏**吹鼻。**青黛**水服。**蓝叶**同凝水石傅头上。**女萎　女菀　紫菀　款冬花**惊痫寒热。**蜀羊泉**小儿惊。**蛇莓**孩子口噤，以汁灌之。**凌霄花**百日儿无故口青不乳，同蓝叶、消、黄丸服。**葛蔓**小儿口噤，病在咽中，烧灰点之。**钩藤**小儿寒热，十二惊痫瘛疭，客忤胎风，同甘草煎服。**石菖蒲**客忤惊痫。**曲**食痫。**淡竹笋**消痰热，小儿惊痫天吊。**李叶**浴惊痫。**杏仁　柏子仁**小儿躽啼惊痫，温水服之。**乳香**同甘遂服。**没药**盘肠气痛，同乳香服。**阿魏**盘肠痛，同蒜炮，丸服。**安息香**烧之，辟惊。**芦荟**镇心除热。**夜合花枝**小儿撮口，煮汁拭洗。**榆花**浴小儿痫热。**芫荑**惊后失音，同曲、蘖、黄连，丸服。**龙脑**入心经，为诸药使。**桑根白皮汁**治天吊惊痫客忤。**枳壳**惊风搐搦痰涎，

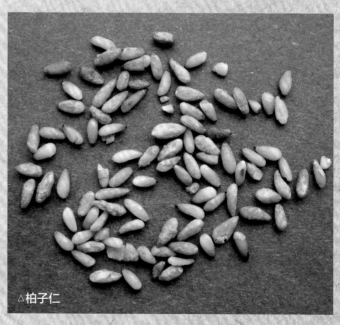

△柏子仁

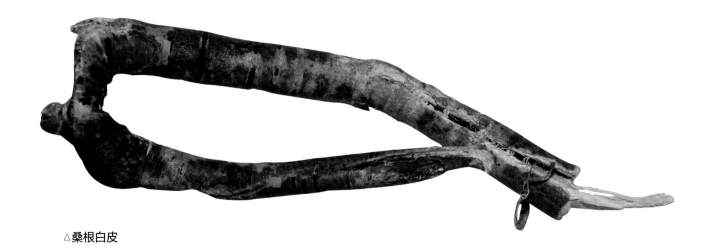

△桑根白皮

同豆豉末，薄荷汁服。**荆沥**心热惊痫。**茯苓　茯神**惊痫。**琥珀**胎惊，同防风、朱砂末服。胎痫，同朱砂、全蝎末服。**淡竹叶　青竹茹　竹沥**惊痫天吊，口噤烦热。**天竹黄**惊痫天吊，去诸风热。**车脂**止惊啼，纳口中。**马绊绳**煎洗儿痫。**木牛拳**煎服，止儿病。**厕筹**贴囟，治惊窜。**灯火**焠惊风。**腊雪**小儿热啼。**黄土**熨惊风，遍身乌色。**胡燕窠**土小儿惊痫。**金箔　银箔**风热惊痫，镇心安魂。**锡吝脂**小儿天吊搐搦，同水银、牛黄丸服。**铅霜**去积热痰涎，镇惊，同牛黄、铁粉服。惊风喉闭口紧，同蟾酥少许，乌梅蘸擦牙关。**黄丹**惊痫，镇心安神。**铜镜鼻**客忤惊痫面青，烧焠酒饮。**铁粉**惊痫发热多涎，镇心抑肝，水服少许。或加丹砂。**铁精**风痫。**铁华粉**虚痫。**剪刀股**惊风。**马衔**风痫。**白玉**小儿惊啼，同寒水石涂足心。**紫石英**补心定惊。风热瘛疭，同寒水石诸药煎服。**菩萨石**热狂惊痫。**朱砂**色赤入心，心热非此不除。月内惊风欲死，磨水涂五心。惊热多啼，同牛黄末服。客忤卒死，蜜服方寸匕。惊忤不语，血入心窍，猪心血丸服。急惊搐搦，同天南星、全蝎末服。**水银**惊风热涎潮，同南星、麝香服。**粉霜　轻粉**并下痰涎惊热。**银朱**内钓惊啼，同乳香、大蒜丸服。**雄黄**惊痫，同朱砂末服。**石油**小儿惊风，化和丸散服。**慈石**养肾止惊，炼水饮。**玄石　代赭**小儿惊气入腹。急惊搐搦不定，火煅醋淬，金箔汤服一钱。**石绿**同轻粉，吐急惊。**礞石**惊风痰涎，煅研服，亦丸服。**金牙石　蛇黄　雷墨　盐豉**小儿撮口，贴脐灸之。**露蜂房**惊痫瘛疭寒热，煎汁服。**螳螂**定惊搐，同蜈蚣、蜥蜴嗜鼻。**天浆子**急慢惊风，研汁服。同全蝎、朱砂丸服。噤风，同蜈蚣烧，丸服。脐风，同僵蚕、腻粉灌之。**白僵蚕**惊痫客忤，去风痰。撮口噤风，为末蜜服。烧地，以大蒜泥制服。**枣猫**脐风。**全蝎**小儿惊痫风搐，薄荷包炙研服。胎惊天吊，入朱砂、麝香。或丸服。风痫及慢惊，用石榴煅过末服。慢惊，同白术、麻黄末服。脐风，同麝服。**玳瑁**清热，止急惊客忤。**鳖甲**小儿惊痫，炙研乳服。**真珠**小儿惊热。**田螺壳**惊风有痰。**牡蛎**安神去烦，小儿惊痫。**龙骨**小儿热气惊痫，安神定魂魄。**龙齿**小儿五惊十二痫，身热不可近。**龙角**惊痫瘛疭，身热如火。**鲮鲤甲**肝惊。**守宫**风痉惊痫。心虚惊痫。**蛇蜕**小儿百二十种惊痫瘛疭，弄舌摇头。**白花蛇**小儿风热，急慢惊风搐搦。**乌蛇　鲤鱼脂**小儿惊忤诸痫。**鹳屎**天吊惊风发不止，炒研，入麝香、牛黄、蝎，末服。**鹅毛**小儿衣之，辟惊痫。**雁毛**同上。**鸭肉**小儿热惊。**鸡冠血**小儿卒惊客忤搐吊。**白雄鸡血**惊风不醒，抹唇、口、脑。亦治惊痫。**鸡子**止惊。**伏翼**小儿惊，酿朱砂烧研服。慢惊，炙焦，同人中白、蝎、麝，丸服。**五灵脂**小儿惊风五痫。**鸡屎白**小儿惊忤惊暗，烧灰，水服。**猪心血**心热惊痫，调朱砂末服，引入心。**猪心、肝、肾**并主惊痫。**豚卵 猪乳、齿、屎**并主惊痫。**白狗屎**小儿惊痫客忤，烧服。**狗屎中骨**寒热惊痫。**牛胆**治惊风有奇功。**鼻津**客忤，灌之。**马屎**烧末煮酒，浴儿卒忤。尾烧烟熏客忤。屎中粟烧，治小儿客忤。**马绊绳**煎浴小儿痫。**驴乳**小儿痫疾，客忤天吊，风痰咳，服之。**驴毛**煎饮，治客忤。**牛黄**惊痫寒热，竹沥调服，或蜜调，或入朱砂。**驼黄**风热惊疾。**六畜毛、蹄甲**客热惊痫。**鲊答 虎睛 虎魄 虎鼻、爪 象牙 犀角**浓磨汁服。**牛黄及角 野猪黄及脂 熊胆**惊痫瘈疭，竹沥化服。**羚羊角**平肝定风。**麝香**惊痫客忤惊啼，通诸窍，开经络，透肌骨，辟邪气。**狐肝、胆**惊痫寒热搐搦。**牡鼠**煎油，摩惊痫。**猬皮**惊啼，烧服。**猴头骨及手**惊痫寒热口噤。**发髲**合鸡子黄煎，消为水服，主小儿惊热百病。**油发灰**乳服，止小儿惊啼。**月经血**小儿惊痫发热，和青黛水服二钱，入口即瘥。

[阴证] **黄芪**补脉泻心。**人参**同黄芪、甘草，治小儿胃虚而成慢惊，为泻火补金、益土平木之神剂。**桔梗**主小儿惊痫。

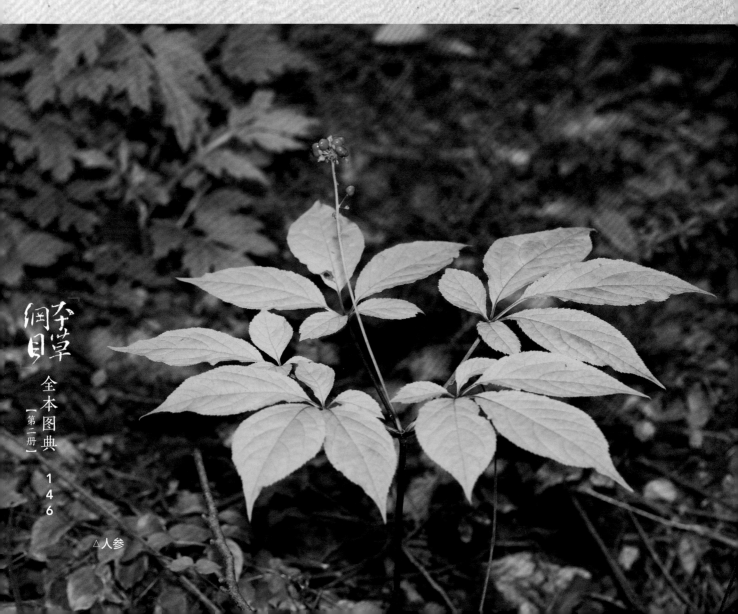

△人参

本草纲目

水部第五卷

水之一 天水类一十三种

水之二 地水类三十种

雨水

《拾遗》

▷雨水

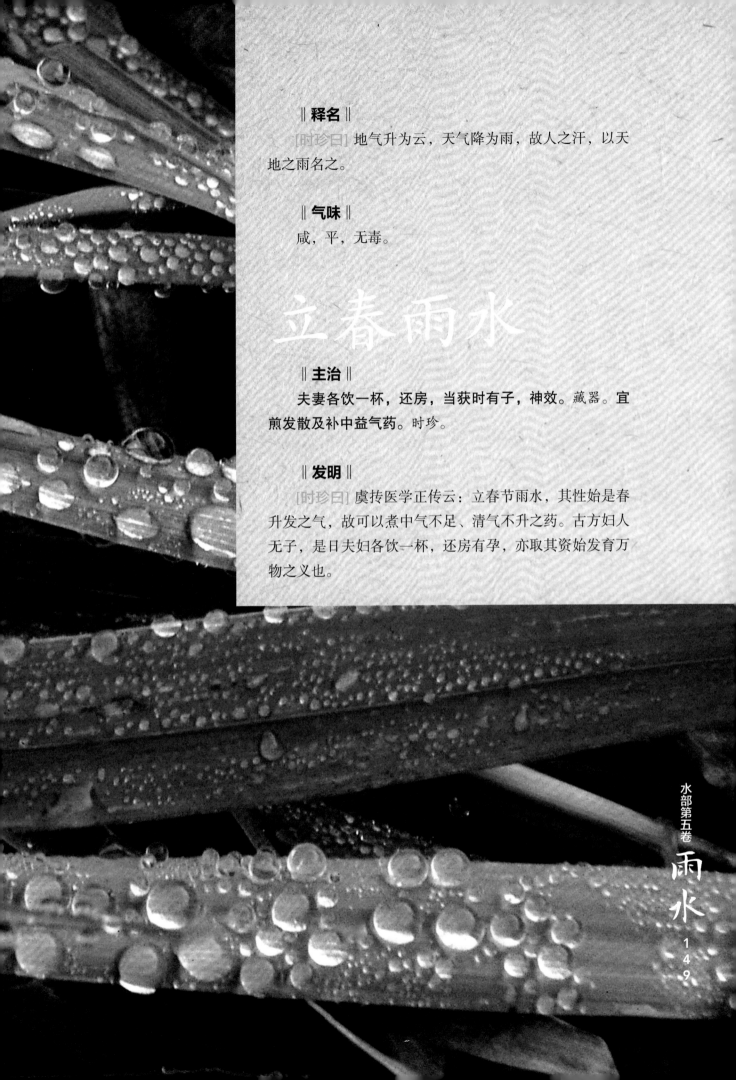

‖释名‖

[时珍曰] 地气升为云，天气降为雨，故人之汗，以天地之雨名之。

‖气味‖

咸，平，无毒。

立春雨水

‖主治‖

夫妻各饮一杯，还房，当获时有子，神效。藏器。宜煎发散及补中益气药。时珍。

‖发明‖

[时珍曰] 虞抟医学正传云：立春节雨水，其性始是春升发之气，故可以煮中气不足、清气不升之药。古方妇人无子，是日夫妇各饮一杯，还房有孕，亦取其资始发育万物之义也。

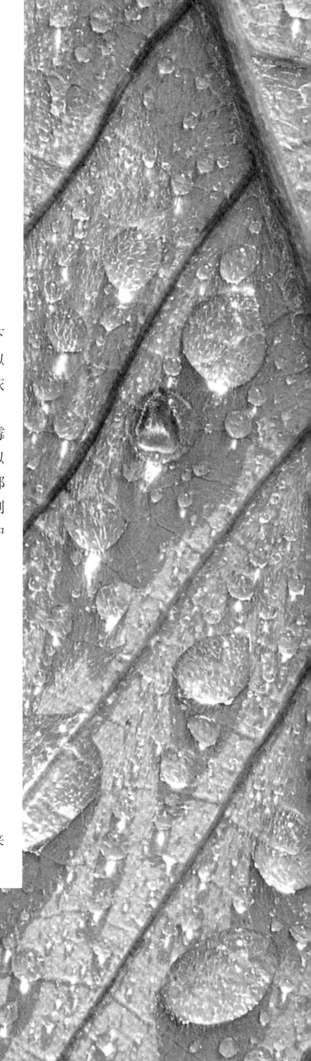

梅雨水

‖主治‖

洗疮疥，灭瘢痕，入酱易熟。藏器。

‖发明‖

[藏器曰] 江淮以南，地气卑湿，五月上旬连下旬尤甚。月令土润溽暑，是五月中气。过此节以后，皆须曝书画。梅雨沾衣，便腐黑。浣垢如灰汁，有异他水。但以梅叶汤洗之乃脱，余并不脱。

[时珍曰] 梅雨或作霉雨，言其沾衣及物，皆生黑霉也。芒种后逢壬为入梅，小暑后逢壬为出梅。又以三月为迎梅雨，五月为送梅雨。此皆湿热之气，郁遏熏蒸，酿为霏雨。人受其气则生病，物受其气则生霉，故此水不可造酒醋。其土润溽暑，乃六月中气，陈氏之说误矣。

液雨水

‖主治‖

杀百虫，宜煎杀虫消积之药。时珍。

‖发明‖

[时珍曰] 立冬后十日为入液，至小雪为出液，得雨谓之液雨，亦曰药雨。百虫饮此皆伏蛰，至来春雷鸣起蛰乃出也。

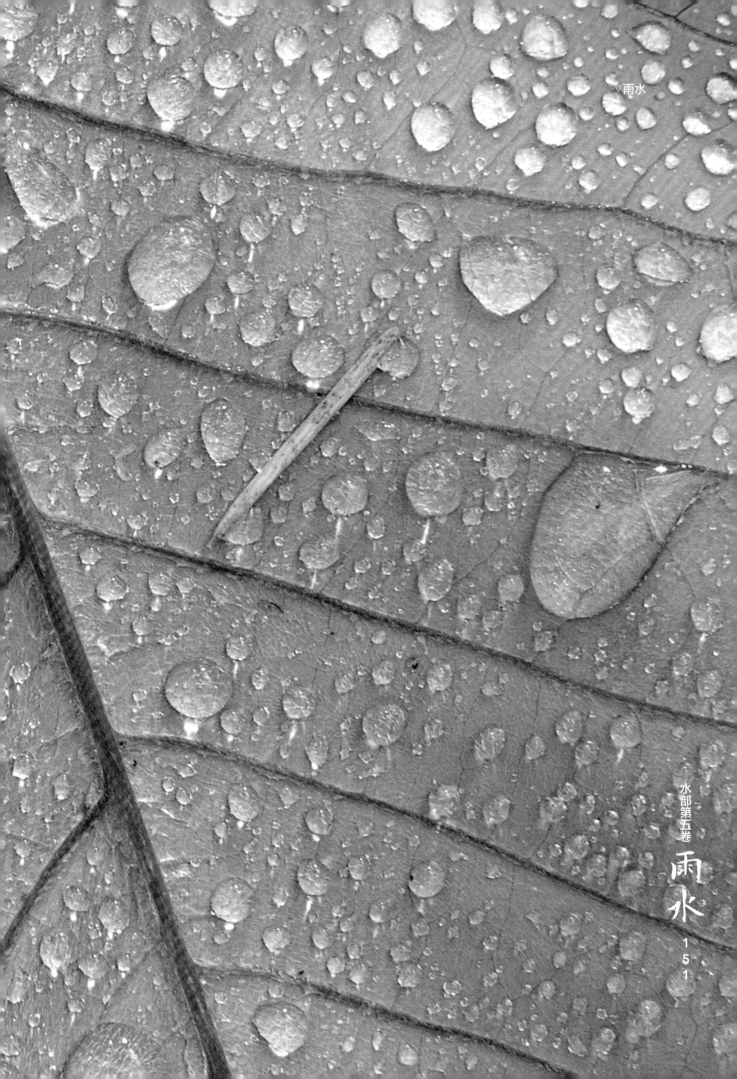

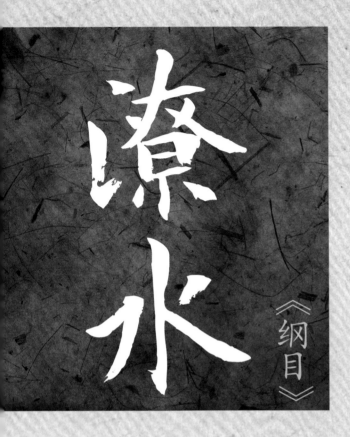

‖释名‖
[时珍曰] 降注雨水谓之潦，又淫雨为潦。韩退之诗云：潢潦无根源，朝灌夕已除，是矣。

‖气味‖
甘，平，无毒。

‖主治‖
煎调脾胃、去湿热之药。时珍。

‖发明‖
[成无己曰] 仲景治伤寒瘀热在里，身发黄，麻黄连轺赤小豆汤，煎用潦水者，取其味薄而不助湿气，利热也。

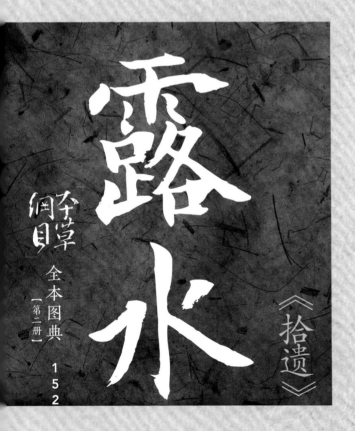

‖释名‖
[时珍曰] 露者，阴气之液也，夜气着物而润泽于道傍也。

‖气味‖
甘，平，无毒。

‖主治‖
秋露繁时，以盘收取，煎如饴，令人延年不饥。藏器。禀肃杀之气，宜煎润肺杀祟之药，及调疥癣虫癞诸散。虞抟。

百草头上秋露，未晞时收取，愈百疾，止消渴，令人身轻不饥，肌肉悦泽。别有化云母作粉服法。藏器。八月朔日收取，摩墨点太阳穴，止头痛，点膏肓穴，治劳瘵，谓之天灸。时珍。

百花上露，令人好颜色。藏器。

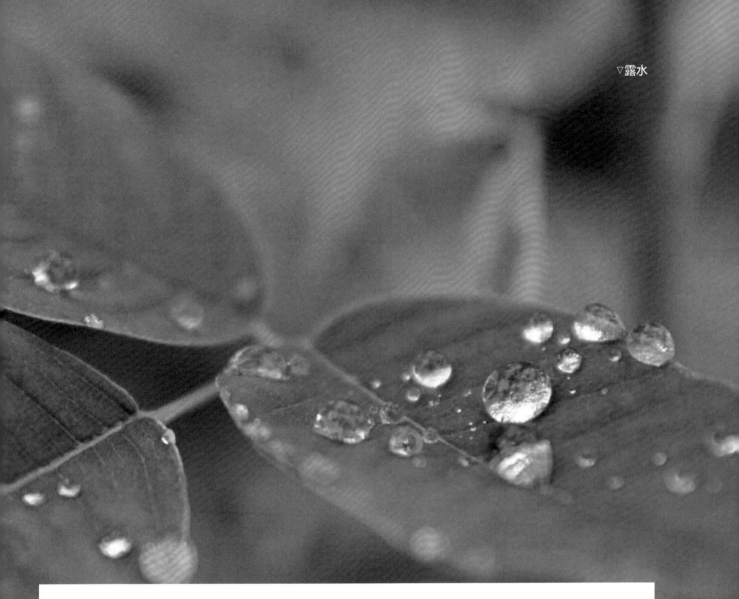

柏叶上露，菖蒲上露，并能明目，旦旦洗之。时珍。

韭叶上露，去白癜风，旦旦涂之。时珍。

凌霄花上露，入目损目。

‖ 发明 ‖

[藏器曰] 薛用弱续齐谐记云：司农邓绍，八月朝入华山，见一童子，以五采囊盛取柏叶下露珠满囊。绍问之。答云：赤松先生取以明目也。今人八月朝作露华囊，象此也。又郭宪洞冥记云：汉武帝时，有吉云国，出吉云草，食之不死。日照之，露皆五色。东方朔得玄、青、黄三露，各盛五合，以献于帝。赐群臣服之，病皆愈。朔曰：日初出处，露皆如饴。今人煎露如饴，久服不饥。吕氏春秋云：水之美者，有三危之露，为水即重于水也。[时珍曰] 秋露造酒最清冽。姑射神人吸风饮露。汉武帝作金盘承露，和玉屑服食。杨贵妃每晨吸花上露，以止渴解醒。番国有蔷薇露，甚芬香，云是花上露水，未知是否。[藏器曰] 凡秋露春雨着草，人素有疮及破伤者触犯之，疮顿不痒痛，乃中风及毒水，身必反张似角弓之状。急以盐豉和面作碗子，于疮上灸一百壮，出恶水数升，乃知痛痒而瘥也。

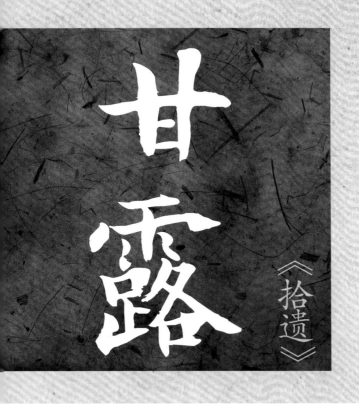

甘露
《拾遗》

膏露纲目**瑞露**纲目**天酒**纲目**神浆**。[时珍曰] 按瑞应图云：甘露，美露也。神灵之精，仁瑞之泽，其凝如脂，其甘如饴，故有甘、膏、酒、浆之名。晋中兴书云：王者敬养耆老，则降于松柏；尊贤容众，则降于竹苇。列星图云：天乳一星明润，则甘露降。已上诸说，皆瑞气所感者也。吕氏春秋云：水之美者，三危之露。和之美者，揭雩之露，其色紫。拾遗记云：昆仑之山有甘露，

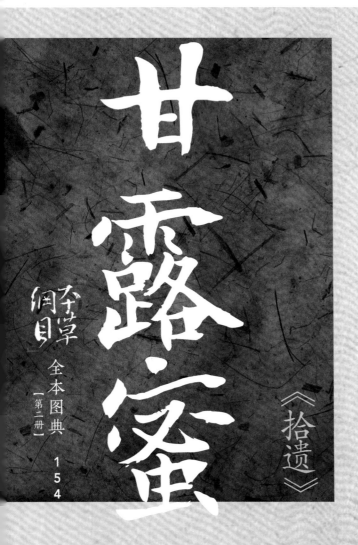

甘露蜜
《拾遗》

本草纲目 全本图典 [第二册] 154

∥集解∥

[藏器曰] 生巴西绝域中，状如饧也。[时珍曰] 按方国志云：大食国秋时收露，朝阳曝之，即成糖霜，盖此物也。又一统志云：撒马儿罕地在西番，有小草丛生，叶细如蓝，秋露凝其上，味如蜜，可熬为饧，夷人呼为达即古宾，盖甘露也。此与刺蜜相近，

望之如丹，着草木则皎莹如雪。山海经云：诸沃之野，摇山之民，甘露是饮，不寿者八百岁。一统志云：雅州蒙山常有甘露。已以上诸说，皆方域常产者也。杜镐言：甘露非瑞也，乃草木将枯，精华顿发于外，谓之雀饧，于理甚通。

‖ **气味** ‖
甘，大寒，无毒。

‖ **主治** ‖
食之润五脏，长年，不饥，神仙。藏器。

又见果部。

‖ **气味** ‖
甘，平，无毒。

‖ **主治** ‖
胸膈诸热，明目止渴。藏器。

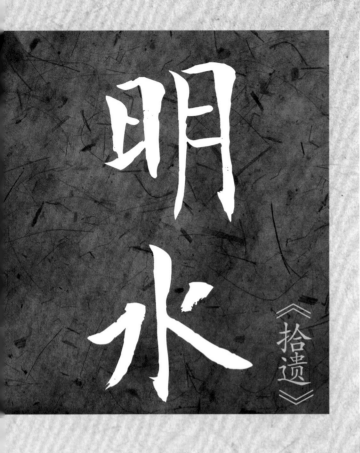

‖ 释名 ‖

方诸水。[藏器曰] 方诸，大蚌也。熟摩令热，向月取之，得水二三合，亦如朝露。阳燧向日，方诸向月，皆能致水火也。周礼明诸承水于月，陈馔为玄酒是也。[时珍曰] 明水者，取其清明纯洁，敬之至也。周礼·司烜氏以夫燧取明火于日，鉴取明水于月，以恭祭祀。魏伯阳参同契云：阳燧以取火，非日不生光；方诸非星月，安能得水浆。淮南子云：方诸见月，则津而为水。注

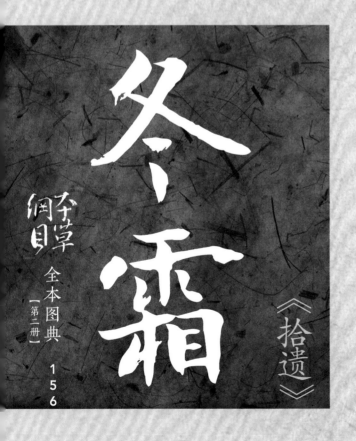

‖ 释名 ‖

[时珍曰] 阴盛则露凝为霜，霜能杀物而露能滋物，性随时异也。乾象占云：天气下降而为露，清风薄之而成霜。霜所以杀万物，消褐沴。当降而不降，当杀物而不杀物，皆政弛而慢也。不当降而降，不当杀物而杀物，皆政急而残也。许慎说文云：早霜曰霜，白霜曰皑。又有玄霜。[承曰] 凡取霜，以鸡羽扫之，瓶中密封阴处，久亦不坏。

者或以方诸为石，或以为大蚌，或以为五石炼成，皆非也。按考工记云：铜锡相半，谓之鉴燧之剂，是火为燧、水为鉴也。高堂隆云：阳燧一名阳符，取火于日。阴燧一名阴符，取水于月。并以铜作之，谓之水火之镜。此说是矣。干宝搜神记云：金锡之性，一也。五月丙午日午时铸，为阳燧；十一月壬子日子时铸，为阴燧。

‖气味‖
甘，寒，无毒。

‖主治‖
明目定心，去小儿烦热，止渴。藏器。

‖气味‖
甘，寒，无毒。

‖主治‖
食之解酒热，伤寒鼻塞，酒后诸热面赤者。藏器。和蚌粉，傅暑月痱疮，及腋下赤肿，立瘥。陈承。

‖附方‖
新一。**寒热疟疾**秋后霜一钱半，热酒服之。集玄方。

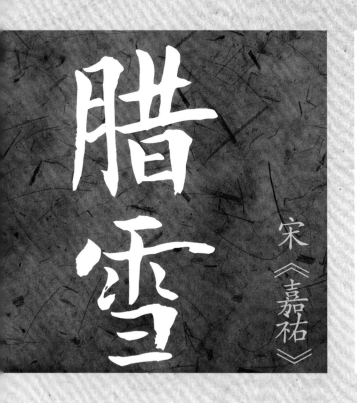

腊雪

宋《嘉祐》

‖释名‖

[时珍曰] 按刘熙释名云：雪，洗也。洗除瘴疠虫蝗也。凡花五出，雪花六出，阴之成数也。冬至后第三戌为腊。腊前三雪，大宜菜麦，又杀虫蝗。腊雪密封阴处，数十年亦不坏；用水浸五谷种，则耐旱不生虫；洒几席间，则蝇自去；淹藏一切果食，不蛀蠹，岂非除虫蝗之验乎。[藏器曰] 春雪有虫，水亦易败，所以不收。

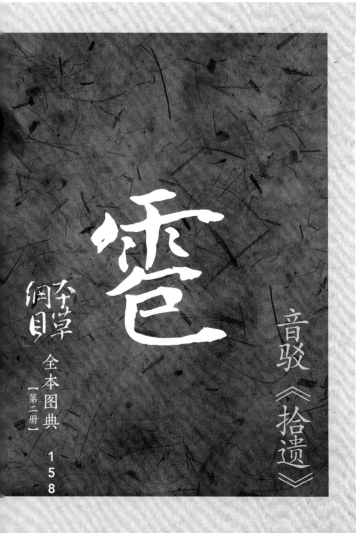

雹

音雹《拾遗》

‖释名‖

[时珍曰] 程子云：雹者，阴阳相搏之气，盖沴气也。或云：雹者，炮也，中物如炮也。曾子云：阳之专气为雹，阴之专气为霰。陆农师云：阴包阳为雹，阳包阴为霰。雪六出而成花，雹三

‖气味‖

甘，冷，无毒。

‖主治‖

解一切毒，治天行时气温疫，小儿热痫狂啼，大人丹石发动，酒后暴热，黄疸，仍小温服之。藏器。洗目，退赤。张从正。煎茶煮粥，解热止渴。吴瑞。宜煎伤寒火暍之药，抹痱亦良。时珍。

‖发明‖

[宗奭曰] 腊雪水，大寒之水也，故治已上诸病。

出而成实。阴阳之辨也。五雷经云：雹乃阴阳不顺之气结成。亦有懒龙鳞甲之内，寒冻生冰，为雷所发，飞走堕落，大者如斗升，小者如弹丸。又蜥蜴含水，亦能作雹，未审果否？

‖气味‖

咸，冷，有毒。[时珍曰] 按五雷经云：人食雹，患疫疾大风颠邪之证。[藏器曰] 酱味不正者，当时取一二升纳入瓮中，即还本味也。

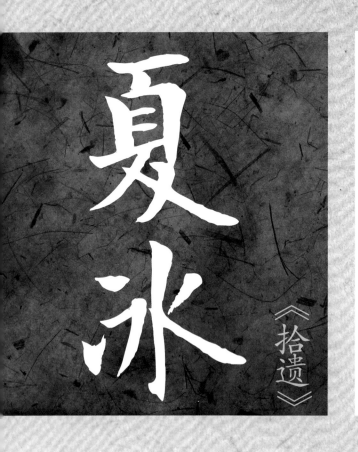

夏冰 《拾遗》

‖释名‖

凌去声。[时珍曰] 冰者，太阴之精，水极似土，变柔为刚，所谓物极反兼化也。故字从水，从仌。周礼：凌人掌冰，以供祭祀宾客。左传：古者曰在北陆而藏冰，西陆朝觌而出之。其藏之也，深山穷谷，涸阴冱寒；其用之也，禄位宾客丧祭。郎顗：藏冰以时，则雷出不震；弃冰不用，则雷不发而震。今人冬月藏冰于窖，登之以盐，是也。淮南万毕术有凝水石作冰法，非真也。

‖气味‖

甘，冷，无毒。

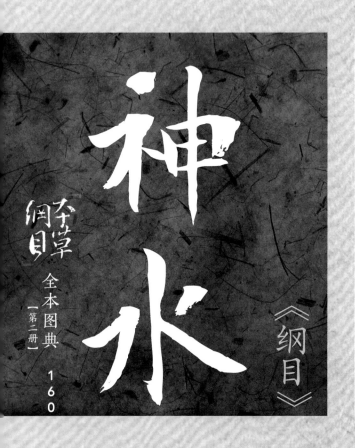

神水 《纲目》

李时珍 本草纲目 全本图典 [第二册] 160

‖集解‖

[时珍曰] 金门记云：五月五日午时有雨，急伐竹竿，中必有神水，沥取为药。

‖气味‖

甘，寒，无毒。

‖ 主治 ‖

去热烦，熨人乳石发热肿。藏器。解烦渴，消暑毒。吴瑞。伤寒阳毒，热盛昏迷者，以冰一块置于膻中，良。亦解烧酒毒。时珍。

‖ 发明 ‖

[藏器曰] 夏暑盛热食冰，应与气候相反，便非宜人，诚恐入腹冷热相激，却致诸疾也。食谱云：凡夏用水，止可隐映饮食，令气凉尔，不可食之。虽当时暂快，久皆成疾也。[时珍曰] 宋徽宗食冰太过，病脾疾，国医不效，召杨介诊之。介用大理中丸。上曰：服之屡矣。介曰：疾因食冰，臣因以冰煎此药，是治受病之原也。服之果愈。若此，可谓舌机之士矣。

‖ 附方 ‖

新一。**灭瘢痕**以冻凌频熨之，良。千金方。

‖ 主治 ‖

心腹积聚及虫病，和獭肝为丸服。又饮之，清热化痰，定惊安神。时珍。

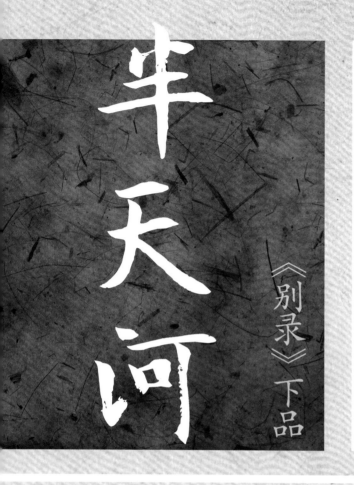

半天河

《别录》下品

‖释名‖

上池水。[弘景曰] 此竹篱头水，及空树穴中水也。[时珍曰] 战国策云：长桑君饮扁鹊以上池之水，能洞见脏腑。注云：上池水，半天河也。然别有法。

‖气味‖

甘，微寒，无毒。

‖主治‖

鬼疰，狂，邪气，恶毒。别录。洗诸

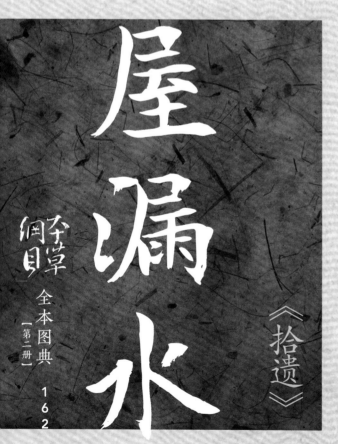

屋漏水

《拾遗》

‖气味‖

辛、苦，有毒。[李鹏飞曰] 水滴脯肉，食之，成癥瘕，生恶疮。又檐下雨滴菜，亦有毒，不可食之。

疮。弘景。主蛊毒。日华。杀鬼精，恍惚妄语，与饮之，勿令知之。甄权。槐树间者，主诸风及恶疮风瘙疥痒。藏器。

‖发明‖

[宗奭曰] 半天河水，在上天泽之水也，故治心病鬼疰狂邪恶毒。

‖附方‖

旧一，新一。**辟禳时疫**半天河水，饮之。医林集要。**身体白驳**取树木孔中水洗之，捣桂末唾和傅之，日再上。张文仲备急方。

‖主治‖

洗犬咬疮，更以水浇屋檐，取滴下土傅之，效。藏器。涂疣目，傅丹毒。时珍。

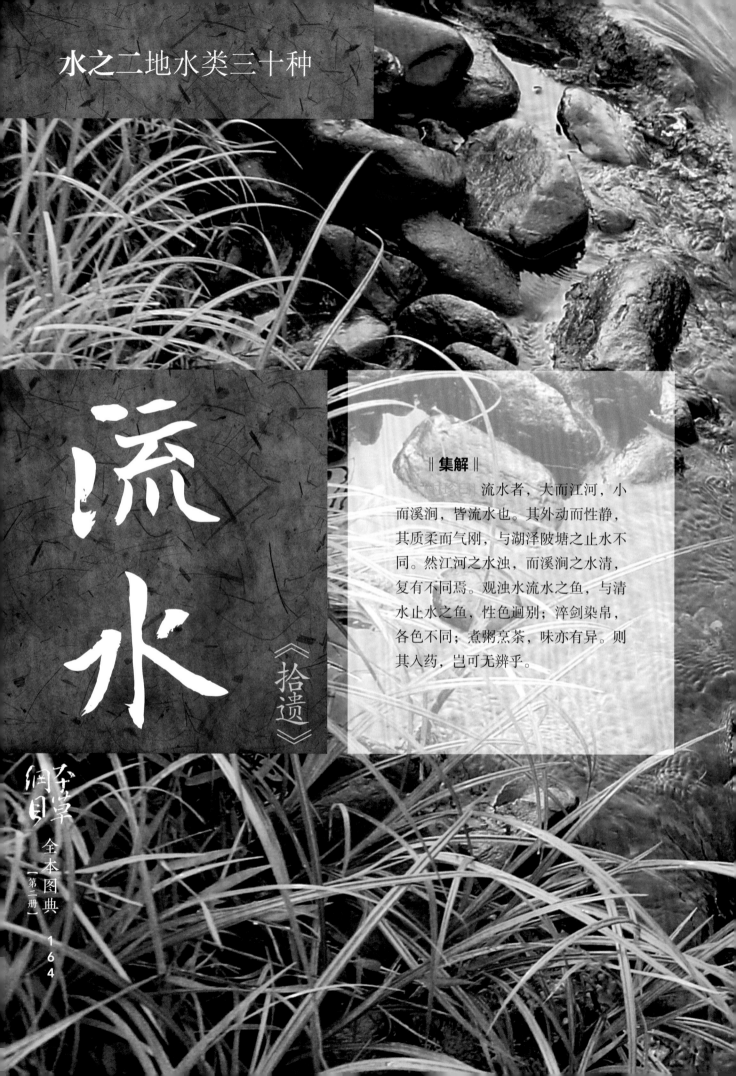

流水

《拾遗》

‖ 集解 ‖

　　流水者，大而江河，小而溪涧，皆流水也。其外动而性静，其质柔而气刚，与湖泽陂塘之止水不同。然江河之水浊，而溪涧之水清，复有不同焉。观浊水流水之鱼，与清水止水之鱼，性色迥别；淬剑染帛，各色不同；煮粥烹茶，味亦有异。则其入药，岂可无辨乎。

千里水 东流水 甘烂水

一名劳水。

‖气味‖

甘，平，无毒。

‖主治‖

病后虚弱，扬之万遍，煮药禁神最验。藏器。主五劳七伤，肾虚脾弱，阳盛阴虚，目不能瞑，及霍乱吐利，伤寒后欲作奔豚。时珍。

逆流水

‖主治‖

中风、卒厥、头风、疟疾、咽喉诸病，宣吐痰饮。时珍。

‖发明‖

藏器曰：千里水、东流水二水，皆堪荡涤邪秽，煎煮汤药，禁咒神鬼。潢污行潦，尚可荐之王公，况其灵长者哉。本经云：东流水为云母石所畏。炼云母用之，与诸水不同，即其效也。宗奭曰：江水，流泉远涉，顺势归海，不逆上流，用以治头，必归于下。故治五劳七伤羸弱之病，煎药宜以陈芦、劳水，取其水不强、火不盛也。无江水，则以千里东流水代之，如泾、渭之类。时珍曰：劳水即扬泛水，张仲景谓之甘烂水，用流水二斗，置大盆中，以杓高扬之千万遍，有沸珠相逐，乃取煎药。盖水性本咸而体重，劳之则甘而轻，取其不助肾气而益脾胃也。虞抟医学正传云：甘烂水甘温而性柔，故烹伤寒阴证等药用之。顺流水性顺而下流，故治下焦腰膝之证，及通利大小便之药用之。急流水湍上峻急之水，其性急速而下达，故通二便风痹之药用之。逆流水、洄澜之水，其性逆而倒上，故发吐痰饮之药用之也。嘉谟曰：东流水取其性顺疾速，通膈下关也。倒流水取其回旋流止，上而不下也。慎微曰：昔有患小便闭者，众工不能治，令取长川急流之水煎前药，一饮立溲，则水可不择乎。

‖附方‖

新三。**目不得瞑**乃阳气盛不得入于阴，阳气盛，故目不得瞑。治法饮以半夏汤，用流水千里外者八升，扬之万遍，取其清五升煮之，炊苇薪火，置秫米一升，半夏五合，徐炊令竭为一升，去滓，饮汁一小杯，日三饮，以知为度。详半夏下。灵枢经。**汗后奔豚**茯苓桂枝汤。治发汗后，脐下悸，欲作奔豚者。茯苓一两，炙甘草二钱半，桂枝三钱，大枣二枚，以甘烂水二升，煮茯苓，减半，服之，日再。张仲景金匮要略。**服药过剂烦闷**，东流水饮一二升。肘后方。

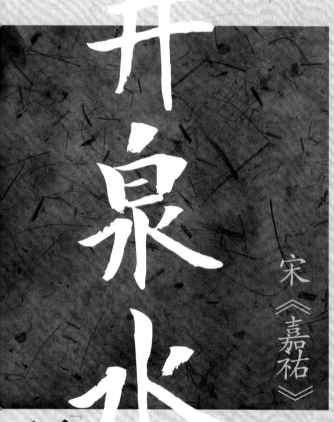

井泉水

宋《嘉祐》

李时珍

本草纲目全本图典

【第二册】

‖释名‖

[时珍曰] 井字象井形，泉字象水流穴中之形。

‖集解‖

[颖曰] 井水新汲，疗病利人。平旦第一汲，为井华水，其功极广，又与诸水不同。凡井水有远从地脉来者为上，有从近处江湖渗来者次之，其城市近沟渠污水杂入者成碱，用须煎滚，停一时，候碱澄乃用之，否则气味俱恶，不堪入药食茶酒也。雨后水浑，须擂入桃、杏仁澄之。[时珍曰] 凡井以黑铅为底，能清水散结，人饮之无疾；入丹砂镇之，令人多寿。按麻知几水解云：九畴昔访灵台太史，见铜壶之漏水焉。太史召司水者曰：

此水已三周环，水滑则漏迅，漏迅则刻差，当易新水。子因悟曰：天下之水，用之灭火则同，濡槁则同。至于性从地变，质与物迁，未尝同也。故蜀江濯锦则鲜，济源烹楮则皛。南阳之潭渐于菊，其人多寿；辽东之涧通于参，其人多发。晋之山产矾石，泉可愈疽；戎之麓伏硫黄，汤可浴疠。扬子宜荠，淮蔡宜醪；沧卤能盐，阿井能胶。澡垢以污，茂田以苦。瘿消于藻带之波，痰破于半夏之洳。冰水咽而霍乱息，流水饮而癃闭通。雪水洗目而赤退，咸水濯肌而疮干。菜之为菹，铁之为浆，曲之为酒，蘖之为醋，千派万种，言不可尽。至于井之水一也，尚数名焉，况其他者乎？反酌而倾曰倒流，出甃未放曰无根，无时初出曰新汲，将旦首汲曰井华。夫一井之水，而功用不同，岂可烹煮之间，将行药势，独不择夫水哉？昔有患小溲闭者，众不能瘥。张子和易之以长川之急流，煎前药，一饮立溲。此正与灵枢经治不瞑半夏汤，用千里流水同意味。后之用水者，当以子和之法为制。予于是作水解。

井华水

‖气味‖

甘，平，无毒。

‖主治‖

酒后热痢，洗目中肤翳，治人大惊，九窍四肢指歧皆出血，以水噀面。和朱砂服，令人好颜色，镇心安神。治口臭，堪炼诸药石。投酒醋，令不腐。嘉祐。宜煎补阴之药。虞抟。宜煎一切痰火气血药。时珍。

新汲水

‖主治‖

消渴反胃，热痢热淋，小便赤涩，却邪调中，下热气，并宜饮之。射痈肿令散，洗漆疮。治坠损肠出，冷喷其身面，则肠自入也。又解闭口椒毒，下鱼骨哽。嘉祐。解马刀毒。之才。解砒石、乌喙、烧酒、煤炭毒，治热闷昏聩烦渴。时珍。

‖发明‖

[禹锡曰] 凡饮水疗疾，皆取新汲清泉，不用停污浊暖，非直无效，亦且损人。[虞抟曰] 新汲井华水，取天一真气，浮于水面，用以煎补阴之剂，乃炼丹煮茗，性味同于雪水也。[时珍曰] 井泉，地脉也，人之经血象之，须取其土厚水深，源远而质洁者，食用可也。易曰：井泥不食，井冽寒泉食，是矣。人乃地产，资禀与山川之气相为流通，而美恶寿夭，亦相关涉。金石草木，尚随水土之性，而况万物之灵者乎。贪淫有泉，仙寿有井，载在往牒，必不我欺。淮南子云：土地各以类生人。是故山气多男，泽气多女，水气多瘖，风气多聋，林气多癃，木气多伛，下气多尰，石气多力，险气多瘿，暑气多夭，寒气多寿，谷气多痹，丘气多狂，广气多仁，陵气多贪。坚土人刚，弱土人脆，垆土人大，沙土人细，息土人美，耗土人丑，轻土多利，重土多迟。清水音小，浊水音大，湍水人轻，迟水人重。皆应其类也。又河图括地象云：九州殊题，水泉刚柔各异。青州角徵会，其气慓轻，人声急，其泉酸以苦。梁州商徵接，其气刚勇，人声塞，其泉苦以辛。兖豫宫徵会，其气平静，人声端，其泉甘以苦。雍冀商羽合，其气駃烈，人声捷，其泉咸以辛。观此二说，则人赖水土以养生，可不慎所择乎。[时珍曰] 按后汉书云：有妇人病经年，世谓寒热注病。

十一月，华佗令坐石槽中，平旦用冷水灌，云当至百。始灌七十，冷颤欲死，灌者惧欲止，佗不许。灌至八十，热气乃蒸出，嚣嚣然高二三尺。满百灌，乃使然火温床，厚覆而卧，良久冷汗出，以粉扑之而愈。又南史云：将军房伯玉，服五石散十许剂，更患冷疾，夏月常复衣。徐嗣伯诊之曰：乃伏热也，须以水发之，非冬月不可。十一月冰雪大盛时，令伯玉解衣坐石上，取新汲冷水，从头浇之，尽二十斛，口噤气绝，家人啼哭请止，嗣伯执挝谏者。又尽水百斛，伯玉始能动，背上彭彭有气。俄而起坐，云热不可忍，乞冷饮。嗣伯以水一升饮之，疾遂愈。自尔常发热，冬月犹单衫，体更肥壮。时珍窃谓二人所病，皆伏火之证，素问所谓诸禁鼓栗，皆属于火也。治法火郁则发之，而二子乃于冬月平旦浇以冷水者，冬至后阳气在内也，平旦亦阳气方盛时也，折之以寒，使热气郁遏至极，激发而汗解，乃物不极不反，是亦发之之意。素问所谓逆者正治，从者反治，逆而从之，从而逆之，疏通道路，令气调和者也。春月则阳气已泄，夏秋则阴气在内，故必于十一月至后，乃可行之。二子之医，可谓神矣。

‖附方‖

旧八，新二十一。**九窍出血**方见主治下。**衄血不止**叶氏用新汲水，随左右洗足即止，累用有效。一方：用冷水噀面。一方：冷水浸纸贴囟上，以熨斗熨之，立止。一方：用冷水一瓶，淋射顶上及哑门上。或以湿纸贴之。**金疮血出**不止，冷水浸之即止。延寿方。**犬咬血出**以水洗，至血止，绵裹之。千金方。**蝎虿螫伤**以水浸故布揾之，暖即易。千金方。**马汗入疮**或马毛入疮，肿入腹，杀人。以冷水浸之，频易水，仍饮好酒，立瘥。千金方。**鱼骨哽咽**取水一杯，合口向水，张口取水气，哽当自下。肘后方。**中砒石毒**多饮新汲井水，得吐利佳。集简方。**中乌喙毒**方同上。**中蒙汗毒**饮冷水即安。济急方。**中煤炭毒**一时运倒，不救杀人。急以清水灌之。唐瑶经验方。**服药过剂**卒呕不已。饮新汲水一升。肘后方。**烧酒醉死**急以新汲水浸其发，外以故帛浸湿，贴其胸膈，仍细细灌之，至苏乃已。濒湖集简方。**饮酒齿痛**井水频含漱之。直指方。**破伤风病**用火命妇人取无根水一盏，入百草霜调捏作饼，放患处，三五换，如神，此蒋亚香方也。谈野翁试验方。**坠损肠出**方见主治下。**眼睛突出**一二寸者，以新汲水灌渍睛中，数易之，自入。梅师方。**时行火眼**患人每日于井上，视井旋匝三遍，能泄火气。集玄方。**心闷汗出**不识人，新汲水和蜜饮之，甚效。千金方。**呕吐阳厥**卒死者。饮新汲水三升佳。千金方。**霍乱吐泻**勿食热物，饮冷水一碗，仍以水一盆浸两足，立止。救急良方。**厌禳瘟疫**腊旦除夜，以小豆、川椒各七七粒投井中，勿令人知，能却瘟疫。又法：元旦以大麻子三七粒，投井中。**口气臭恶**正旦含井华水吐弃厕下，数度即瘥也。肘后方。**心腹冷痛**男子病，令女人取水一杯饮之；女人病，令男子取水一杯饮之。肘后方。**寒热注病**方见发明下。**火病恶寒**方见发明下。**丁毒疽疮**凡手指及诸处有疮起，发痒，身热恶寒，或麻木，此极毒之疮也。急用针刺破，挤去恶血，候血尽，口噙凉水吮之，水温再换，吮至痛痒皆住即愈，此妙法也。保寿堂方。**妇人将产**井华水服半升，不作运。千金方。**初生不啼**取冷水灌之，外以葱白茎细鞭之，即啼。全幼心鉴。

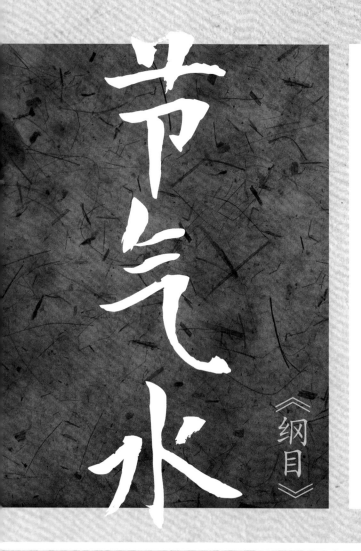

节气水 《纲目》

[时珍曰] 一年二十四节气，一节主半月，水之气味，随之变迁，此乃天地之气候相感，又非疆域之限也。月令通纂云：正月初一至十二日止，一日主一月。每旦以瓦瓶秤水，视其轻重，重则雨多，轻则雨小。观此，虽一日之内，尚且不同，况一月乎。

立春、清明二节贮水，谓之神水

‖ 主治 ‖

宜浸造诸风脾胃虚损、诸丹丸散及药酒，久留不坏。

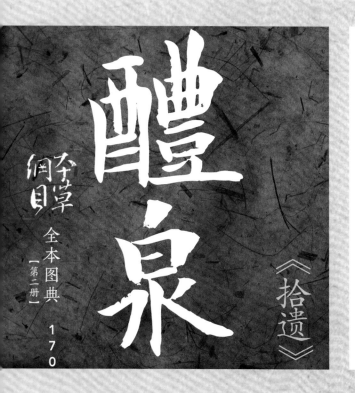

醴泉 《拾遗》

本草纲目 全本图典 [第二册] 170

‖ 释名 ‖

甘泉。[时珍曰] 醴，薄酒也，泉味如之，故名。出无常处，王者德至渊泉，时代升平，则醴泉出，可以养老。瑞应图云：醴泉，水之精也，味甘如醴，流之所及，草木皆茂，饮之令人多寿。东观记云：光武中元元年，醴泉出京师，人饮之者，痼疾皆除。

寒露、冬至、小寒、大寒四节，及腊日水

‖**主治**‖

宜浸造滋补五脏及痰火积聚虫毒诸丹丸，并煮酿药酒，与雪水同功。

立秋日五更井华水

‖**主治**‖

长幼各饮一杯，能却疟痢百病。

重午日午时水

‖**主治**‖

宜造疟痢疮疡金疮百虫蛊毒诸丹丸。

小满、芒种、白露三节内水

‖**主治**‖

并有毒。造药，酿酒醋一应食物，皆易败坏。人饮之，亦生脾胃疾。并时珍。

‖**气味**‖

甘，平，无毒。

‖**主治**‖

心腹痛，痃忤鬼气邪秽之属，并就泉空腹饮之。又止热消渴及反胃霍乱为上，亦以新汲者为佳。藏器。

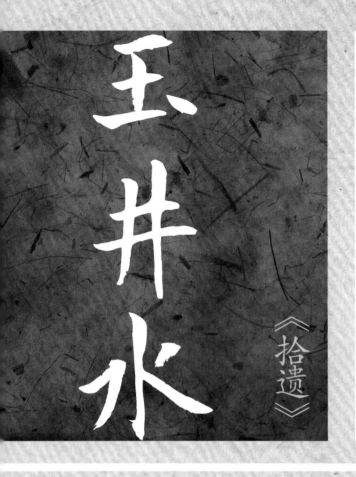

玉井水 《拾遗》

‖集解‖

[藏器曰] 诸有玉处山谷水泉皆是也。山有玉而草木润，身有玉而毛发黑。玉既重宝，水又灵长，故有延生之望。今人近山多寿者，岂非玉石津液之功乎。太华山有玉水溜下，土人得服之，多长生。

‖气味‖

甘，平，无毒。

‖主治‖

久服神仙，令人体润，毛发不白。藏器。

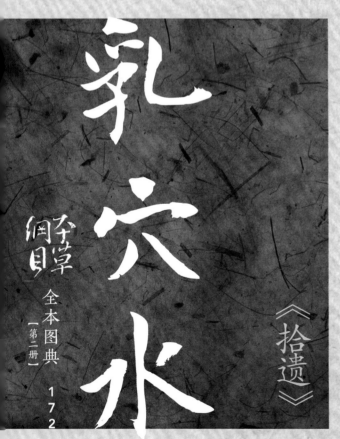

乳穴水 《拾遗》

‖集解‖

[藏器曰] 近乳穴处流出之泉也。人多取水作饮酿酒，大有益。其水浓者，秤之重于他水，煎之上有盐花，此真乳液也。

‖气味‖

甘，温，无毒。

‖主治‖

久服肥健人，能食，体润不老，与钟乳同功。藏器。

‖ 释名 ‖

温泉纲目**沸泉**。[藏器曰] 下有硫黄，即令水热，犹有硫黄臭。硫黄主诸疮，故水亦宜然。当其热处，可焊猪羊、熟鸡子也。[时珍曰] 温泉有处甚多。按胡仔渔隐丛话云：汤泉多作硫黄气，浴之则袭人肌肤。惟新安黄山是朱砂泉，春时水即微红色，可煮茗。长安骊山是礜石泉，不甚作气也。朱砂泉虽红而不热，当是雄黄尔。有砒石处亦有汤泉，浴之有毒。

‖ 气味 ‖

辛，热，微毒。

‖ 主治 ‖

诸风筋骨挛缩，及肌皮顽痹，手足不遂，无眉发，疥癣诸疾，在皮肤骨节者，入浴。浴讫，当大虚惫，可随病与药，及饮食补养。非有病人，不宜轻入。藏器。

‖ 发明 ‖

[颖曰] 庐山有温泉，方士往往教患疥癣、风癫、杨梅疮者，饱食入池，久浴得汗出乃止，旬日自愈也。

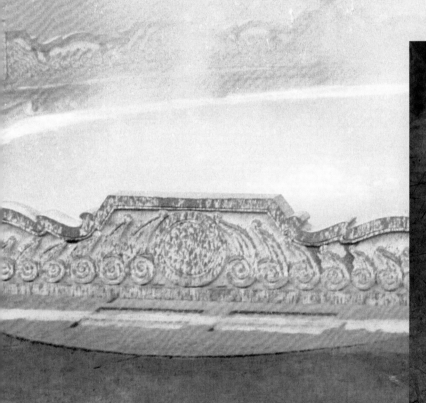

△温汤

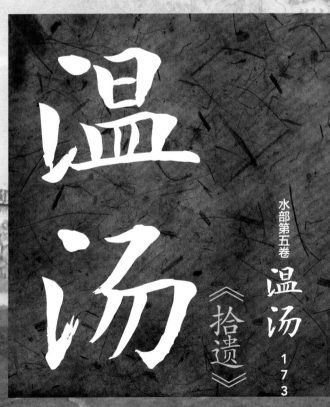

温汤

《拾遗》

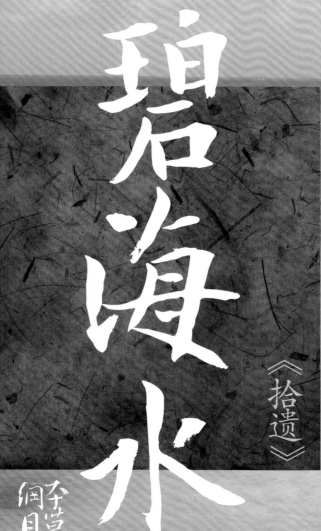

碧石渡水

《拾遗》

孕草

纲目

全本图典

[第二册]

174

▷ 碧海水

‖ 集解 ‖

[藏器曰] 东方朔十洲记云：夜行海中，拨之有火星者，咸水也。色既碧，故曰碧海。
[时珍曰] 海乃百川之会。天地四方，皆海水相通，而地在其中。其味咸，其色黑，水行之
正也。

‖ 气味 ‖

咸，小温，有小毒。

‖ 主治 ‖

煮浴，去风瘙疥癣。饮一合，吐下宿食胪胀。藏器。

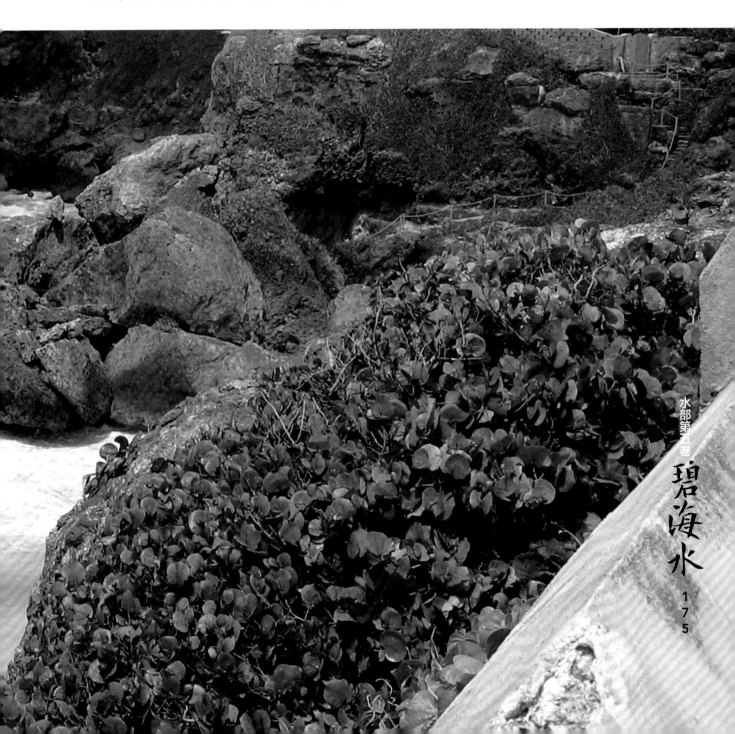

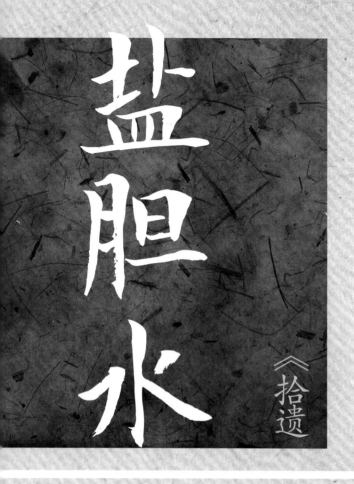

盐胆水 《拾遗》

‖释名‖

卤水。[藏器曰] 此乃盐初熟，槽中沥下黑汁也。[时珍曰] 盐下沥水，则味苦不堪食，今人用此水，收豆腐。独孤滔云：盐胆煮四黄，焊物。

‖气味‖

咸，苦，有大毒。

‖主治‖

蚀䘌疥癣，瘘疾虫咬，及马牛为虫蚀，毒虫入肉生子。六畜饮一合，当时死，人亦然。凡疮有血者，不可涂之。藏器。痰厥不省，灌之取吐，良。时珍。

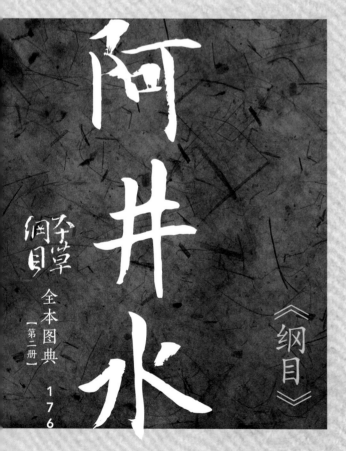

阿井水 《纲目》

‖气味‖

甘、咸，平，无毒。

‖主治‖

下膈，疏痰，止吐。时珍。

‖发明‖

[时珍曰] 阿井在今兖州阳谷县，即古东阿县也。沈括笔谈云：古说济水伏流地中，今历下凡发地下皆是流水。东阿亦济水所经，取井水煮胶谓之阿胶。其性趣下，清而且重，用搅浊水则清，故以治淤浊及逆上之痰也。又青州范公泉，亦济水所注，其水用造白丸子，利膈化痰。管子云：齐之水，其泉青白，其人坚劲，寡有疥瘙，终无痟醒。水性之不同如此。陆羽烹茶，辨天下之水性美恶，烹药者反不知辨此，岂不戾哉。

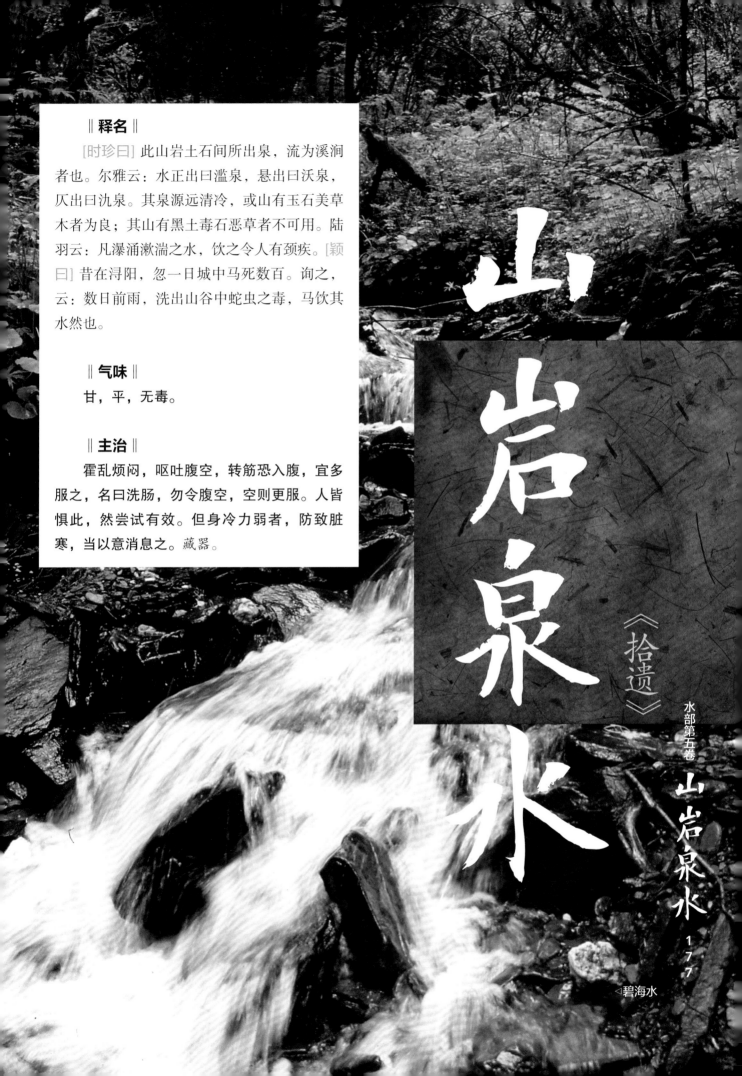

‖释名‖

[时珍曰] 此山岩土石间所出泉，流为溪涧者也。尔雅云：水正出曰滥泉，悬出曰沃泉，仄出曰氿泉。其泉源远清冷，或山有玉石美草木者为良；其山有黑土毒石恶草者不可用。陆羽云：凡瀑涌漱湍之水，饮之令人有颈疾。[颖曰] 昔在浔阳，忽一日城中马死数百。询之，云：数日前雨，洗出山谷中蛇虫之毒，马饮其水然也。

‖气味‖

甘，平，无毒。

‖主治‖

霍乱烦闷，呕吐腹空，转筋恐入腹，宜多服之，名曰洗肠，勿令腹空，空则更服。人皆惧此，然尝试有效。但身冷力弱者，防致脏寒，当以意消息之。藏器。

山岩泉水

《拾遗》

◁碧海水

古冢中水 《拾遗》

‖主治‖
有毒，杀人。洗诸疮皆瘥。藏器。

粮罂中水 《拾遗》

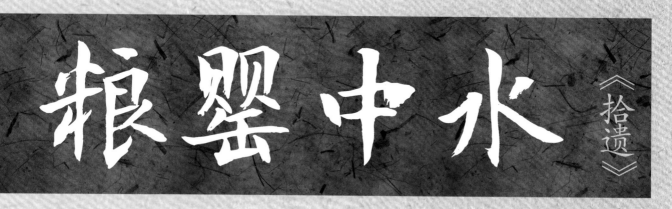

‖集解‖
[藏器曰]乃古冢中食罂中水也，取清澄久远者佳。古文曰：蔗留余节，瓜表遗犀。言二物不烂，余皆成水也。

‖气味‖
辛，平，有小毒。

‖主治‖
鬼气中恶疰忤，心腹痛，恶梦鬼神，杀蛔虫。进一合，不可多饮，令人心闷。又云：洗眼见鬼，末试。藏器。

‖附方‖
新一。噎疾古冢内罐罂中水，但得饮水即愈，极有神效。寿域方。

赤龙浴水 《拾遗》

‖集解‖

[藏器曰] 此泽间小泉有赤蛇在中者，人或遇之，经雨取水服。

‖气味‖

有小毒。

‖主治‖

瘕结气，诸瘕，恶虫入腹，及咬人生疮者。藏器。

车辙中水 《纲目》

‖释名‖

[时珍曰] 辙，乃车行迹也。

‖主治‖

疬疡风，五月五日取洗之，甚良。牛蹄迹中水亦可。时珍。

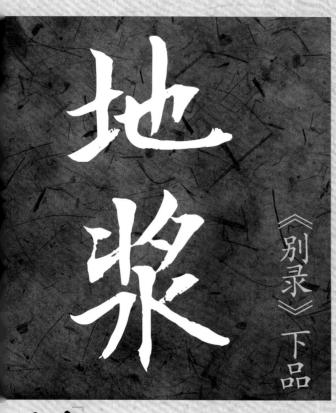

地浆

《别录》下品

‖释名‖

土浆。[弘景曰] 此掘黄土地作坎，深三尺，以新汲水沃入搅浊，少顷取清用之，故曰地浆，亦曰土浆。

‖气味‖

甘，寒，无毒。

‖主治‖

解中毒烦闷。别录。解一切鱼肉果菜药物诸菌毒，疗霍乱及中暍卒死者，饮一升妙。时珍。

‖发明‖

[弘景曰] 枫上菌，食之令人笑不休，饮此即解。[时珍曰] 按罗天益卫生宝鉴云：中暑霍乱，乃暑热内伤，七神迷乱所致。阴气静则神藏，躁则消亡，非至阴之气不愈。坤为地，地属阴，土曰静顺。地浆作于墙阴坎中，为阴中之阴，能泻阳中之阳也。

‖附方‖

旧一，新六。热渴烦闷地浆一盏，饮之。圣惠方。干霍乱病不吐不利，胀痛欲死。地浆三五盏服即愈，大忌米汤。千金方。服药过剂闷乱者。地浆饮之。肘后方。闭口椒毒吐白沫，身冷欲死者，地浆饮之。张仲景金匮方。中野芋毒土浆饮之。集简方。黄鳝鱼毒食此鱼，犯荆芥，能害人。服地浆解之。集简方。中砒霜毒地浆调铅粉服之，立解。集玄方。

‖释名‖

百沸汤纲目 麻沸汤 仲景 太和汤。

‖气味‖

甘，平，无毒。[时珍曰]按汪颖云：热汤须百沸者佳。若半沸者，饮之反伤元气，作胀。或云热汤漱口损齿。病目人勿以热汤洗浴。冻僵人勿以热汤灌之，能脱指甲。铜瓶煎汤服，损人之声。

‖主治‖

助阳气，行经络。宗奭。熨霍乱转筋入腹及客忤死。嘉祐。

‖发明‖

[宗奭曰]热汤能通经络，患风冷气痹人，以汤淋脚至膝上，厚覆取汗周身，然别有药，亦假汤气而行尔。四时暴泄痢，四肢冷，脐腹疼，深汤中坐，浸至腹上，频频作之，生阳诸药，无速于此。虚寒人始坐汤中必颤，仍常令人伺守之。[张从正曰]凡伤寒伤风伤食伤酒，初起无药，便饮太和汤碗许，或酸齑汁亦可，以手揉肚，觉恍惚，再饮再揉，至无所容，探吐，汗出则已。[时珍曰]张仲景治心下痞，按之濡，关上脉浮，大黄黄连泻心汤，用麻沸汤煎之，取其气薄而泄虚热也。朱真人灵验篇云：有人患风疾数年，掘坑令坐坑内，解衣，以热汤淋之，良久以箪盖之，汗出而愈。此亦通经络之法也。时珍常推此意，治寒湿加艾煎汤，治风虚加五枝或五加煎汤淋洗，觉效更速也。

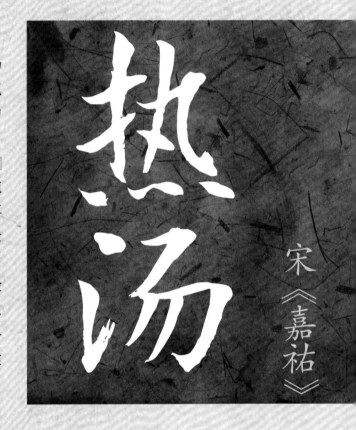

宋《嘉祐》

‖附方‖

旧四，新九。**伤寒初起**取热汤饮之，候吐则止。陈藏器本草。**初感风寒头痛憎寒者**，用水七碗，烧锅令赤，投水于内，取起再烧再投，如此七次，名沸汤，乘热饮一碗，以衣被覆头取汗，神效。伤寒蕴要。**忤恶卒死**铜器或瓦器盛热汤，隔衣熨其腹上，冷即易，立愈。陈藏器本草。**霍乱转筋**以器盛汤熨之，仍令蹋器，使足底热彻，冷则易。嘉祐本草。**暑月暍死**以热汤徐徐灌之，小举其头，令汤入腹，即苏。千金方。**火眼赤烂**紧闭目，以热汤沃之，汤冷即止，频沃取安，妙在闭目。或加薄荷、防风、荆芥煎汤沃之，亦妙。赵原阳济急方。**金疮血出不止**。以故布蘸热汤盦之。延寿书。**代指肿痛**麻沸汤渍之，即安。千金方。**痛肿初起**以热汤频沃之，即散也。集简方。**冻疮不瘥**热汤洗之。陈藏器。**马汗入疮**肿痛欲死。沸汤温洗即瘥。千金方。**蝎虿螫伤**温汤渍之，数易，至旦愈。华陀治彭城夫人方。**蛇绕不解**热汤淋之，即脱。千金方。

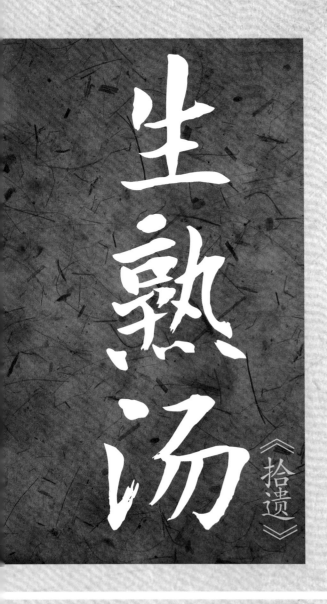

生熟汤 《拾遗》

‖释名‖

阴阳水。[时珍曰] 以新汲水百沸汤合一盏和匀，故曰生熟，今人谓之阴阳水。

‖气味‖

甘，咸，无毒。

‖主治‖

调中消食。凡痰疟，及宿食毒恶之物，胪胀欲作霍乱者，即以盐投中，进一二升，令吐尽痰食，便愈。藏器。凡霍乱及呕吐，不能纳食及药，危甚者，先饮数口即定。时珍。

‖发明‖

[时珍曰] 上焦主纳，中焦腐化，下焦主出。三焦通利，阴阳调和，升降周流，则脏腑畅达。一失其道，二气淆乱，浊阴不降，清阳不升，故发为霍乱呕吐之病。饮此汤辄定者，分其阴阳，使得其平也。[藏器曰] 凡人大醉，及食瓜果过度者，以生熟汤浸身，则汤皆为酒及瓜味。博物志云：浸至腰，食瓜可五十枚，至颈则无限也。未试。

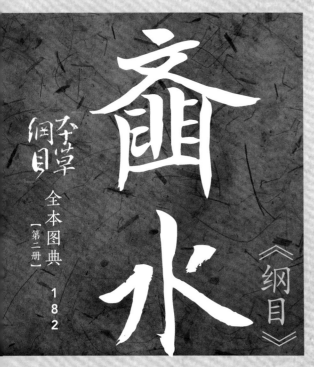

齑水 《纲目》

‖集解‖

[时珍曰] 此乃作黄齑菜水也。

‖气味‖

酸，咸，无毒。

‖主治‖

吐诸痰饮宿食，酸苦涌泄为阴也。时珍。

‖释名‖

酸浆。[嘉谟曰]浆，酢也。炊粟米热，投冷水中，浸五六日，味酢，生白花，色类浆，故名。若浸至败者，害人。

‖气味‖

甘、酸，微温，无毒。[宗奭曰]不可同李食，令人霍乱吐利。妊妇勿食，令儿骨瘦。水浆尤不可饮，令绝产。醉后饮之，失音。

‖主治‖

调中引气，宣和强力，通关开胃止渴，霍乱泄利，消宿食。宜作粥，薄暮啜之，解烦去睡，调理腑脏。煎令酸，止呕哕，白人肤，体如缯帛。嘉祐。利小便。时珍。

‖发明‖

[震亨曰]浆水性凉善走，故解烦渴而化滞物。

‖附方‖

旧五，新一。霍乱吐下酸浆水，煎干姜屑，呷之。兵部手集。过食脯腊筋痛闷绝。浆水煮粥，入少鹰屎，和食。孙真人方。滑胎易产酸浆水和水少许，顿服。产宝。手指肿痛浆水入少盐，热渍之，冷即易之。孙真人方。面上黑子每夜以暖浆水洗面，以布揩赤，用白檀香磨汁涂之。外台秘要。骨哽在咽慈石火煅醋淬，陈橘红焙，多年浆水脚炒，等分为末，别以浆水脚和丸芡子大，每含咽一丸。圣济录。

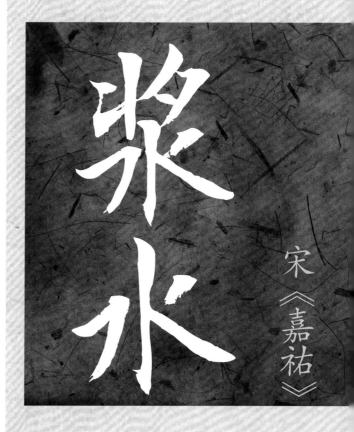

浆水

宋《嘉祐》

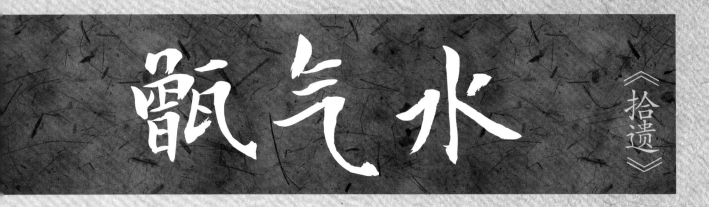

瓺气水 《拾遗》

‖主治‖

以器承取，沐头，长毛发，令黑润。朝朝用梳摩小儿头，久觉有益也。藏器。

‖附方‖

新一。**小儿诸疮**遍身或面上生疮，烂成孔臼，如大人杨梅疮，用蒸糯米时瓺蓬四边滴下气水，以盘承取，扫疮上，不数日即效，百药不效者，用之神妙。集简方。

铜壶滴漏水 《纲目》

‖主治‖

性滑，上可至颠，下可至泉，宜煎四末之药。虞抟。

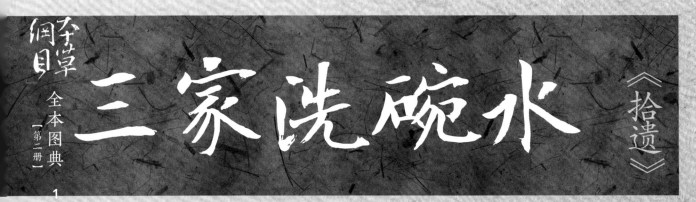

三家洗碗水 《拾遗》

‖主治‖

恶疮久不瘥，煎沸入盐洗之，不过三五度。藏器。

磨刀水 《纲目》

‖气味‖

咸，寒，无毒。[时珍曰]洗手则生癣。

‖主治‖

利小便，消热肿。时珍。

‖附方‖

新五。**小便不通**磨刀交股水一盏，服之效。集简方。**肛门肿痛**欲作痔疮。急取屠刀磨水服，甚效。集简方。**盘肠生产**肠干不上者。以磨刀水少润肠，煎好磁石一杯，温服，自然收上。乃扁鹊方也。**蛇咬毒攻**入腹。以两刀于水中相摩，饮其汁。救急方。**耳中卒痛**磨刀铁浆，滴入即愈。活人心统。

浸蓝水 《纲目》

‖气味‖

辛、苦，寒，无毒。

‖主治‖

除热，解毒，杀虫。治误吞水蛭成积，胀痛黄瘦，饮之取下则愈。时珍。染布水，疗咽喉病及噎疾，温服一钟良。时珍。

‖发明‖

[时珍曰]蓝水、染布水，皆取蓝及石灰能杀虫解毒之义。昔有人因醉饮田中水，误吞水蛭，胸腹胀痛，面黄，遍医不效。因宿店中渴甚，误饮此水，大泻数行，平明视之，水蛭无数，其病顿愈也。

猪槽中水

《拾遗》

‖气味‖

无毒。

‖主治‖

蛊毒，服一盏。又疗蛇咬疮，浸之效。藏器。

市门溺坑水

《拾遗》

‖气味‖

无毒。

‖主治‖

止消渴，重者服一小盏，勿令知之，三度瘥。藏器。

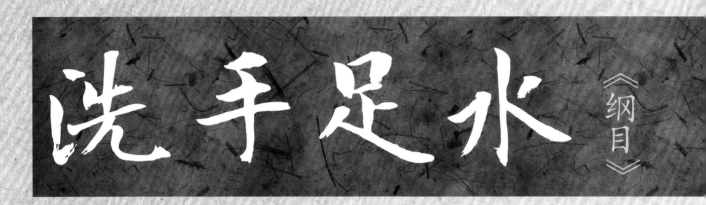

洗手足水 《纲目》

‖主治‖

病后劳复，或因梳头，或食物复发，取一合饮之，效。圣惠。

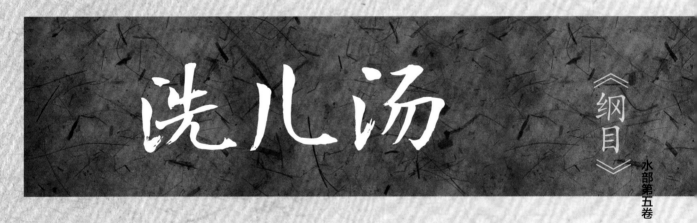

洗儿汤 《纲目》

‖主治‖

胎衣不下，服一盏，勿令知之。延年秘录。

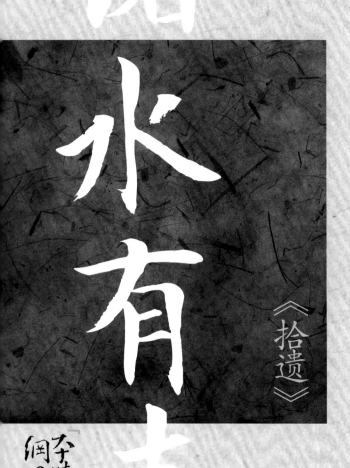

诸水有毒

《拾遗》

李时珍
本草纲目
全本图典
【第二册】

水府龙宫，不可触犯。[藏器曰] 水之怪魍魉，温峤然犀照水，为神所怒是也。水中有赤脉，不可断之。井水沸溢，不可饮。[时珍曰] 但于三十步内取青石一块投之，即止。古井眢井不可入，有毒杀人。[时珍曰] 夏月阴气在下，尤忌之。但以鸡毛投之，盘旋而舞不下者，必有毒也。以热醋数斗投之，则可入矣。古冢亦然。古井不可塞，令人盲聋。阴地流泉有毒，二、八月行人饮之，成瘴疟，损脚力。泽中停水，五、六月有鱼鳖精，人饮之，成瘕病。沙河中水，饮之令人喑。两山夹水，其人多瘿。流水有声，其人多瘿。花瓶水，饮之杀人，腊梅尤甚。炊汤洗面，令人无颜色；洗体，令人成癣；洗脚，令人疼痛生疮。铜器上汗入食中，令人生疽，发恶疮。冷水沐头。热泔沐头，并成头风，女人尤忌之。水经宿，面上有五色者，有毒，不可洗手。时病后浴冷水，损心胞。盛暑浴冷水，成伤寒。汗后入冷水，成骨痹。[时珍曰] 顾闵远行，汗后渡水，遂成骨痹痿蹷，数年而死也。产后洗浴，成痉风，多死。酒中饮冷水，成手颤。酒后饮茶水，成酒癖。饮水便睡，成水癖。小儿就瓢及瓶饮水，令语讷。夏月远行，勿以冷水濯足。冬月远行，勿以热汤濯足。

本草纲目
火部第六卷

火之一凡一十一种

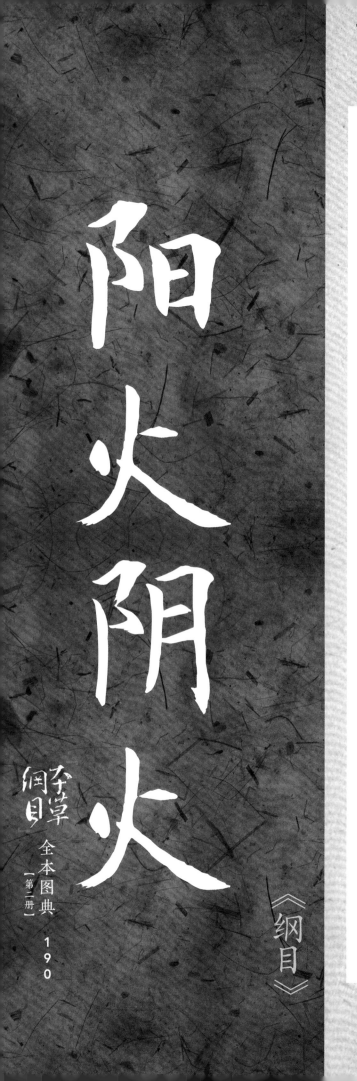

阳火阴火

李时珍

纲目草本全本图典［第二册］

190

《纲目》

[李时珍曰] 火者，五行之一，有气而无质，造化两间，生杀万物，显仁藏用，神妙无穷，火之用其至矣哉。愚尝绎而思之，五行皆一，惟火有二。二者，阴火、阳火也。其纲凡三，其目凡十有二。所谓三者，天火也，地火也，人火也。所谓十有二者，天之火四，地之火五，人之火三也。试申言之，天之阳火二：太阳，真火也；星精，飞火也。赤物暾暾，降则有灾，俗呼火殃。天之阴火二：龙火也，雷火也。龙口有火光，霹雳之火，神火也。地之阳火三：钻木之火也，击石之火也，戛金之火也。地之阴火二：石油之火也，见石部石脑油。水中之火也。江湖河海，夜动有火。或云：水神夜出，则有火光。人之阳火一，丙丁君火也。心、小肠，离火也。人之阴火二：命门相火也，起于北海，坎火也，游行三焦，寄位肝胆。三昧之火也。纯阳，乾火也。合而言之，阳火六，阴火亦六，共十二焉。诸阳火遇草而焫，得木而燔，可以湿伏，可以水灭。诸阴火不焚草木而流金石，得湿愈焰，遇水益炽。以水折之，则光焰诣天，物穷方止；以火逐之，以灰扑之，则灼性自消，光焰自灭。故人之善反于身者，上体于天而下验于物，则君火相火、正治从治之理，思过半矣。此外又有萧丘之寒火，萧丘在南海中，上有自然之火，春生秋灭。生一种木，但小焦黑。出抱朴子外篇。又陆游云：火山军，其地锄耘深入，则有烈焰，不妨种植。亦寒火也。泽中之阳焰，状如火焰，起于水面，出素问王冰注。野

外之鬼磷，其火色青，其状如炬，或聚或散，俗呼鬼火。或云：诸血之磷光也。金银之精气，凡金银玉宝，皆夜有火光。此皆似火而不能焚物者也。至于樟脑、猾髓，皆能水中发火；樟脑见木部，猾髓见兽部。浓酒、积油，得热气则火自生。烧酒、醇酒，得火气则自焚。油满百石，则火自生。油纸、油衣、油铁，得热蒸激，皆自生火也。南荒有厌火之民，国近黑昆仑，人能食火炭。食火之兽；原化记云：祸斗兽，状如犬而食火，粪复为火，能烧人屋。西戎有食火之鸟。驼鸟，见禽部。火鸦蝙蝠，能食焰烟；火龟火鼠，生于火地。火龟见介部龟下，火鼠见兽部鼠下。此皆五行物理之常，而乍闻者目为怪异，盖未深诣乎此理故尔。复有至人，入水不溺，入火不焚，入金石无碍，步日月无影。斯人也，与道合真，不知其名，谓之至人。蔡九峰止言木火、石火、雷火、水火、虫火、磷火，似未尽该也。[震亨曰] 太极动而生阳，静而生阴，阳动而变，阴静而合，而生水火木金土，各一其性。惟火有二：曰君火，人火也；曰相火，天火也。火内阴而外阳，主乎动者也，故凡动皆属火。以名而言，形气相生，配于五行，故谓之君；以位而言，生于虚无，守位禀命，因其动而可见，故谓之相。天主生物，故恒于动；人有此生，亦恒于动。动者，皆相火之为也。见于天者，出于龙雷则木之气，出于海则水之气也；具于人者，寄于肝肾二部，肝木而肾水也。胆者肝之腑，膀胱者肾之腑，心包络者肾之配，三焦以焦言，而下焦司肝肾之分，皆阴而下者也。天非此火不能生物，人非此火不能自生。天之火虽出于木，而皆本乎地。故雷非伏，龙非蛰，海非附于地，则不能鸣，不能飞，不能波也。鸣也，飞也，波也，动而为火者也。肝肾之阴，悉具相火，人而同乎天也。然而东垣以火为元气之贼，与元气不两立，一胜则一负者，何哉？周子曰：神发知矣。五性感物而万事出。有知之后，五者之性，为物所感而动，即内经五火也。五性厥阳之火，与相火相扇，则妄动矣。火起于妄，变化莫测，煎熬真阴，阴虚则病，阴绝则死。君火之气，经以暑与湿言之；相火之气，经以火言之，盖表其暴悍酷烈甚于君火也。故曰相火元气之贼。周子又曰：圣人定之以中正仁义而主静。朱子曰：必使道心常为一身之主，而人心每听命焉。夫人心听命而又主之以静，则彼五火之动皆中节，相火惟有裨补造化，以为生生不息之运用尔，何贼之有？或曰：内经止于六气言火，未言及脏腑也。曰：岐伯历举病机一十九条，而属火者五：诸热瞀瘛，皆属于火；诸逆冲上，皆属于火；诸躁狂越，皆属于火；诸禁鼓栗，如丧神守，皆属于火；诸病胕肿，疼酸惊骇，皆属于火，是也。刘河间云：诸风掉眩属于肝，风火也；诸气膹郁属于肺，燥火也；诸湿肿满属于脾，湿火也；诸痛痒疮属于心，郁火也。是皆火之为病，出于脏腑者然也。以陈无择之通敏，犹以暖温为君火，日用之火为相火，无怪乎后人之聋瞽也。

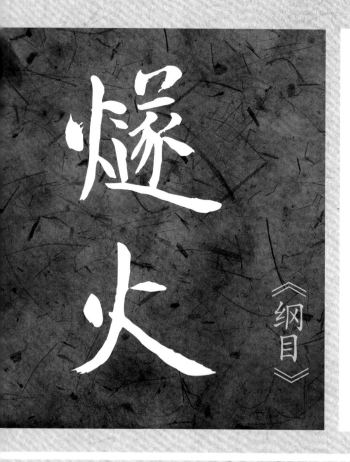

燧火 《纲目》

‖集解‖

[时珍曰] 周官·司爟氏四时变国火以救时疾，季春出火，季秋纳火，民咸从之。盖人之资于火食者，疾病寿夭生焉。四时钻燧，取新火以为饮食之用，依岁气而使无亢不及，所以救民之时疾也。榆柳先百木而青，故春取之，其火色青；杏枣之木心赤，故夏取之，其火色赤；柞楢之木理白，故秋取之，其火色白；槐檀之木心黑，故冬取之，其火色黑；桑柘之木肌黄，故季夏取之，其火色黄。天文大火之次，于星为心。季春龙见于辰而出火，于时为暑。季秋龙伏于戌而纳火，于时为寒。顺天道而百工之作息皆因之，以免水旱灾祥之流行也。后世寒食禁火，乃季春改火遗意，而俗作介推事，谬矣。道书云：灶下灰火谓之伏龙屎，不可爇香事神。

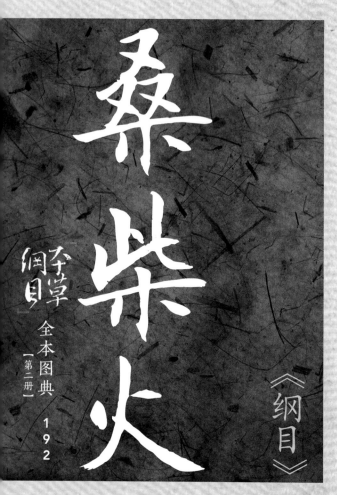

桑柴火 《纲目》

本草纲目
全本图典
【第二册】
192

‖主治‖

痈疽发背不起，瘀肉不腐，及阴疮瘰疬流注，臁疮顽疮，然火吹灭，日灸二次，未溃拔毒止痛，已溃补接阳气，去腐生肌。凡一切补药诸膏，宜此火煎之。但不可点艾，伤肌。时珍。

‖发明‖

[震亨曰] 火以畅达拔引郁毒，此从治之法也。[时珍曰] 桑木能利关节，养津液。得火则拔引毒气，而祛逐风寒，所以能去腐生新。抱朴子云：一切仙药，不得桑煎不服。桑乃箕星之精，能助药力，除风寒痹诸痛，久服终身不患风疾故也。[藏器曰] 桑柴火灸蛇，则足见。

‖集解‖

[时珍曰] 烧木为炭。木久则腐，而炭入土不腐者，木有生性，炭无生性也。葬家用炭，能使虫蚁不入，竹木之根自回，亦缘其无生性耳。古者冬至、夏至前二日，垂土炭于衡两端，轻重令匀，阴气至则土重，阳气至则炭重也。

‖主治‖

枥炭火，宜锻炼一切金石药。桴炭火，宜烹煎焙炙百药丸散。时珍。

白炭

‖主治‖

误吞金银铜铁在腹，烧红，急为末，煎汤呷之；甚者，刮末三钱，井水调服，未效再服。又解水银、轻粉毒。带火炭纳水底，能取水银出也。上立炭带之，辟邪恶鬼气。除夜立之户内，亦辟邪恶。时珍。

‖附方‖

新六。**卒然咽噎**炭末蜜丸，含咽。千金方。**白虎风痛**日夜走注，百节如啮。炭灰五升，蚯蚓屎一升，红化七捻，和熬，以醋拌之，用故布包二包，更互熨痛处，取效。圣惠方。**久近肠风**下血，用紧炭三钱，枳壳烧存性五钱，为末。每服三钱，五更米饮下一服，天明再服，当日见效。忌油腻毒物。普济方。**汤火灼疮**炭末，香油调涂。济急方。**白癞头疮**白炭烧红，投沸汤中，温洗之取效。百一方。**阴囊湿痒**麸炭、紫苏叶末，扑之。经验方。

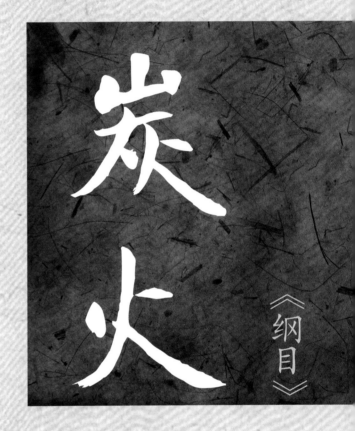

炭火

《纲目》

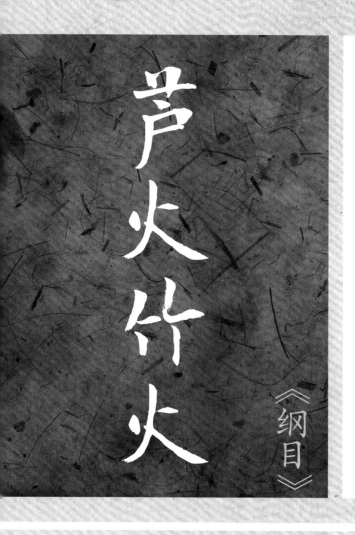

芦火竹火

《纲目》

‖主治‖

宜煎一切滋补药。时珍。

‖发明‖

[时珍曰] 凡服汤药，虽品物专精，修治如法，而煎药者卤莽造次，水火不良，火候失度，则药亦无功。观夫茶味之美恶，饭味之甘镉，皆系于水火烹饪之得失，即可推矣。是以煎药须用小心老成人，以深罐密封，新水活火，先武后文，如法服之，未有不效者。火用陈芦、枯竹，取其不强，不损药力也。桑柴火取其能助药力，烰炭取其力慢，栎炭取其力紧。温养用糠及马屎、牛屎者，取其缓而能使药力匀遍也。

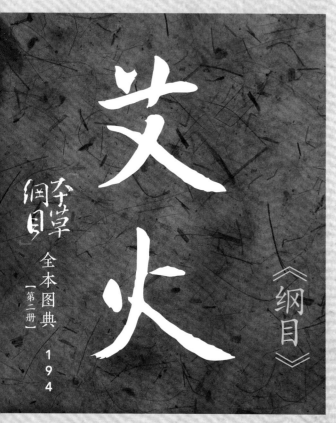

艾火

《纲目》

‖主治‖

灸百病。若灸诸风冷疾，入硫黄末少许，尤良。时珍。

‖发明‖

[时珍曰] 凡灸艾火者，宜用阳燧火珠承日，取太阳真火。其次则钻槐取火，为良。若急卒难备，即用真麻油灯，或蜡烛火，以艾茎烧点于炷，滋润灸疮，至愈不痛也。其戛金击石钻燧入木之火，皆不可用。邵子云：火无

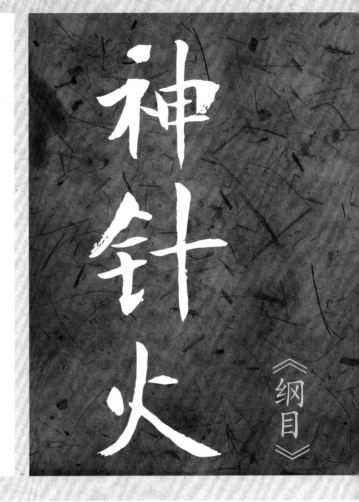

‖ **主治** ‖

心腹冷痛，风寒湿痹，附骨阴疽，凡在筋骨隐痛者，针之，火气直达病所，甚效。时珍。

‖ **发明** ‖

[时珍曰] 神针火者，五月五日取东引桃枝，削为木针，如鸡子大，长五六寸，干之。用时以绵纸三五层衬于患处，将针蘸麻油点着，吹灭，乘热针之。又有雷火神针法，用熟蕲艾末一两，乳香、没药、穿山甲、硫黄、雄黄、草乌头、川乌头、桃树皮末各一钱，麝香五分，为末，拌艾，以厚纸裁成条，铺药艾于内，紧卷如指大，长三四寸，收贮瓶内，埋地中七七日，取出。用时，于灯上点着，吹灭，隔纸十层，乘热针于患处，热气直入病处，其效更速。并忌冷水。

体，因物以为体，金石之火，烈于草木之火，是矣。八木者，松火难瘥，柏火伤神多汗，桑火伤肌肉，柘火伤气脉，枣火伤内吐血，橘火伤营卫经络，榆火伤骨失志，竹火伤筋损目也。南齐书载武帝时，有沙门从北齐赍赤火来，其火赤于常火而小，云以疗疾，贵贱争取之，灸至七炷，多得其验。吴兴杨道庆虚疾二十年，灸之即瘥。咸称为圣火，诏禁之不止。不知此火，何物之火也。

‖ **附录** ‖

阳燧 [时珍曰] 火镜也。以铜铸成，其面凹，摩热向日，以艾承之，则得火。周礼·司烜氏以火燧取明火于日，是矣。**火珠**见石部水精下。

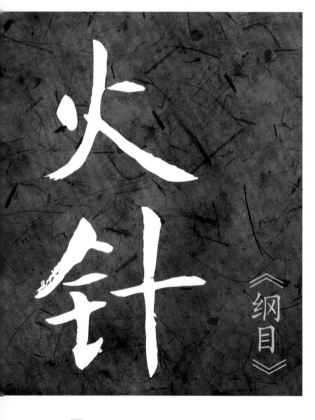

火针 《纲目》

‖ 释名 ‖

燔针素问焠针素问烧针伤寒论煨针。[时珍曰] 火针者，素问所谓燔针、焠针也，张仲景谓之烧针，川蜀人谓之煨针。其法：麻油满盏，以灯草二七茎点灯，将针频涂麻油，灯上烧令通赤用之。不赤或冷，则反损人，且不能去病也。其针须用火箸铁造之为佳。点穴墨记要明白，差则无功。

‖ 主治 ‖

风寒筋急挛引痹痛，或瘫缓不仁者，针下疾出，急按孔穴则疼止，不按则疼甚。癥块结积冷病者，针下慢出，仍转动，以发出污浊。痈疽发背有脓无头者，针令脓溃，勿按孔穴。凡用火针，太深则伤经络，太浅则不能去病，要在消息得中。针后发热恶寒，此为中病。凡面上及夏月湿热在两脚时，皆不可用此。时珍。

‖ 发明 ‖

[时珍曰] 素问云：病在筋，调之筋，燔针劫刺其下，及筋急者。病在骨，调之骨，焠针药熨之。又灵枢经叙十二经筋所发诸痹痛，皆云治在燔针劫刺，以知为度，以痛为输。又云：经筋之病，寒则反折筋急，热则纵弛不收，阴痿不用。焠刺者，焠寒急也。纵缓不收者，无用燔针。观此，则燔针乃为筋寒而急者设，以热治寒，正治之法也。而后世以针积块，亦假火气以散寒涸，而发出污浊也。或又以治痈疽者，则是以从治之法，溃泄其毒气也。而昧者以治伤寒热病，则非矣。张仲景云：太阳伤寒，加温针必发惊。营气微者，加烧针则血流不行，更发热而烦躁。太阳病，下之，心下痞，表里俱虚，阴阳俱竭，复加烧针，胸烦、面色青黄、肤润者，难治。此皆用针者不知往哲设针之理，而谬用以致害人也。又凡肝虚目昏多泪，或风赤，及生翳膜顽厚，或病后生白膜失明，或五脏虚劳风热，上冲于目生翳，并宜熨烙之法。盖气血得温则宣流，得寒则凝涩故也。其法用平头针如翳大小，烧赤，轻轻当翳中烙之，烙后翳破，即用除翳药傅点。

‖主治‖

小儿惊风昏迷搐搦窜视诸病。又治头风胀痛，视头额太阳络脉盛处，以灯心蘸麻油点灯焠之，良。外痔肿痛者，亦焠之。油能去风解毒，火能通经也。小儿初生，因冒寒气欲绝者，勿断脐，急烘絮包之，将胎衣烘热，用灯炷于脐下往来燎之，暖气入腹内，气回自苏。又烧铜匙柄熨烙眼弦内，去风退赤，甚妙。时珍。

‖发明‖

[时珍曰] 凡灯惟胡麻油、苏子油然者，能明目治病。其诸鱼油、诸禽兽油、诸菜子油、棉花子油、桐油、豆油、石脑油诸灯烟，皆能损目，亦不治病也。

‖附方‖

新七。**搅肠沙痛**阴阳腹痛，手足冷，但身上有红点。以灯草蘸油点火，焠于点上。济急方。**小儿诸惊**仰向后者，灯火焠其囟门、两眉齐之上下。眼翻不下者，焠其脐之上下。不省人事者，焠其手足心、心之上下。手拳不开、目往上者，焠其顶心、两手心。撮口出白沫者，焠其口上下、手足心。小儿惊风秘诀。**百虫咬伤**以灯火熏之，出水妙。济急方。**杨梅毒疮**方广心法附余：用铅汞结砂、银朱各二钱，白花蛇一钱，为末，作纸捻七条。初日用三条，自后日用一条，香油点灯于烘炉中，放被内盖卧，勿透风。须食饱口含椒茶，热则吐去，再含。神灯熏法：用银朱二钱，孩儿茶、龙挂香、皂角子各一钱，为末，以纸卷作灯心大，长三寸，每用一条，安灯盏内，香油浸点，置水桶中，以被围坐，用鼻吸烟咽之。口含冷茶，热则吐去。日熏二次。三日后口中破皮，以陈酱水漱之。神灯照法：治杨梅疮，年久破烂坑陷者。用银朱、水粉、线香各三钱，乳香、没药各五分，片脑二分，为末，以纸卷作捻，浸油点灯照疮，日三次，七日见效。须先服通圣散数贴，临时口含椒茶，以防毒气入齿也。**年深疥癣**遍身延蔓者。硫黄、艾叶研匀作捻，浸油点灯，于被中熏之。以油涂口鼻耳目，露之。集玄方。

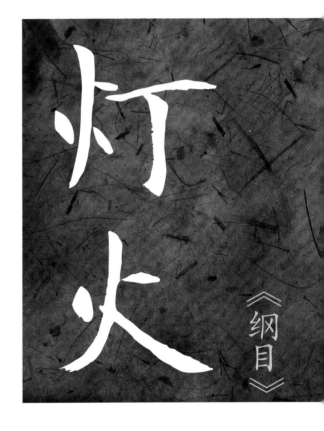

灯火

《纲目》

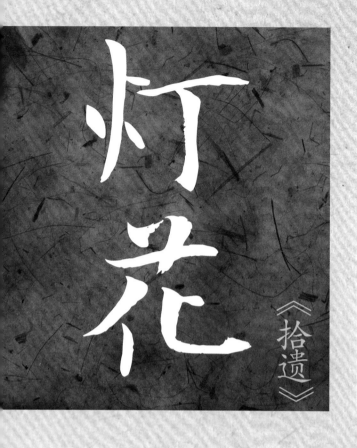

灯花 《拾遗》

‖气味‖

缺。

‖主治‖

傅金疮，止血生肉。藏器。小儿邪热在心，夜啼不止，以二三颗，灯心汤调，抹乳吮之。时珍。

‖发明‖

[时珍曰] 昔陆贾言灯花爆而百事喜，汉书·艺文志有占灯花术，则灯花固灵物也。钱乙用治夜啼，其亦取此义乎。我明宗室富顺王一孙，嗜灯花，但闻其气，即哭索不已。时珍诊之，曰：此癖也。以杀虫治癖之药丸服，一料而愈。

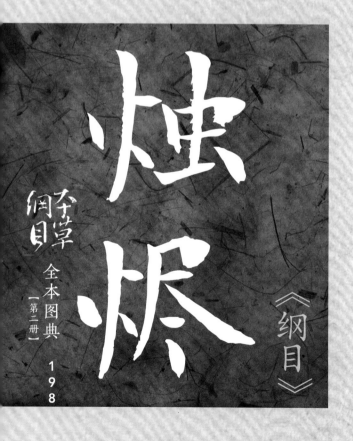

烛烬 《纲目》

‖集解‖

[时珍曰] 烛有蜜蜡烛、虫蜡烛、柏油烛、牛脂烛，惟蜜蜡、柏油者，烬可入药。

‖气味‖

缺。

‖主治‖

丁肿，同胡麻、针砂等分，为末，和醋傅之。治九漏，同阴干马齿苋等分，为末，以泔水洗净，和腊猪脂傅之，日三上。时珍。

本草纲目
土部第七卷

土之一凡六十一种

据《中华本草》《大辞典》等综合分析考证，本品为黏土岩高岭土或膨润土。前者主含硅酸盐类高岭石族矿物高岭石Kaolin，主产于河北、山西、江苏、安徽、江西等地；后者主含蒙脱石族矿物蒙脱石Montmorillonite，主产于黑龙江、吉林、辽宁、河北、浙江等地。《纲目图鉴》认为本品为含碳酸钙的硅藻土Creta（单斜晶系），主含碳酸钙（CaCO₃）。按《中国矿物药》*：药用的白垩应是以高岭石为主的多矿物集合体（类似白石脂，参见第九卷"五色石脂"项下）；岩石学中白垩为白色疏松的土状石灰岩，主要成分为碳酸钙，矿物成分是生物化学沉积的方解石，可含少量石英、长石等矿物。

　* 李鸿超等. 中国矿物药[M]. 北京：地质出版社，1988：77.

白垩

音垩《本经》下品

‖ 释名 ‖

白善土 别录 白土粉 衍义 画粉。[时珍曰] 土以黄为正色，则白者为恶色，故名垩。后人讳之，呼为白善。

‖ 集解 ‖

[别录曰] 白垩生邯郸山谷，采无时。[弘景曰] 即今画家用者，甚多而贱，俗方稀用。[颂曰] 胡居士云，始兴小桂县晋阳乡有白善，而今处处皆有之，人家往往用以浣衣。西山经云：大次之山，其阳多垩。中山经云：葱聋之山，其中有大谷，多白黑青黄垩。垩有五

色，入药惟白者耳。[宗奭曰] 白善土。京师谓之白土粉，切成方块，卖于人浣衣。[时珍曰] 白土处处有之，用烧白瓷器坯者。

‖修治‖

[敩曰] 凡使勿用色青并底白者，捣筛末，以盐汤飞过，曝干用，则免结涩人肠也。每垩二两，用盐一分。[大明曰] 入药烧用。不入汤饮。

‖气味‖

苦，温，无毒。[别录曰] 辛，无毒。不可久服，伤五脏，令人羸瘦。[权曰] 甘，温暖。

‖主治‖

女子寒热癥瘕，月闭积聚。本经。阴肿痛，漏下，无子，泄痢。别录。疗女子血结，涩肠止痢。甄权。治鼻洪吐血，痔瘘泄精，男子水脏冷，女子子宫冷。大明。合王瓜等分，为末，汤点二钱服，治头痛。宗奭。

‖发明‖

[时珍曰] 诸土皆能胜湿补脾，而白垩土则兼入气分也。

‖附方‖

新九。**衄血不止**白土末五钱，井华水调服，二服除根。瑞竹堂方。**水泄不化**日夜不止。白垩煅、干姜炮各一两，楮叶生研二两，为末，糊丸绿豆大，每米饮下二十丸。普济方。**翻胃吐食**男妇皆治。白善土煅赤，以米醋一升淬之，再煅再淬，醋干为度，取一两研，干姜二钱半炮，为末。每服一钱调下，服至一斤以上为妙。千金翼。**卒暴咳嗽**白善土粉、白矾一两，为末，姜汁糊丸梧子大，临卧姜汤服二十丸。普济方。**风赤烂眼倒睫拳毛**。华佗方：用白土一两，铜青一钱，为末。每以半钱泡汤洗。乾坤生意，加焰消半两，为末，汤泡杏仁杵，和丸皂子大。每用凉水浸一丸，洗眼。乾坤秘韫。**小儿热丹**白土一分，寒水石半两，为末，新水调涂，钱乙小儿方。**痱子瘙痒**旧屋梁上刮赤白垩末，傅之。普济方。**代指肿痛**猪膏和白善土傅之。时后方。**臁疮不干**白善土煅研末，生油调搽。集玄方。

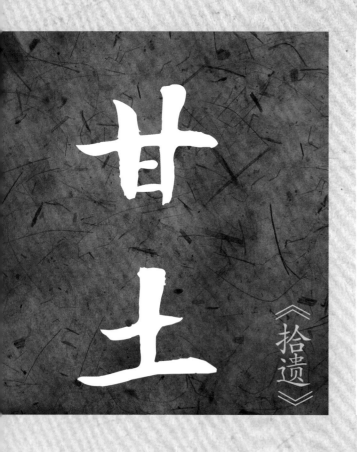

甘土 《拾遗》

‖集解‖

[藏器曰] 甘土出安西及东京龙门，土底澄取之，洗腻服如灰，水和涂衣，去油垢。

‖主治‖

草药及诸菌毒，热汤调末服之。藏器。

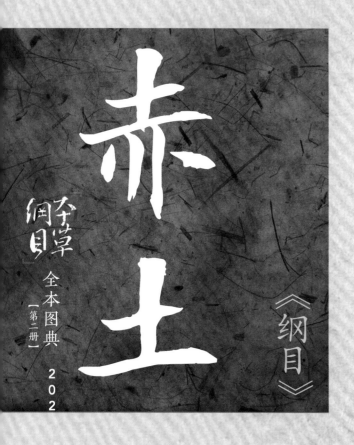

赤土 《纲目》

本草纲目 全本图典 [第二册] 202

‖气味‖

甘，温，无毒。

‖主治‖

主汤火伤，研末涂之。时珍。

‖附方‖

新三。**牙宣疳䘌**赤土、荆芥叶同研，揩之，日三次。普济方。**风疹瘙痒**甚不能忍者。赤土研末，空心温酒服一钱。御药院方。**身面印文**刺破，以醋调赤土傅之，干又易，以黑灭为度。千金方。

‖释名‖

[藏器曰] 张司空言：三尺以上曰粪，三尺以下曰土。凡用当去上恶物，勿令入客水。

‖气味‖

甘，平，无毒。[藏器曰] 土气久触，令人面黄。掘土犯地脉，令人上气身肿。掘土犯神杀，令人生肿毒。

‖主治‖

泄痢冷热赤白，腹内热毒绞结痛，下血，取干土，水煮三五沸，绞去滓，暖服一二升。又解诸药毒，中肉毒，合口椒毒，野菌毒。藏器。

‖发明‖

[时珍曰] 按刘跂钱乙传云：元丰中，皇子仪国公病瘛疭，国医未能治，长公主举乙入，进黄土汤而愈。神宗召见，问黄土愈疾之状。乙对曰：以土胜水，水得其平，则风自退尔。上悦，擢太医丞。又夷坚志云：吴少师得疾，数月消瘦，每日饮食入咽，如万虫攒攻，且痒且病，皆以为劳瘵，迎明医张锐诊之。锐令明旦勿食，遣卒诣十里外，取行路黄土至，以温酒二升搅之，投药百粒饮之。觉痛几不堪，及登溷，下马蝗千余，宛转，其半已困死，吴亦惫甚，调理三日乃安。因言夏月出师，燥渴，饮涧水一杯，似有物入咽，遂得此病。锐曰：虫入人脏，势必孳生，饥则聚咂精血，饱则散处脏腑。苟知杀之而不能扫取，终无益也。是以请公枵腹以诱之，虫久不得土味，又喜酒，故乘饥毕集，一洗而空之。公大喜，厚赂谢之，以礼送归。

‖基原‖

在地质学中，黄土是指在地质时代中的第四纪期间，以风力搬运的黄色粉土沉积物。黄土含碎屑矿物和黏土矿物：碎屑矿物成分以石英最多，长石其次，还有少量碳酸盐矿物；黏土矿物成分主要为水云母、高岭石及蒙脱石。分布于山西、陕西、甘肃、河南等地。

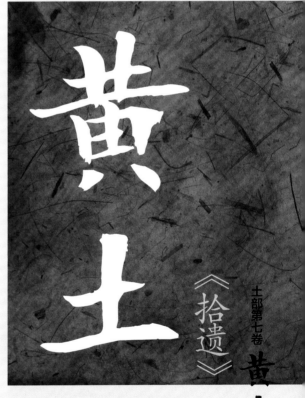

黄土

《拾遗》

‖附方‖

旧二，新十。**小儿吃土**用干黄土一块，研末，浓煎黄连汤调下。救急方。**乌沙惊风**小儿惊风，遍身都乌者。急推向下，将黄土一碗，捣末，入久醋一钟，炒热包定熨之，引下至足，刺破为妙。小儿秘诀。**卒患心痛**画地作王字，撮取中央土，水和一升服，良。陈藏器本草。**目卒无见**黄土搅水中，澄清洗之。肘后方。**牛马肉毒**及肝毒。取好土三升，水煮清一升服，即愈。一方：入头发寸截和之，发皆贯肝而出也。肘后方。**内痔痛肿**朝阳黄土、黄连末、皮消各一两，用猪胆汁同研如泥，每日旋丸枣大，纳入肛内，过一夜，随大便去之。内服乌梅、黄连二味丸药。孙氏集效方。**颠扑欲死**一切伤损，从高坠下，及木石所迮，落马扑车，淤血凝滞，气绝欲死者，亦活。用净土五升蒸热，以故布重裹作二包，更互熨之。勿大热，恐破肉，取痛止则已，神效之方。孙真人千金方。**杖疮未破**干黄土末，童尿入鸡子清调涂刷上，干即上，随以热水洗去，复刷复洗，数十次，以紫转红为度，仍刷两胯，以防血攻阴也。摄生方。**汤火伤灼**醋调黄土，涂之。谈野翁方。**蜈蚣螫伤**画地作王字，内取土掺之，即愈。集简方。**蜂蚁叮螫**反手取地上土傅之。或入醋调。千金方。**蠷螋尿疮**画地作蠷螋形，以刀细取腹中土，唾和涂之，再涂即愈。孙真人云：予得此疾，经五六日不愈，或教此法，遂瘥。乃知万物相感，莫晓其由也。千金方。

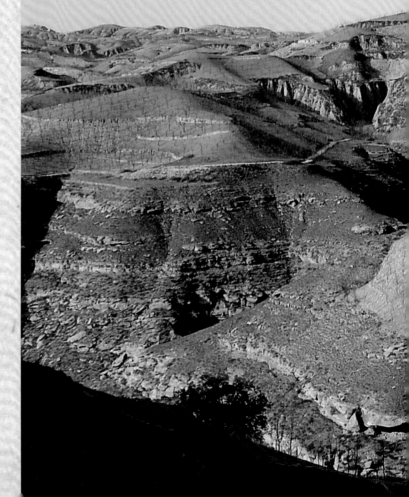

铸钟黄土 拾遗

‖ **主治** ‖

卒心痛，痓忤恶气，温酒服一钱。藏器。

铸铧钥孔中黄土 拾遗

‖ **主治** ‖

丈夫阴囊湿痒，及阴汗，细末扑之。藏器。

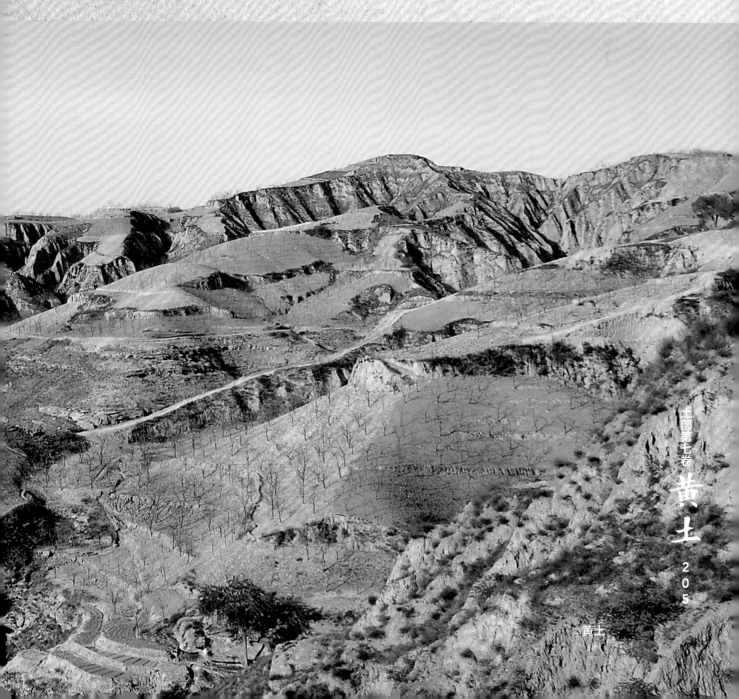

△黄土

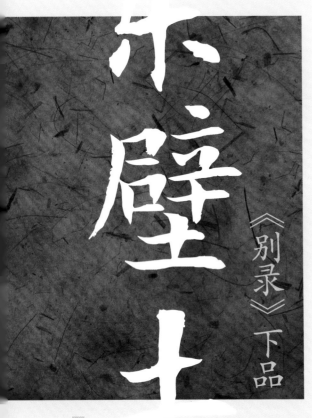

东壁土 《别录》下品

‖气味‖

甘，温，无毒。

‖主治‖

下部疮，脱肛。别录。止泄痢霍乱烦闷。藏器。温疟，点目去翳。同蚬壳为末，傅豌豆疮。甄权。疗小儿风脐。弘景。摩干、湿二癣，极效。苏恭。

‖发明‖

[弘景曰] 此屋之东壁上土也，常先见日故尔。又可除油垢衣，胜石灰、滑石。[藏器曰] 取其向阳久干也。[宗奭曰] 久干之说不然。盖东壁先得太阳真火烘炙，故治瘟疫。初出少火之气壮，及当午则壮火之气衰，故不用南壁而用东壁。[时珍曰] 昔一女，忽嗜河中污泥，日食数碗。玉田隐者以壁间败土调水饮之，遂愈。又凡脾胃湿多，吐泻霍乱者，以东壁土，新汲水搅化，澄清服之，即止。盖脾主土，喜燥而恶湿，故取太阳真火所照之土，引真火生发之气，补土而胜湿，则吐泻自止也。岭南方治瘴疟香椿散内用南壁土，近方治反胃呕吐用西壁土者，或取太阳离火所照之气，或取西方收敛之气，然皆不过借气补脾胃也。

‖附方‖

旧三，新九。**急心痛**五十年陈壁土、枯矾二钱，为末，蜜丸，艾汤服。集玄方。**霍乱烦闷**向阳壁土，煮汁服。圣济录。**药毒烦闷**欲死者。东壁土调水三升，顿饮之。肘后方。**解乌头毒**不拘川乌、草乌毒，用多年陈壁土泡汤服之。冷水亦可。通变要法。**六畜肉毒**东壁土末，水服一钱，即安。集玄方。**目中翳膜**东壁土细末，日点之，泪出佳。肘后方。**肛门凸出**故屋东壁上土一升，研末，以长皂荚挹末粉之，仍炙皂荚，更互熨之。外台秘要。**痱子瘙痒**干壁土末傅之，随手愈。普济方。**耳疮唇疮**东壁土和胡粉傅之。救急方。**疬破经年**脓水不绝。用百年茅屋厨中壁土为末，入轻粉调傅，半月即干愈。永类方。**诸般恶疮拔毒散：**东墙上土、大黄等分，为末，用无根井华水调搽，干再上。瑞竹堂方。**发背痈疽**多年烟熏壁土、黄檗等分，为末，姜汁拌调摊贴之，更以茅香汤调服一钱匕。经验方。

‖主治‖

人家动土犯禁，主小儿病气喘，但按九宫，看太阳在何宫，取其土煎汤饮之，喘即定。时珍。出正传。

‖附录‖

执日天星上土 [藏器曰] 取和薰草、柏叶以涂门户，方一尺，令盗贼不来。

执日六癸上土 [时珍曰] 抱扑子云：常以执日取六癸上土、市南门土、岁破土、月建土，合作人，着朱鸟地上，辟盗。

二月上壬日土 [藏器曰] 泥屋之四角，宜蚕。**清明日戌上土** [时珍曰] 同狗毛作泥，涂房户内孔穴，蛇鼠诸虫永不入。

神后土 [时珍曰] 逐月旦日取泥屋之四角，及塞鼠穴，一年鼠皆绝迹，此李处士禁鼠法也。神后，正月起申，顺行十二辰。

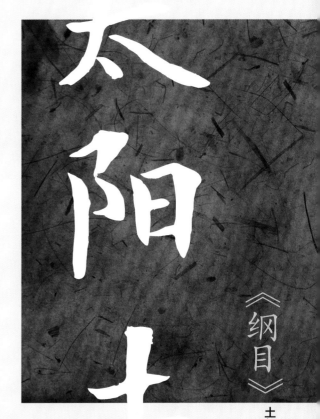

太阳土

《纲目》

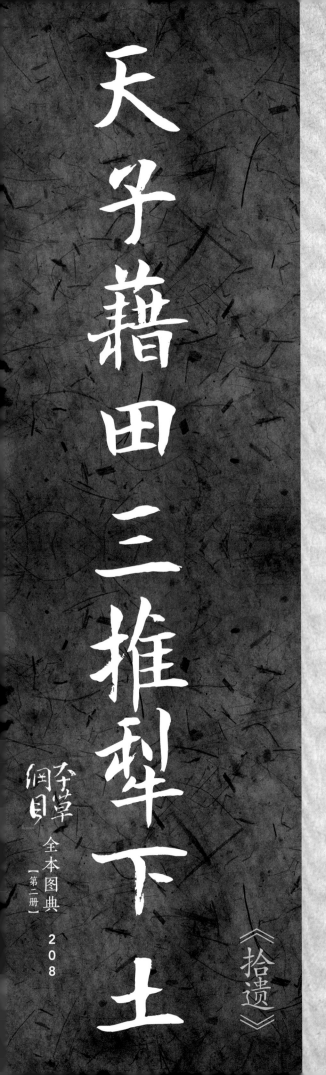

天子藉田三推犂下土

《拾遗》

‖释名‖

[时珍曰] 月令：天子以元日祈谷于上帝，亲载耒耜，率三公、九卿、诸侯、大夫躬耕。天子三推，三公五推，卿、诸侯九推。反执爵于太寝，命曰劳酒。

‖主治‖

水服，主惊悸癫邪，安神定魄强志。藏之，入官不惧，利见大官，宜婚市。王者封禅五色土次之。藏器。

‖附录‖

社稷坛土 [藏器曰] 牧宰临官，自取涂门户，令盗贼不入境也。

春牛土 [藏器曰] 收角上土置户上，令人宜田。[时珍曰] 宋时立春日进春牛，御药院取牛睛以充眼药。今人鞭春时，庶民争取牛土，云宜蚕；取土撒檐下，云辟蚰蜒。

富家土 [藏器曰] 七月丑日，取中庭土泥灶，令人富。勿令人知。[时珍曰] 除日取富家田中土泥灶，招吉。

亭部中土 [时珍曰] 取作泥涂灶，水火盗贼不经；涂屋四角，鼠不食蚕；涂仓困，鼠不食稻；塞穴百日，鼠皆绝去。出阴阳杂书云。

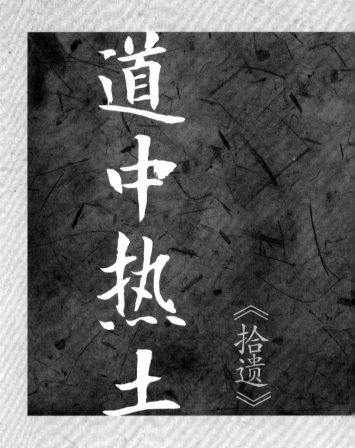

道中热土 《拾遗》

‖主治‖

夏月暍死，以土积心口，少冷即易，气通则苏。藏器。亦可以热土围脐旁，令人尿脐中；仍用热土、大蒜等分，捣水去滓灌之，即活。时珍。

十字道上土

‖主治‖

主头面黄烂疮，同灶下土等分傅之。时珍。

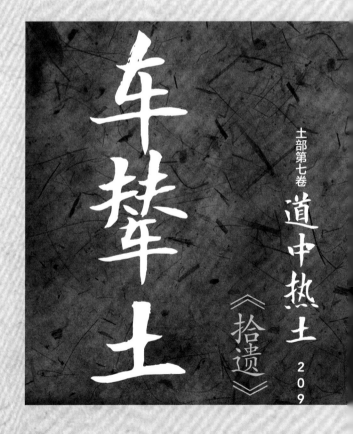

车辇土 《拾遗》

‖主治‖

恶疮出黄汁，取盐车边脂角上土涂之。藏器。行人暍死，取车轮土五钱，水调澄清服，一碗即苏。又小儿初生，无肤色赤，因受胎未得土气也。取车辇土碾傅之，三日后生肤。时珍。

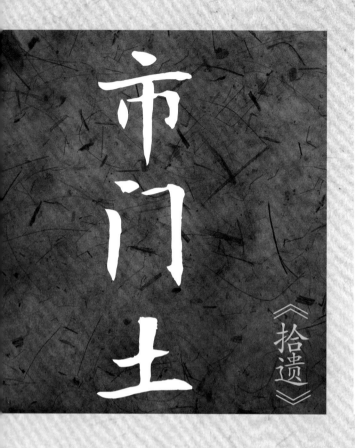

市门土 《拾遗》

‖释名‖
[时珍曰] 日中为市之处门栅也。

‖主治‖
妇人易产，入月带之。产时，酒服一钱。藏器。

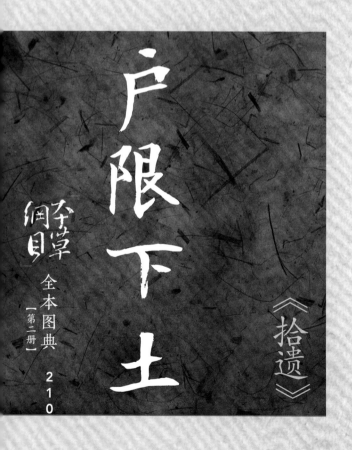

户限下土 《拾遗》

‖释名‖
[时珍曰] 限，即门阈也。

‖主治‖
产后腹痛，热酒服一钱。又治吹奶，和雄雀粪，暖酒服方寸匕。藏器。

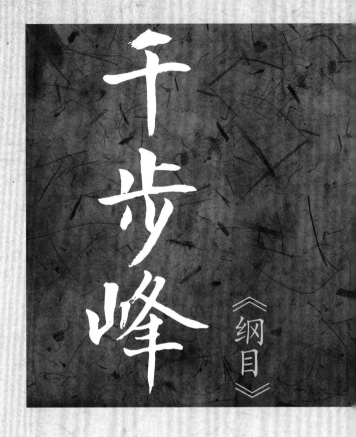

‖集解‖

[时珍曰] 此人家行步地上高起土也，乃人往来鞋履沾积而成者。技家言人宅有此，主兴旺。

‖主治‖

便毒初发，用生姜蘸醋磨泥涂之。时珍。

千步峰 《纲目》

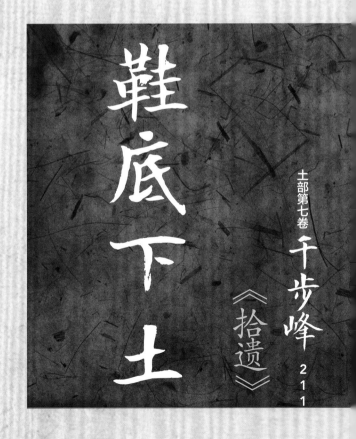

‖主治‖

适他方不伏水土，刮下，和水服，即止。藏器。

鞋底下土

千步峰 《拾遗》

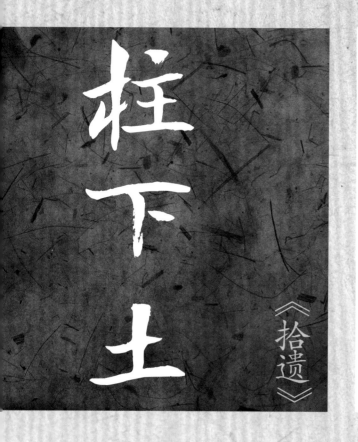

柱下土

《拾遗》

‖ 主治 ‖

腹痛暴卒，水服方寸匕。藏器。胎衣不下，取宅中柱下土，研末，鸡子清和服之。思邈。

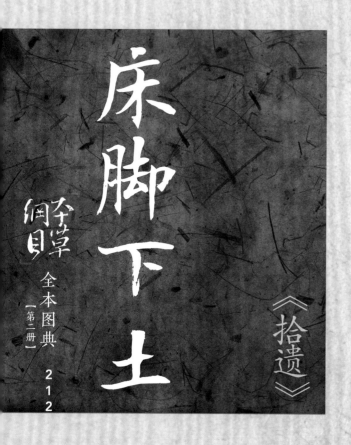

床脚下土

《拾遗》

‖ 主治 ‖

猘犬咬，和水傅之，灸七壮。藏器。

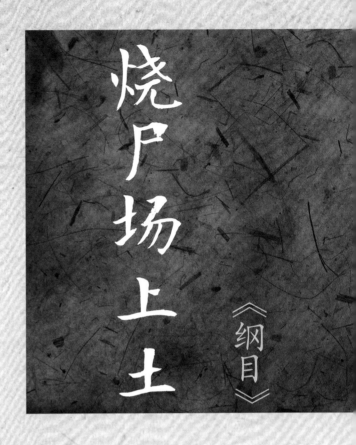

烧尸场上土 《纲目》

‖ 主治 ‖

邪疟，取带黑土同葱捣作丸，塞耳，或系膊上，即止。男左女右。时珍。

‖ 附方 ‖

新四。**好魇多梦**烧人灰，置枕中、履中，自止。本草拾遗。**尸厥卒死**不知人者。烧尸场土二三钱，擂细，汤泡灌之，即活。如无，以灶心土代之。何氏方。**小儿夜啼**烧尸场土，置枕边。集简方。**脚底多汗**烧人场上土，铺于鞋底内蹉之。灰亦可。集玄方。

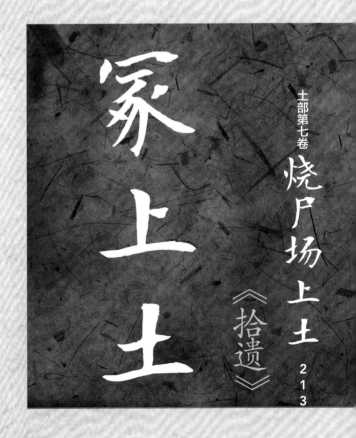

冢上土

‖ 主治 ‖

瘟疫。五月一日，取土或砖石，入瓦器中，埋着门外阶下，合家不患时气。又正旦取古冢砖，咒悬大门上，一年无疫疾。藏器。

‖ 附方 ‖

新一。**肠痛**死人冢上土，作泥涂之，良。千金方。

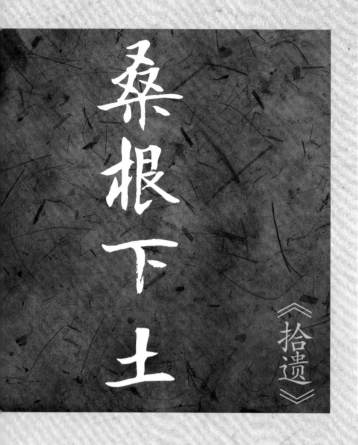

桑根下土

《拾遗》

‖主治‖

中恶风恶水而肉肿者，水和傅上。灸二三十壮，热气透入，即平。藏器。

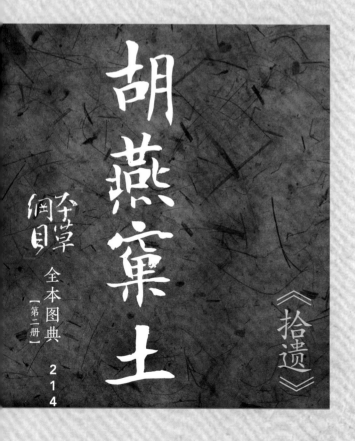

胡燕窠土

《拾遗》

本草纲目 全本图典 [第二册]

214

‖主治‖

无毒。同屎。作汤，浴小儿，去惊邪。弘景。主风瘙瘾疹，及恶刺疮，浸淫病疮遍身，至心者死，并水和傅之，三两日瘥。藏器。治口吻白秃诸疮。时珍。

‖附方‖

旧三，新八。**湿病疥疮**胡燕窠大者，用托子处土，为末，以淡盐汤洗拭，干傅

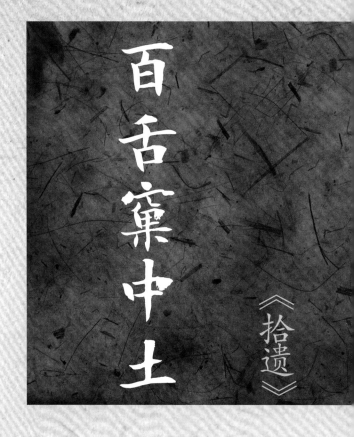

百舌窠中土

《拾遗》

‖主治‖

蚯蚓及诸恶虫咬疮，醋调傅之。
藏器。

之，日一上。小品方。**黄水肥疮**燕窠上一分，麝香半分，研傅之。普济方。**浸淫湿疮**发于心下者，不早治杀人。用胡燕窠中土，研末，水和傅。葛氏。**口角烂疮**燕窠泥傅之，良。救急方。**白秃头疮**百年屋下燕窠泥、蝎螵窠，研末，剃后麻油调搽。圣济录。**蠼螋尿疮**绕身汁出。以燕窠中土和猪脂、苦酒傅之。外台秘要。**瘭疽恶疮**着手足肩背，累累如赤豆，出汁。剥痂，以温醋、米泔洗净，用胡燕窠土和百日男儿屎，傅之。千金方。**皮肤中痛**名癥痖。用醋和燕窠土傅之。千金方。**风瘙瘾疹**胡燕窠土，水和傅之。千金方。**小儿丹毒**向阳燕窠土，为末，鸡子白和傅。卫生易简方。**一切恶疮**燕窠内外泥粪，研细，油调搽。一加黄檗末。瑞竹堂方。

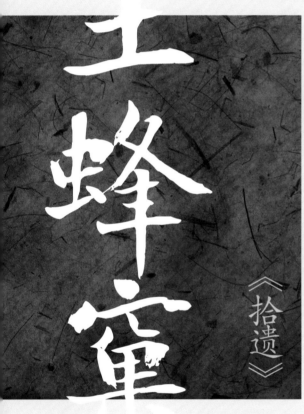

土蜂窠 《拾遗》

‖释名‖

蠮螉窠 [时珍曰] 即细腰蜂也。

‖气味‖

甘，平，无毒。

‖主治‖

痈肿风头。别录。小儿霍乱吐泻，炙研，乳汁服一钱。圣惠。醋调涂肿毒，及蜘蛛咬。藏器。醋调涂蜂虿毒。宗奭。治丁肿乳蛾，妇人难产。时珍。

‖附方‖

新六。**女人难产**土蜂儿窠，水泡汤饮之。取时逢单是男，双是女，最验。妇人良方。**肿毒焮痛**陈藏器本草用醋和泥蜂窠涂之。直指：加川乌头等分，云未结则散，已结则破也。**丁疮肿痛**土蜂窠煅，蛇皮烧，等分，酒服一钱。直指方。**咽喉乳蛾**土蜂窠一个，为末。先用楮叶擦破病人舌，令血出。以醋和末，用翎点之。令痰涎出为效。后用扁竹根擂水服数口，取利。瑞竹堂方。**手足发指**毒痛不可忍。用壁间泥蜂窠为末，入乳香少许研匀，以醋调涂，干即以醋润之。奇效方。**蠼螋尿疮**蠮螉窠，水调傅之。集玄方。

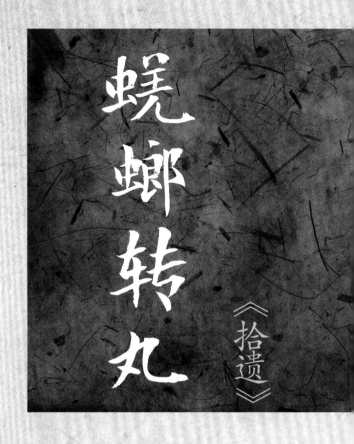

‖释名‖

土消。[藏器曰] 此蜣螂所推丸也。藏在土中，掘地得之，正圆如人捻作，弥久者佳。

‖气味‖

咸，苦，大寒，无毒。

‖主治‖

汤淋绞汁服，疗伤寒时气，黄疸烦热，及霍乱吐泻。烧存性酒服，治项瘰。涂一切瘘疮。藏器。

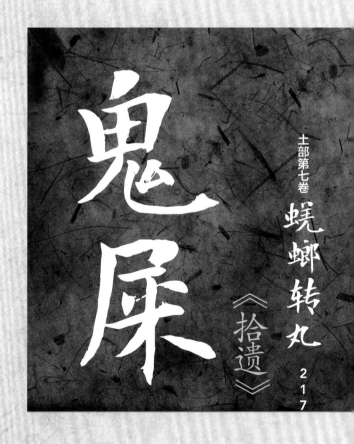

‖集解‖

[藏器曰] 生阴湿地，如屎，亦如地钱，黄白色。

‖主治‖

人马反花疮，刮取，和油涂之。藏器。

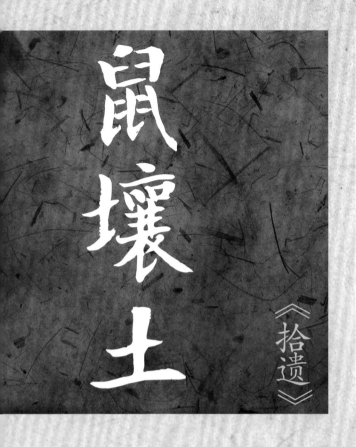

‖释名‖

[时珍曰] 柔而无块曰壤。

‖主治‖

中风筋骨不随，冷痹骨节疼，手足拘急，风挛痛，偏枯死肌，多收曝干，蒸热袋盛。更互熨之。藏器。小儿尿和，涂丁肿。思邈。

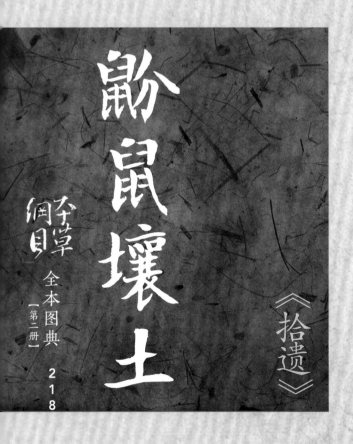

‖集解‖

[藏器曰] 此是田中尖嘴小鼠也。阴穿地中，不能见日。

‖主治‖

鬼疰气痛，秫米泔汁和作饼，烧热绵裹熨之。又主肿毒，和醋傅之，极效。藏器。孕妇腹内钟鸣，研末二钱，麝香汤下，立愈。时珍。

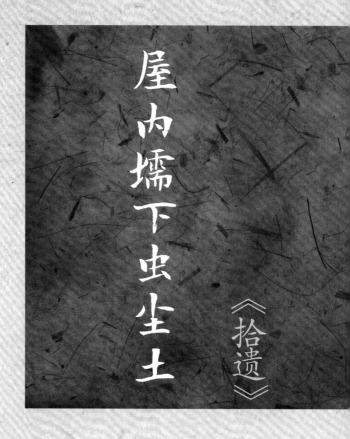

屋内壖下虫尘土 《拾遗》

‖释名‖

[时珍曰] 壖音软，平声。河边地及垣下地，皆谓之壖。

‖主治‖

恶疮久不干，油调傅之。藏器。

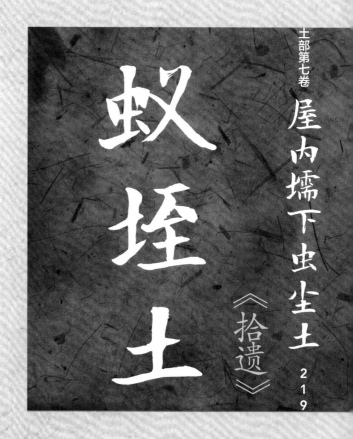

蚁垤土

‖释名‖

蚁封。[时珍曰] 垤音迭，高起也。封，聚土也。

‖主治‖

狐刺疮，取七粒和醋搽。又死胎在腹，及胞衣不下，炒三升，囊盛，揭心下，自出也。藏器。

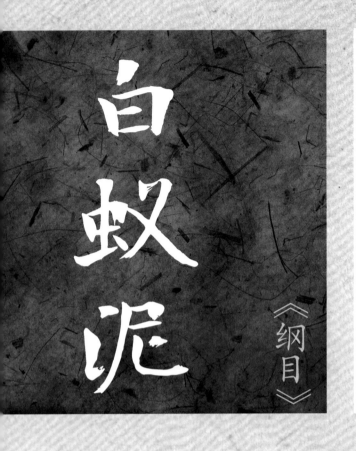

白蚁泥

《纲目》

‖主治‖

恶疮肿毒，用松木上者，同黄丹各炒黑，研和香油涂之，取愈乃止。时珍。

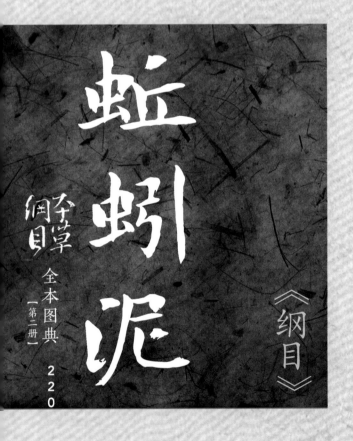

蚯蚓泥

《纲目》

‖释名‖

蚁蝼音娄六一泥。

‖气味‖

甘、酸，寒，无毒。

‖主治‖

赤白久热痢，取一升炒烟尽，沃汁半升，滤净饮之。藏器。小儿阴囊忽虚热肿痛，以生甘草汁入轻粉末调涂之。以盐研傅疮，去热毒，及蛇犬伤。日华。傅狂犬伤，出犬毛，神效。苏恭。

‖附方‖

旧五，新十七。**断截热疟**邵氏青囊方用五月五日午时取蚯蚓粪，以面和丸梧子大，朱砂为衣。每

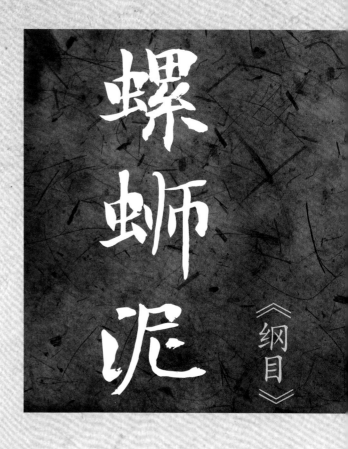

螺蛳泥 《纲目》

‖**主治**‖

性凉。主反胃吐食，取螺蛳一斗，水浸，取泥晒干，每服一钱，火酒调下。时珍。

服三丸，无根水下，忌生冷，即止。皆效。或加菖蒲末、独头蒜同丸。**伤寒谵语**蚯蚓屎凉水调服。简便方。**小便不通**蚯蚓粪、朴消等分，水和傅脐下，即通。皆效方。**小儿吐乳**取田中地龙粪一两，研末，空心以米汤服半钱，不过二三服效。圣惠方。**小儿卵肿**地龙粪，以薄荷汁和涂之。危氏得效方。**妇人吹乳**用韭地中蚯蚓屎，研细筛过，米醋调，厚傅，干则换，三次即愈。凉水调亦可。葡氏经验方。**时行腮肿**柏叶汁调蚯蚓泥涂之。丹溪方。**一切丹毒**水和蛐蟮泥傅之。外台。**脚心肿痛**因久行久立致者。以水和蚯蚓粪厚傅，一夕即愈。永类钤方。**耳后月蚀**烧蚯蚓粪，猪脂和傅。子母秘录。**聤耳出水**成疮。蚯蚓粪为末傅之，并吹入。千金方。**齿龂宣露**蚯蚓泥，水和成团，煅赤，研末，腊猪脂调傅之，日三。千金。**咽喉骨哽**五月五日午时韭畦中，面东勿语，取蚯蚓泥收之。每用少许，搽喉外，其骨自消，名六一泥。**蜈蚣螫伤**蚯蚓泥傅之，效。集效方。**金疮困顿**蚯蚓屎末，水服方寸匕，日三服。千金方。**解射罔毒**蚯蚓屎末，井水服二方寸匕。千金方。**吐血不止**石榴根下地龙粪，研末，新汲水服三钱。圣惠。**反胃转食**地龙粪一两，木香三钱，大黄七钱，为末，每服五钱，无根水调服，忌煎煿酒醋椒姜热物，一二服其效如神。邵真人经验方。**燕窝生疮**韭地蛐蟮屎，米泔水和，煅过，入百草霜等分，研末，香油调涂之。摘玄方。**小儿头热鼻塞不通。**湿地龙粪捻饼，贴囟上，日数易之。圣惠方。**足臁烂疮**韭地蚯蚓泥，干研，入轻粉，清油调傅。便民图纂。**外肾生疮**蚯蚓屎二分，绿豆粉一分，水研涂之，干又上之。便民图纂。

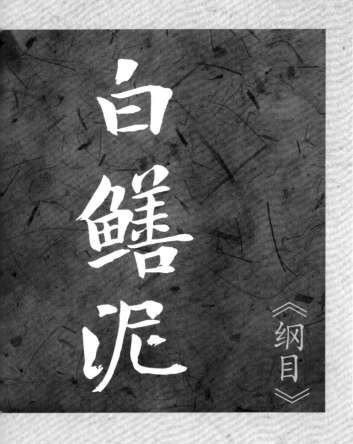

白鳝泥 《纲目》

‖主治‖

火带疮，水洗取泥炒研，香油调傅。时珍。

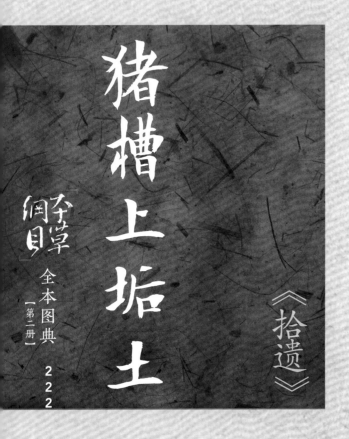

猪槽上垢土 《拾遗》

‖主治‖

难产，取一合和面半升，乌豆二十颗，煮汁服。藏器。火焰丹毒，赤黑色，取槽下泥傅之，干又上。时珍。

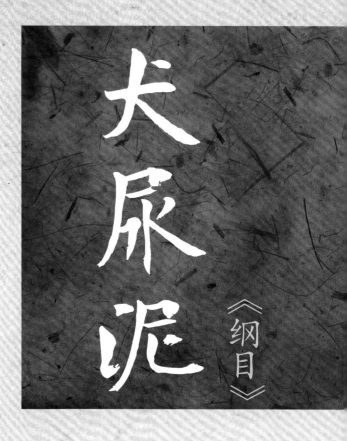

‖ 主治 ‖
妊娠伤寒，令子不落，涂腹上，干即易。时珍。

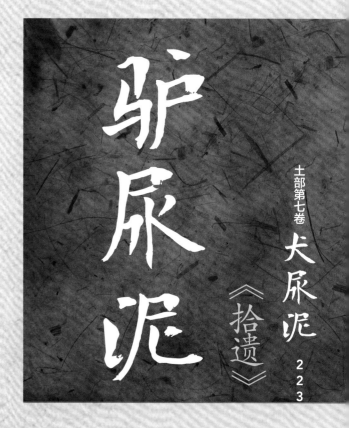

‖ 主治 ‖
蜘蛛咬傅之。藏器。

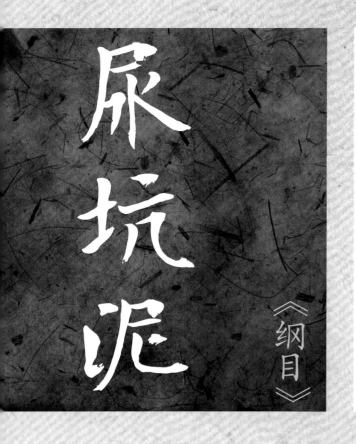

尿坑泥

《纲目》

‖主治‖

主蜂蝎诸虫咬，取涂之。时珍。

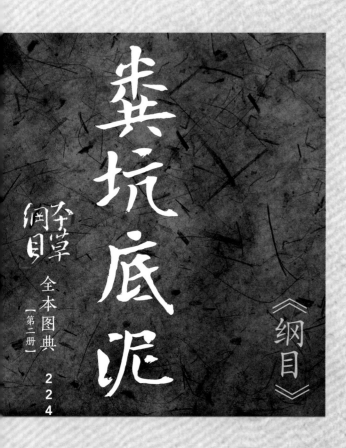

粪坑底泥

《纲目》

‖主治‖

发背诸恶疮，阴干为末，新水调傅，其痛立止。时珍。

‖附方‖

新一。丁肿粪下土、蝉蜕、全蝎等分，捣作钱大饼，香油煎滚，温服。以滓傅疮四围，丁自出也。圣济总录。

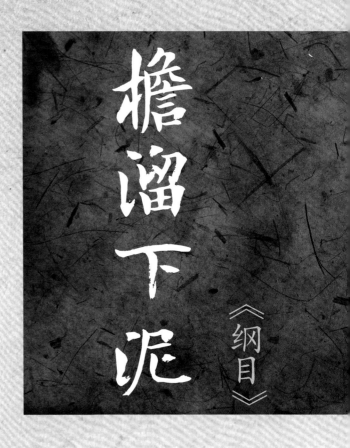

‖主治‖

猪咬、蜂螫、蚁叮、蛇伤毒，并取涂之。又和羊脂，涂肿毒、丹毒。时珍。

‖附方‖

新一。**蝎虿螫叮**蝎有雌雄，雄者痛在一处，以井底泥封之，干则易；雌者痛牵诸处，以瓦沟下泥封之。若无雨，以新汲水，从屋上淋下取泥。肘后方。

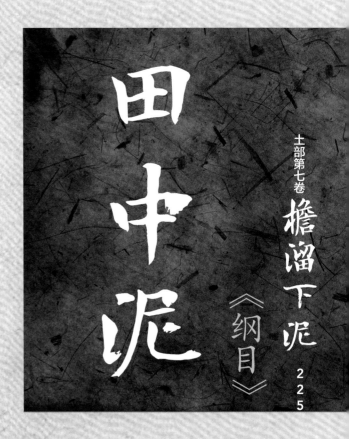

‖主治‖

马蝗入人耳，取一盆枕耳边，闻气自出。人误吞马蝗入腹者，酒和一二升服，当利出。时珍。

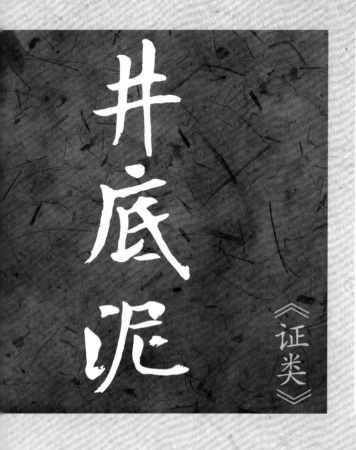

井底泥

《证类》

‖主治‖

涂汤火疮。证类。疗妊娠热病，取傅心下及丹田，可护胎气。时珍。

‖附方‖

新五。**头风热痛**井底泥和大黄、芒消末，傅之。千金方。**胎衣不下**井底泥一鸡子大，井华水服即下。集玄方。**卧忽不寤**勿以火照，但痛啮其踵及足拇趾甲际，而多唾其面，以井底泥涂其目，令人垂头入井中，呼其姓名，便苏也。肘后方。**小儿热疖**井底泥傅其四围。谈野翁方。**蜈蚣螫人**井底泥频傅之。千金方。

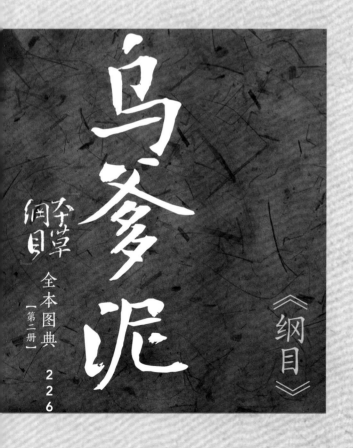

乌爹泥

《纲目》

‖释名‖

乌叠泥纲目 孩儿茶。[时珍曰] 乌爹或作乌丁，皆番语，无正字。

‖集解‖

[时珍曰] 乌爹泥，出南番爪哇、暹罗、老挝诸国，今云南老挝暮云场地方造之，云是细茶末入竹筒中，紧塞两头，埋污泥沟中，日久取出，捣汁熬制而成。其块小而润泽者为上，块大而焦枯者次之。

‖气味‖

苦、涩，平，无毒。

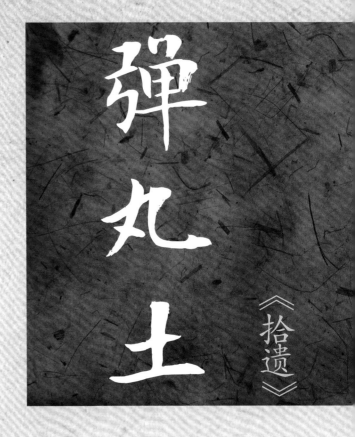

弹丸土

《拾遗》

‖ **主治** ‖

妇人难产，热酒服一钱。藏器。

‖ **主治** ‖

清上膈热，化痰生津，涂金疮、一切诸疮，生肌定痛，止血收湿。时珍。

‖ **附方** ‖

新八。**鼻渊流水** 孩儿茶末吹之，良。本草权度。**牙疳口疮** 孩儿茶、硼砂等分，为末搽之。积德堂方治走马牙疳，用孩儿茶、雄黄、贝母等分，为末，米泔漱净搽之。**下疳阴疮** 外科用孩儿茶末，米泔洗净，傅之神效。或加胡黄连等分。纂奇方：孩儿茶一钱，真珠一分，片脑半分，为末傅之。唐氏用孩儿茶一钱，轻粉一分，片脑一字，为末搽之。**痔疮肿痛** 孩儿茶、麝香为末，唾津调傅。孙氏集效方。**脱肛气热** 孩儿茶二分，熊胆五分，片脑一分，为末，人乳搽肛上，热汁自下而肛收也。亦治痔疮。董炳方。

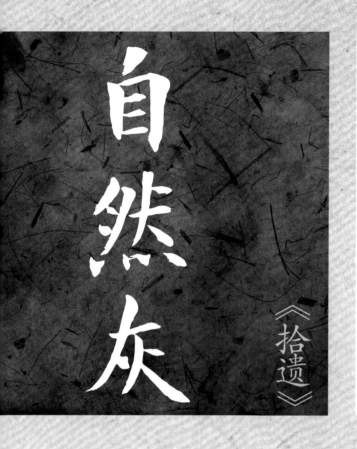

自然灰

《拾遗》

‖集解‖

[藏器曰] 生南海畔，状如黄土，灰可浣衣。琉璃、玛瑙、玉石以此灰埋之，即烂如泥，至易雕刻。

‖主治‖

白癜风、疬疡风，重淋取汁，和醋傅之。以布揩破乃傅之，为疮勿怪。藏器。

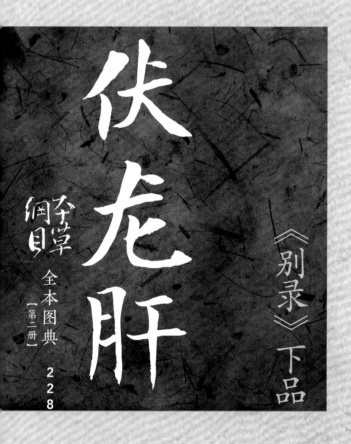

伏龙肝

《别录》下品

‖释名‖

灶心土。[弘景曰] 此灶中对釜月下黄土也。以灶有神，故号为伏龙肝，并以迁隐其名尔。今人又用广州盐城屑，以疗漏血瘀血，亦是近月之土，盖得火烧之义也。[敩曰] 凡使勿误用灶下土。其伏龙肝，是十年以来，灶额内火气积久自结，如赤色石，中黄，其形貌八棱，取得研细，以水飞过用。[时珍曰] 按广济历作灶忌日云：伏龙在不可移作。则伏龙者，乃灶神也。后汉书言：阴子方腊日晨炊而灶神见形。注云：宜市买猪肝泥灶，令妇孝。则伏龙肝之名义，又取此也。临安陈舆言：砌灶时，纳猪肝一具于土，俟其日

本草纲目 全本图典 [第二册] 228

据《纲目图鉴》《大辞典》《汇编》综合考证分析，本品为久经柴草熏烧的灶底中心的土块。主要由硅酸（H_2SiO_3）、氧化铝（Al_2O_3）及三氧化二铁（Fe_2O_3）所组成，还含有氧化钠（Na_2O）、氧化钾（K_2O）、氧化镁（MgO）、氧化钙（CaO）、磷酸钙（$Ca(PO_4)_2$）等；成分不尽相同*。全国各地均产。《药典》四部收载伏龙肝（灶心土）药材为土灶灶底中心的焦土。

* 李鸿超等. 中国矿物药[M]. 北京：地质出版社，1988：105.

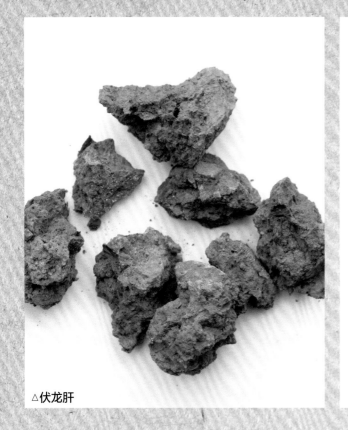

△伏龙肝

久，与土为一，乃用之，始与名符。盖本于此。独孤滔丹书言：伏龙肝取经十年灶下，掘深一尺，有色如紫瓷者是真，可缩贺，伏丹砂。盖亦不知猪肝之义，而用灶下土以为之者也。

‖ 气味 ‖

辛，微温，无毒。[权曰] 咸。[大明曰] 热，微毒。

‖ 主治 ‖

妇人崩中吐血，止咳逆血。醋调，涂痈肿毒气。别录。止鼻洪，肠风带下，尿血泄精，催生下胞，及小儿夜啼。大明。治心痛狂颠，风邪蛊毒，妊娠护胎，小儿脐疮重舌，风噤反胃，中恶卒魇，诸疮。时珍。

‖ 附方 ‖

旧十六，新十七。**卒中恶气**伏龙肝末，一鸡子大，水服取吐。千金方。**魇寐曝绝**灶

心对锅底土，研末，水服二钱，更吹入鼻。千金方。**中风口噤**不语，心烦恍惚，手足不随，或腹中痛满，或时绝而复苏。伏龙肝末五升，水八升搅，澄清濯之。千金方。**狂颠谬乱**不识人。伏龙肝末，水服方寸匕，日三服。千金方。**小儿夜啼**伏龙肝末二钱，朱砂一钱，麝香少许，为末，蜜丸绿豆大，每服五丸，桃符汤下。普济方。**小儿重舌**釜下土，和苦酒涂之。千金方。**重舌肿木**伏龙肝末，牛蒡汁调涂之。圣惠方。**冷热心痛**伏龙肝末方寸匕，热以水温，冷以酒服。外台秘要。**反胃吐食**灶中土年久者，为末，米饮服三钱，经验。百一选方。**卒然咳嗽**釜月土一分，豉七分，捣丸梧桐子大。每饮下四十丸。肘后方。**吐血衄血**伏龙肝末半升，新汲水一升，淘汁和蜜服。广利方。**吐血泻血**心腹痛。伏龙肝、地炉土、多年烟壁土，等分，每服五钱，水二碗，煎一碗，澄清。空心服，白粥补之。普济方。**妇人血漏**伏龙肝半两，阿胶、蚕沙炒各一两，为末。每空肚酒服二三钱，以知为度。寇氏衍义。**赤白带下**日久黄瘁，六脉微涩。伏龙肝炒令烟尽，棕榈灰、屋梁上尘炒烟尽，等分，为末，入龙脑、麝香各少许，每服三钱，温酒或淡醋汤下。一年者，半月可安。大全方。**产后血气**攻心痛，恶物不下。用灶中心土研末，酒服二钱，泻出恶物，立效。救急方。**妊娠热病**伏龙肝末一鸡子许，水调服之，仍以水和涂脐方寸，干又上。伤寒类要。**子死腹中**母气欲绝，伏龙肝末三钱，水调下。十全博救方。**横生逆产**灶中心对锅底土，细研。每服一钱，酒调，仍搽母脐中。救急方。**胞衣不下**灶下土一寸，醋调，纳脐中，续服甘草汤三四合。产宝。**中诸蛊毒**伏龙肝末一鸡子大，水服取吐。千金方。**六畜肉毒**方同上。**阴冷发闷**冷气入腹，肿满杀人。釜月下土，和鸡子白傅之。千金方。**男阴卒肿**方同上。**诸腋狐臭**伏龙肝末，频傅之。千金方。**聤耳出汁**绵裹伏龙肝末塞之，日三易。圣济录。**小儿脐疮**伏龙肝末傅之。圣惠方。**小儿丹毒**多年灶下黄土末，和屋漏水傅之，新汲水亦可，鸡子白或油亦可，干即易。肘后方。**小儿热疖**釜下土、生椒末等分，醋和涂之。千金翼。**臁疮久烂**灶内黄土年久者，研细，入黄檗、黄丹、赤石脂、轻粉末等分，清油调入油绢中贴之，勿动，数日愈。纵痒，忍之良。济急方。**发背欲死**伏龙肝末，酒调，厚傅之，干即易，平乃止。千金。**一切痈肿**伏龙肝以蒜和作泥贴之，干再易，或鸡子黄和亦可。外台秘要。**杖疮肿痛**釜月下土为末，油和涂之，卧羊皮上，频涂。千金方。**灸疮肿痛**灶中黄土末，煮汁淋之。千金方。

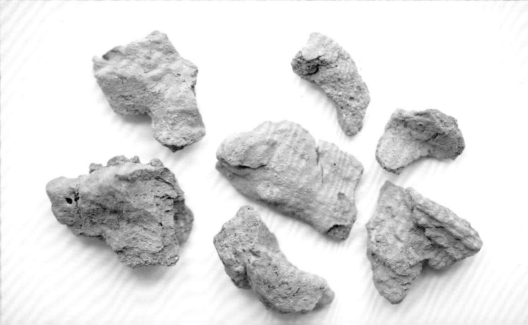

‖释名‖

煤赭。[时珍曰] 此是烧石灰窑中流结土渣也，轻虚而色赭。

‖主治‖

妇人鳖瘕，及头上诸疮。凡人生痰核如指大，红肿者，为末，以菜子油调搽，其肿即消；或出脓，以膏药贴之。时珍。

‖附方‖

新一。**白秃**腊梨灰窑内烧过红土墼四两，百草霜一两，雄黄一两，胆矾六钱，榆皮三钱，轻粉一钱，为末，猪胆汁调，剃头后搽之，百发百中，神方也。陆氏积德堂方。

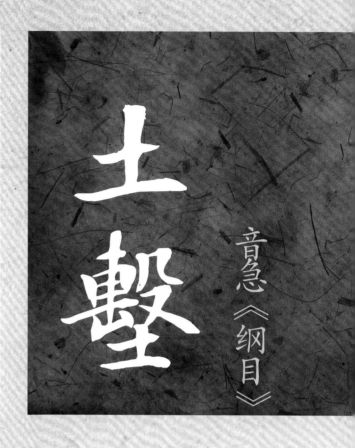

土墼

音急《纲目》

‖释名‖

销金银锅吴人收瓷器屑，碓舂为末，筛澄取粉，呼为滓粉，用胶水和剂作锅，以销金银者。

‖主治‖

偏坠疝气，研末，热酒调服二钱。又主炼眉疮、汤火疮，研末，入轻粉少许傅之。锅上黝，烂肉。时珍。

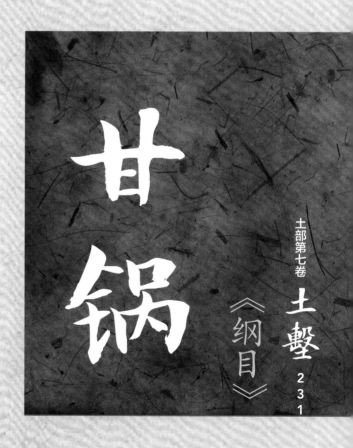

甘锅

《纲目》

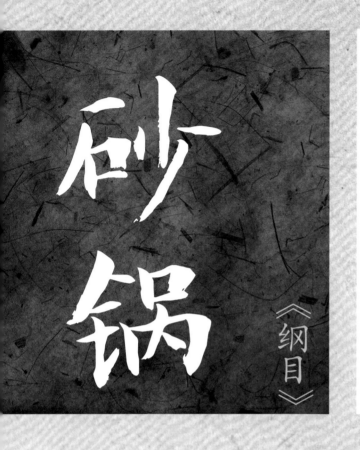

砂锅

《纲目》

‖ 集解 ‖

[时珍曰] 沙土埏埴烧成者。

‖ 主治 ‖

消积块黄肿，用年久者，研末，水飞过，作丸，每酒服五钱。时珍。

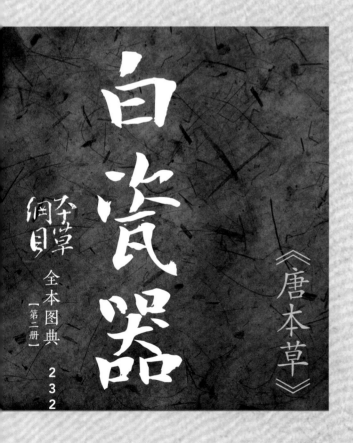

白瓷器

《唐本草》

‖ 集解 ‖

[恭曰] 定州者良，余皆不如。[时珍曰] 此以白土为坯，坯烧成者，古人以代白垩用，今饶州者亦良。

‖ 气味 ‖

平，无毒。

‖ 主治 ‖

妇人带下白崩，止呕吐，破血止血。水磨，涂疮灭瘢。唐本。研末，傅痈肿，可代针。又点目，去翳。时珍。

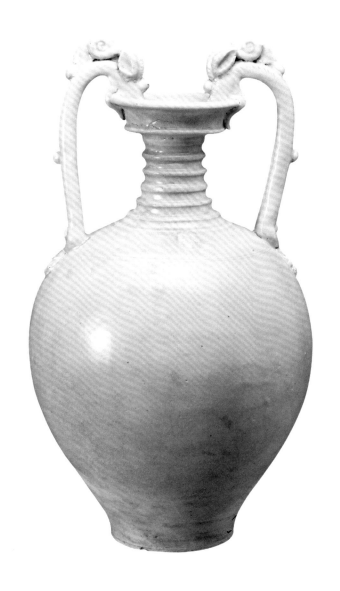

‖附方‖

旧二，新七。**鼻衄不止**定州白瓷细末，吹少许，立止。经验方。**吐血不止**上色白瓷器末二钱，皂荚子仁煎汤下，连服三服，即愈。圣济方。**小便淋痛**真定瓷器煅研二两，生熟地黄末各一两。每用二钱，木通煎汤服。传信适用方。**一切骷髅**处州瓷器为末。发时用二钱，以手指点津液蘸药，点舌下咽之，即效。普济方。**目生翳膜**用细料白瓷钟一个，大火煅过，研末，纸筛，加雄黄二分，为末。早晚各点少许，不可多用，牛角簪拨出翳膜为妙。若红，用人退末点四角即愈。孙天仁集效方。**身面白丹**白瓷瓦末，和猪脂涂之。梅师方。**赤黑丹疥**或痒或燥，不急治，遍身即死。白瓷末，猪脂和涂之。圣济录。**汤火伤灼**多能鄙事用青瓷碗片为末，水飞过，和桐油傅，数次瘥。活幼口议用景德镇瓷器打碎，埋灶内，炭火铺上，一夜取出，去火毒，为末，入黄丹少许傅之，立愈。

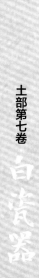

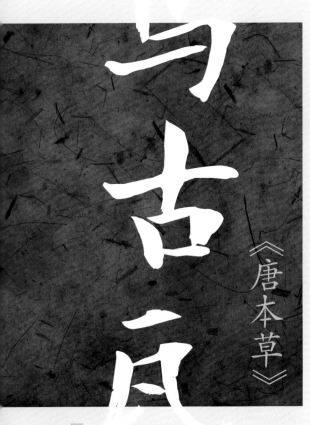

乌古瓦

《唐本草》

‖集解‖

[时珍曰] 夏桀始以泥坯烧作瓦。

‖气味‖

甘，寒，无毒。

‖主治‖

以水煮及渍汁饮，止消渴，取屋上年深者良。唐本。煎汤服，解人心中大热。甄权。止小便，煎汁服。大明。研末，涂汤火伤。藏器。治折伤，接骨。时珍。

‖附方‖

旧一，新六。**暑月暍死**屋上两畔瓦，热熨心头，冷即易之。千金方。**折伤筋骨**秘传神效散：治跌扑伤损，骨折骨碎，筋断，痛不可忍。此药极能理伤续断，累用累验。用路上墙脚下，往来人便溺处，久碎瓦片一块，洗净火煅，米醋淬五次，黄色为度，刀刮细末。每服三钱，好酒调下，在上食前，在下食后。不可以轻易而贱之，诚神方也。邵以正真人经验方。**汤火伤灼**取多年屋上吻兽为末，油和涂之，立效。儒门事亲方。**灸牙痛法**取土底年深，既古且润，三角瓦一块。令三姓童子，候星初出时，指第一星，下火于瓦上灸之。本草拾遗。**唇吻生疮**新瓦为末，生油调涂。集玄方。**瘢痕凸起**热瓦频熨之。千金方。**蜂虿螫伤**瓦摩其上，唾二七遍，置瓦于故处，千金。

‖ 主治 ‖

哕气，水煮汁服之。久下白痢虚寒者，秋月小腹多冷者，并烧热，布裹坐之，令热气入腹，良。又治妇人五色带下，以面作煎饼七个，安于烧赤黄砖上，以黄栝楼傅面上，安布两重，令患者坐之，令药气入腹熏之，当有虫出如蚕子，不过三五度瘥。藏器。

‖ 附方 ‖

新三。寒湿脚气砖烧红，以陈臭米泔水淬之，乘热布包三块，用膝夹住，绵被覆之，三五次愈。扶寿方。**赤眼肿痛**新砖浸粪池中，年久取放阴处，生花刷下，入脑子和，点之。普济方。**臀生湿疮**日以新砖坐之，能去湿气。集玄方。

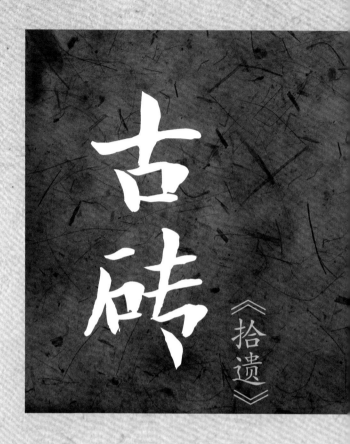

古砖《拾遗》

‖ 集解 ‖

[时珍曰] 此乃熏消牛皮灶上及烧瓦窑上黑土也。

‖ 主治 ‖

头疮白秃，疥疮风癣，痒痛流水，取牛皮灶岸为末，麻油调涂。或和轻粉少许。时珍。

‖ 附方 ‖

新三。**牛皮血癣**烟胶三钱，寒水石三钱，白矾二钱，花椒一钱半，为末，腊猪脂调搽。积德堂方。**消渴引饮**瓦窑突上黑煤，干似铁屎者，半斤，为末，入生姜四两，同捣，绢袋盛，水五升浸汁，每饮五合。圣济录。**胞衣不下**灶突后黑土三指撮，五更酒下。陈藏器。

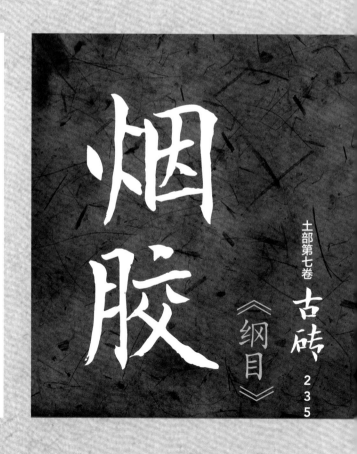

烟胶《纲目》

‖基原‖

据《中华本草》《大辞典》等综合分析考证，本品为松烟和入胶汁、香料等加工制成之墨。主产于安徽、北京等地。《药典》四部收载香墨药材为松烟、胶汁、冰片和香料等经加工制成的墨。

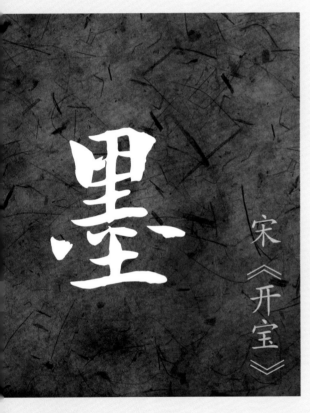

‖释名‖

乌金纲目陈玄纲目玄香纲目乌玉玦 [时珍曰] 古者以黑土为墨，故字从黑土。许慎说文云：墨，烟煤所成，土之类也，故从黑土。刘熙释名云：墨者，晦也。

‖集解‖

[宗奭曰] 墨，松之烟也。世有以粟草灰伪为者，不可用，须松烟墨方可入药，惟远烟细者为佳，粗者不可用。今高丽国所贡墨于中国，不知何物合，不宜入药。鄜延有石油，其烟甚浓，其煤可为墨，黑光如漆，不可入药。[时珍曰] 上墨，以松烟用梣皮汁解胶和造，或加香药等物。今人多以窑突中墨烟，再三以麻油入内，用火烧过造墨，谓之墨烟，墨光虽黑，而非松烟矣，用者详之。石墨见石炭下。乌贼鱼腹中有墨，马之宝墨，各见本条。

‖气味‖

辛，温，无毒。

‖主治‖

止血，生肌肤，合金疮，治产后血运，崩中卒下血，醋磨服之，又止血痢，及小儿客忤，捣筛温水服之。又眯目物芒入目，点摩瞳子上。开宝。利小便，通月经，治痈肿。时珍。

‖发明‖

[震亨曰] 墨属金而有火，入药甚健，性又能止血。

‖附方‖

旧十，新六。**吐血不止**金墨磨汁，同莱菔汁饮。或生地黄汁亦可。集简方。**衄血不止**眩冒欲死。浓墨汁滴入鼻中。梅师方。**热病衄血**出数升者。取好墨为末，鸡子白丸梧子大。用生地黄汁下一二十丸，少顷再服。仍以葱汁磨墨，滴入鼻内，即止。外台秘要。**大小便血**好墨细末二钱，阿胶化汤调服。热多者尤相宜。寇氏本草衍义。**卒淋不通**好墨烧一两，为末。每服一字，温水服之。普济方。**赤白下痢**姜墨丸：用干姜、好墨各五两，为末，醋浆和丸梧子大。每服三四十丸，米饮下，日夜六七服愈。肘后方。**崩中漏下**青黄赤白，使人无子。好墨一钱，水服，日二服。肘后方。**堕胎血溢**不止。墨三两，火烧醋淬三次，出火毒，没药一两，为末，每服二钱，醋汤下。普济方。**妇人难产**墨一寸，末之，水服立产。肘后方。**胎死腹中**新汲水磨金墨服之。普济方。**胞衣不出**痛引腰脊。好墨，温酒服二钱。肘后方。**痈肿发背**醋磨浓墨涂四围，中以猪胆汁涂之，干又上，一夜即消。赵氏方。**客忤中恶**多于道间、门外得之，令人心腹绞痛，胀满，气冲心胸，不即治杀人。捣墨，水和服二钱。肘后方。**飞丝入目**磨浓墨点之，即出。千金方。**尘物入目**方同上。**产后血运**心闷气绝。以丈夫小便研浓墨一升服。子母秘录。

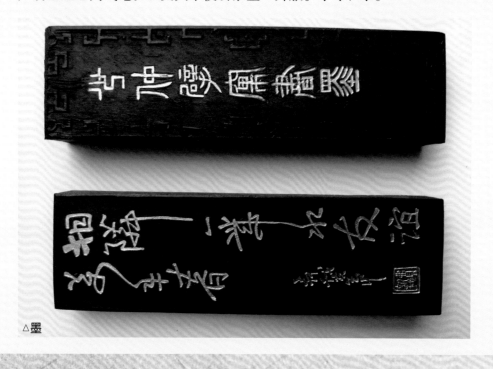

△墨

‖释名‖

釜月中墨四声铛墨开宝釜煤纲目釜焰纲目锅底墨。[时珍曰] 大者曰釜、曰锅，小者曰铛。

‖气味‖

辛，温，无毒。

‖主治‖

中恶蛊毒，吐血血运，以酒或水温服二钱。亦涂金疮，止血生肌。开宝。消食积，舌肿喉痹口疮，阳毒发狂。时珍。

‖发明‖

[颂曰] 古方治伤寒黑奴丸，用釜底墨、灶突墨、梁上尘三物同合诸药，为其功用相近耳。

‖附方‖

旧七，新六。**卒心气痛**铛墨二钱，热小便调下。千金方。**中恶心痛**铛墨五钱，盐一钱，研匀，热水一钱调下。千金方。**转筋入腹**釜底墨末，和酒服一钱。肘后方。**霍乱吐下**锅底墨煤半钱，灶额上墨半钱，百沸汤一盏，急搅数千下，以碗覆之，通口服，一二口立止。经验方。**吐血咯血**锅底墨炒过，研细，井华水服二钱，连进三服。济急方。**妇人逆产**以手中指取釜下墨，交画儿足下，即顺。千金方。**产血不下**锅底墨烟，热酒服二钱。生生编。**舌卒肿大**如猪脬状，满口，不治杀人。釜墨和酒涂之。千金方。**鼻气壅塞**水服釜墨一钱。千金方。**鼻中息肉**方同上，三五日愈。普济方。**聤耳脓血**月下灰吹满耳，深入无苦，即自出。肘后方。**小儿口疮**釜底墨，时时搽之。普济方。**手搔疮肿作脓**。用锅脐墨研细，清油调搽。简便方。

釜脐墨 《四声》

‖释名‖

灶突墨纲目**灶额墨**。[时珍曰] 此乃灶额及烟炉中墨烟也。其质轻细，故谓之霜。

‖气味‖

辛，温，无毒。

‖主治‖

消化积滞，入下食药中用。苏颂。止上下诸血，妇人崩中带下、胎前产后诸病，伤寒阳毒发狂，黄疸，疟痢，噎膈，咽喉口舌一切诸疮。时珍。

‖发明‖

[时珍曰] 百草霜、釜底墨、梁上倒挂尘，皆是烟气结成，但其体质有轻虚结实之异。重者归中下二焦，轻者入心肺之分。古方治阳毒发狂黑奴丸，三者并用，而内有麻黄、大黄，亦是攻解三焦结热，兼取火化从治之义。其消积滞，亦是取其从化，故疸膈疟痢诸病多用之。其治失血胎产诸病，虽是血见黑则止，亦不离从化之理。

‖附方‖

新二十。**衄血不止**百草霜末吹之，立止也。**衄血吐血**刘长春经验方治吐血及伤酒食醉饱，低头掬损肺脏，吐血汗血，口鼻妄行，但声未失者。用乡外人家百草霜末，糯米汤服二钱。一方：百草霜五钱，槐花末二两。每服二钱，茅根汤下。**齿缝出血**百草霜末掺之，立止。集简方。**妇人崩中**百草霜二钱，狗胆汁拌匀，分作二服，当归酒下。经验方。**胎动下血**或胎已死。百草霜二服，棕灰一钱，伏龙肝五钱，为末。每服一二钱，白汤入酒及童尿调下。笔峰杂兴方。**胎前产后**逆生横生，瘦胎，产前产后虚损，月候不调，崩中。百草霜、白芷等分，为末。每服二钱，童子小

‖基原‖

为杂草经燃烧后附于灶突或烟囱内的烟灰。

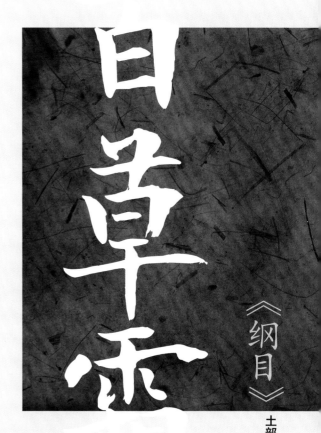

日草禾

《纲目》

便、醋各少许调匀，热汤化服，不过二服。杜壬方。**妇人白带**百草霜一两，香金墨半两，研末。每服三钱，猪肝一叶，批开入药在内，纸裹煨熟，细嚼，温酒送之。永类方。**脏毒下血**百草霜五钱，以米汤调，露一夜，次早空心服。邵真人经验方。**暴作泻痢**百草霜末，米饮调下二钱。续十全方。**一切痢下**初起一服如神，名铁刷丸。百草霜三钱，金墨一钱，半夏七分，巴豆煮十四粒，研匀。黄蜡三钱，同香油化开，和成剂。量大小，每服三五丸，或四五十丸，姜汤下。濡江方。**小儿积痢**驻车丸：用百草霜二钱，巴豆煨去油一钱，研匀，以飞罗面糊和丸绿豆大。每服三五丸，赤痢甘草汤下，白痢米饮下，红白姜汤下。全幼心鉴。**挟热下痢**脓血。灶突中墨、黄连各一两，为末。每酒下二钱，日二服。圣惠

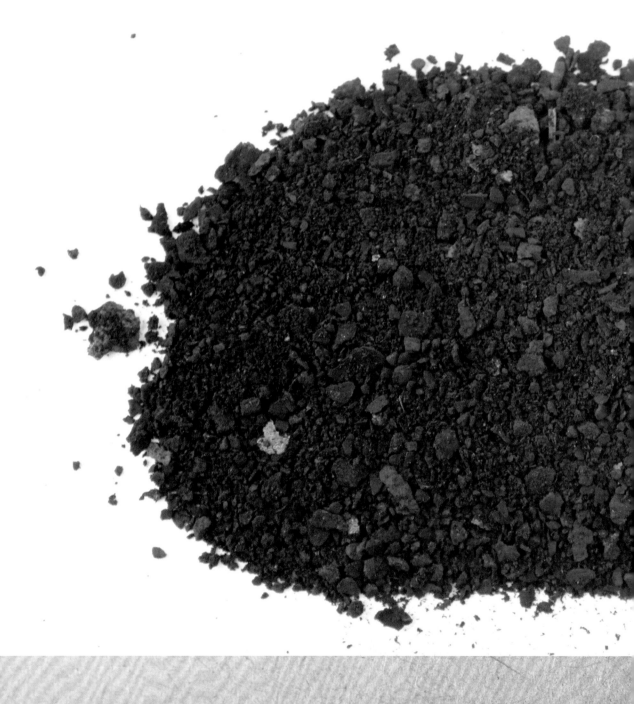

方。**寒热病疾**方见铅丹下。**魇寐卒死**锅底墨，水灌二钱，并吹鼻。医说。**尸厥不醒脉动如故**。灶突墨弹丸，浆水和饮，仍针百会、足大趾中趾甲侧。千金方。**咽中结块**不通水食，危困欲死。百草霜，蜜和丸芡子大。每新汲水化一丸灌下，甚者不过二丸，名百灵丸。普济方。**鼻疮脓臭**百草霜末，冷水服二钱。三因方。**白秃头疮**百草霜和猪脂涂之。简便方。**头疮诸疮**以醋汤洗净，百草霜入腻粉少许。生油调涂，立愈。证类本草。**瘭疽出汁**着手足肩背，累累如米。用灶突墨、灶屋尘、釜下土研匀，水一斗，煮三沸，取汁洗，日三四度。外台秘要。

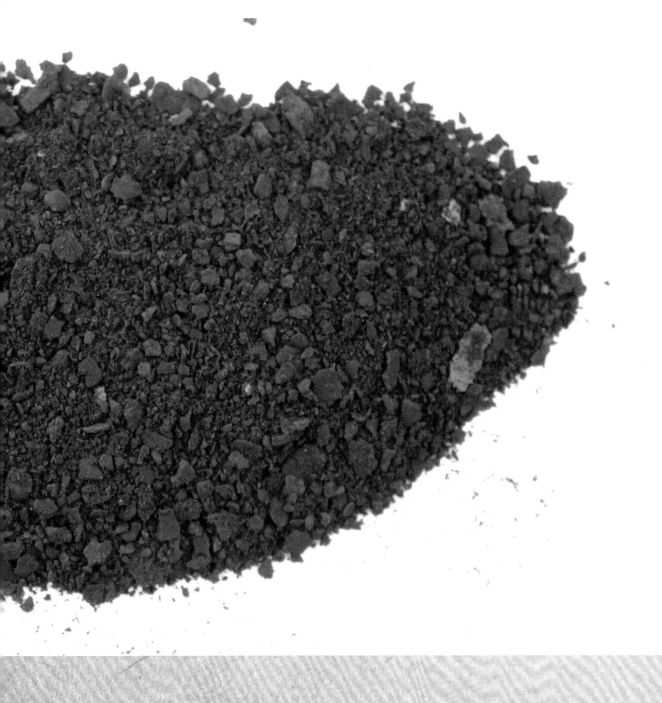

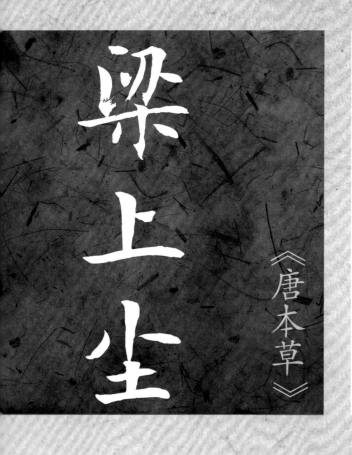

梁上尘

《唐本草》

‖释名‖

倒挂尘名乌龙尾 纲目 烟珠。

‖修治‖

[敩曰] 凡梁上尘，须去烟火大远，高堂殿上者，拂下，筛净末用。[时珍曰] 凡用倒挂尘，烧令烟尽，筛取末入药。雷氏所说，似是梁上灰尘，今人不见用。

‖气味‖

辛、苦，微寒，无毒。[大明曰] 平。

‖主治‖

腹痛，噎膈，中恶，鼻衄，小儿软疮。唐本。食积，止金疮血出，齿断出血。时珍。

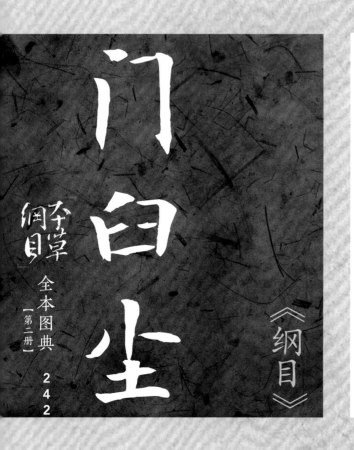

门臼尘

《纲目》

‖主治‖

止金疮出血。又诸般毒疮，切蒜蘸擦，至出汗即消。时珍。

‖附方‖

旧七，新十二。**翻胃吐食**梁上尘，黑驴尿调服之。集简方。**霍乱吐利**屋下倒挂尘，滚汤泡，澄清服，即止。卫生易简方。**小便不通**梁上尘二指撮，水服之。外台秘要。**大肠脱肛**乌龙尾即梁上尘，同鼠屎烧烟于桶内，坐上熏之，数次即不脱也。济急。**喉痹乳蛾**乌龙尾、枯矾、猪牙皂荚以盐炒黄，等分，为末。或吹或点皆妙。孙氏集效方。**牙疼嗜鼻**壁上扫土，用盐炒过，为末。随左右嗜鼻。普济方。**鼻中息肉**梁尘吹之。普济方。**夜卧魇死**勿用火照，急取梁尘纳鼻中，即活。琐碎录。**卒自缢死**梁上尘如豆大，各纳一筒中，四人同时极力吹两耳及鼻中，即活。外台秘要。**经血不止**乌龙尾炒烟尽、荆芥穗各半两，为末，每服二钱，茶下。圣济录。**妇人胎动**日月未足欲产。梁上尘、灶突墨等分，酒服方寸匕。千金方。**横生逆产**梁上尘，酒服方寸匕。子母秘录。**妇人妒乳**醋和梁上尘涂之。千金方。**石痈不脓**梁上尘灰、葵根茎灰等分，用醋和傅之。千金方。**发背肿痛**厨内倒吊尘，为末，以生葱极嫩心同捣膏傅之，留顶，一日一换，干则以水润之。濒湖集简方。**无名恶疮**梁上倒挂尘二条，韭地蚯蚓泥少许，生蜜和捻作饼如钱大，阴干，用蜜水调，频傅之。杨起简便方。**小儿头疮**浸淫成片。梁上尘和油瓶下滓，以皂荚汤洗后涂之。子母秘录。**小儿赤丹**屋尘和腊猪脂傅之。千金方。**老嗽不止**故茅屋上尘，年久着烟火者，和石黄、款冬花、妇人月经衣带为末，水和涂茅上待干，入竹筒中烧烟吸咽，无不瘥也。陈藏器本草。

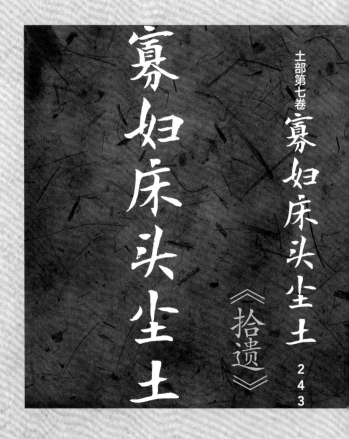

寡妇床头尘土 《拾遗》

‖主治‖

耳上月割疮，和油涂之。藏器。

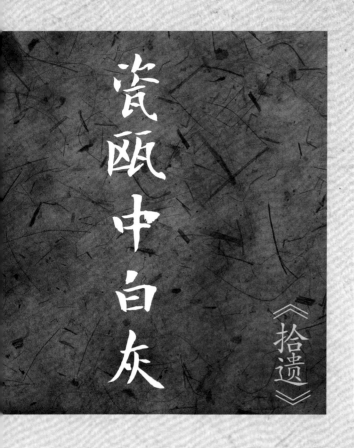

瓷瓯中白灰 《拾遗》

‖集解‖

[藏器曰] 瓷器物初烧时，相隔皆以灰为泥，然后烧之。但看瓷里有灰，即收之备用。

‖主治‖

游肿，醋磨傅之。藏器。

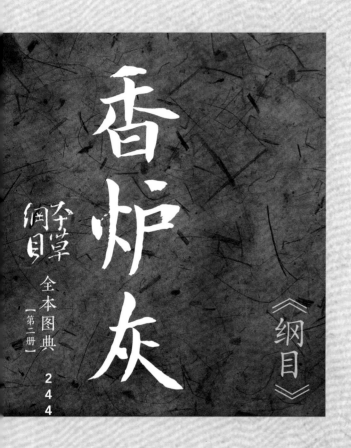

香炉灰 《纲目》

‖主治‖

跌扑金刃伤损，罨之，止血生肌。香炉岸，主疥疮。时珍。

‖集解‖

[弘景曰] 此锻铁灶中灰尔，得铁力故也。

‖主治‖

癥瘕坚积，去邪恶气。别录。[恭曰] 疗暴癥有效。古方贰车丸中用之。

‖附方‖

新一。**产后阴脱**铁炉中紫尘、羊脂，二味和匀，布裹炙热，熨推纳上。徐氏胎产方。

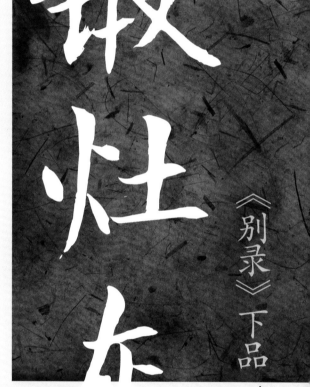

《别录》下品

土部第七卷

锻灶灰

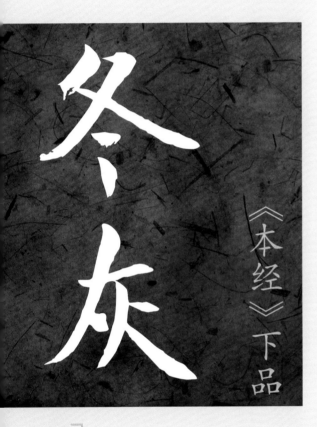

冬灰

《本经》下品

‖释名‖

[宗奭曰] 诸灰一爇而成，其体轻力劣；惟冬灰则经三四月方撤炉，其灰既晓夕烧灼，其力全燥烈，而体益重故也。

‖集解‖

[别录曰] 冬灰，生方谷川泽。[弘景曰] 此即今浣衣黄灰尔，烧诸蒿藜积聚炼作之，性亦烈，荻灰尤烈。[恭曰] 冬灰本是藜灰，余草不真。又有青蒿灰、柃灰（一作苓字），乃烧木叶作。并入染家用，亦蚀恶肉。[时珍曰] 冬灰，乃冬月灶中所烧薪柴之灰也。专指作蒿藜之灰，亦未必然。原本一名藜灰，生方谷川泽，殊为不通。此灰既不当言川泽，又岂独方谷乃有耶。今人以灰淋汁，取碱浣衣，发面令皙，治疮蚀恶肉，浸蓝靛染青色。

‖气味‖

辛，微温，有毒。

‖主治‖

去黑子、疣、息肉、疽，蚀疥瘑。本经。煮豆食，大下水肿。苏恭。醋和热灰，熨心腹冷气痛，及血气绞痛，冷即易。藏器。治犬咬，热灰傅之。又治溺死、冻死，蚀诸痈疽恶肉。时珍。

‖发明‖

[时珍曰] 古方治人溺水死，用灶中灰一石埋之，从头至足，惟露七孔，良久即苏。凡蝇溺水死，试以灰埋之，少顷即便活，甚验。盖灰性暖而能拔水也。

‖附方‖

新七。**人溺水死**方见上。**堕水冻死**只有微气者，勿以火炙，用布袋盛热灰，放在心头，冷即换，待眼开，以温酒与之。普济方。**阴冷疼闷**冷气入腹，肿满杀人，醋和热灰，频熨之。千金方。**汤火伤灼**饼炉中灰，麻油调傅。不得着水，仍避风。寇氏衍义。**犬咬伤人**苦酒和灰傅之。或热汤和之。千金方。

‖释名‖

灰硷　花硷　[时珍曰] 状如石，类硷，故亦得硷名。

‖集解‖

[时珍曰] 石硷，出山东济宁诸处。彼人采蒿蓼之属，开窖浸水，漉起晒干烧灰，以原水淋汁，每百引入粉面二三斤，久则凝淀如石，连汁货之四方，浣衣发面，甚获利也。他处以灶灰淋浓汁。亦去垢发面。

‖气味‖

辛、苦，温，微毒。

‖主治‖

去湿热，止心痛，消痰，磨积块，去食滞，洗涤垢腻。量虚实用，过服损人。震亨。杀齿虫，去目翳，治噎膈反胃，同石灰烂肌肉，溃痈疽瘰疬，去瘀血，点痣黡疣赘痔核，神效。时珍。

‖附方‖

新六。**多年反胃**方见铅下。**消积破气**石硷三钱，山楂三两，阿魏五钱，半夏皂荚水制过一两，为末，以阿魏化醋煮糊丸服。摘玄方。**一切目疾**石硷拣去黑碎者，厚纸七层，包挂风处，四十九日取，研极细，日日点之。普济方。**拳毛倒睫**用刀微划动，以药泥眼胞上，睫自起也。石硷一钱，石灰一钱，醋调涂之。摘玄方。**虫牙疼痛**花硷填孔内，立止。儒门事亲。**痣黡疣赘**花硷、矿灰，以小麦秆灰汁煎二味令干，等分为末，以针刺破，水调点之，三日三上，即去，须新合乃效。圣济录。